科学出版社“十四五”普通高等教育本科规划教材

内经选读

第2版

黎敬波　郑红斌　主　编

U0786441

科学出版社

北　京

内 容 简 介

本书是第 2 版，为科学出版社“十四五”普通高等教育本科规划教材之一，是由来自 14 所全国高等中医药院校、20 位从事内经学科教学的专家编撰而成。全书分 9 章，包括导论、阴阳、藏象、经络、病因病机、病证、诊法、治则治法和养生，涵盖了《黄帝内经》所论及的中医基本理论以及相关经络针治、病证治疗、养生防病等知识。本教材重视与《中医基础理论》《中医诊断学》等基础学科教材教学内容的衔接，并在此基础上，适当联系临床实践，将中医基本理论运用于临床。本教材集全国专家的教学经验汇编而成，全书尽量保留《黄帝内经》的原篇章结构，又做了大概分章，每一篇都融入了集体智慧，宛如集体备课般地不断完善，使表达更少晦涩而尽量明了。

本书适用于全国高等中医药院校中医学、中西医结合临床、针灸推拿等专业五年制、八九年制学生，也可作为选修课教材，还可供中医药成人教育、中医药专科及中等专业学校使用。

图书在版编目（CIP）数据

内经选读 / 黎敬波，郑红斌主编.—2 版. —北京：科学出版社，2022.3

科学出版社“十四五”普通高等教育本科规划教材

ISBN 978-7-03-071928-7

Ⅰ.①内… Ⅱ.①黎… ②郑… Ⅲ.①《内经》-高等学校-教材 Ⅳ.①R221

中国版本图书馆 CIP 数据核字(2022)第 043865 号

责任编辑：郭海燕 / 责任校对：申晓焕

责任印制：赵 博 / 封面设计：蓝正设计

版权所有，违者必究。未经本社许可，数字图书馆不得使用

科学出版社 出版

北京东黄城根北街 16 号

邮政编码：100717

http://www.sciencep.com

三河市骏杰印刷有限公司印刷

科学出版社发行 各地新华书店经销

*

2017 年 8 月第 一 版 开本：787×1092 1/16

2022 年 3 月第 二 版 印张：13

2025 年 2 月第十五次印刷 字数：376 000

定价：59.80 元

（如有印装质量问题，我社负责调换）

《内经选读》第2版

编　委　会

主　编　黎敬波　郑红斌

副主编　蒋　筱　朱向东　陈孝银　张小虎　胡亚男

编　委（以姓氏笔画为序）

王　斌　　广州中医药大学
古继红　　广州中医药大学
田　露　　天津中医药大学
包素珍　　浙江中医药大学
冯　珂　　福建中医药大学
冯文林　　南方医科大学
朱向东　　宁夏医科大学
刘　含　　广西中医药大学
刘凯军　　江西中医药大学
何秀丽　　黑龙江中医药大学
宋一男　　云南中医药大学
张小虎　　广州中医药大学
陈孝银　　暨南大学
郑红斌　　浙江中医药大学
胡亚男　　长春中医药大学
郭文娟　　山西中医药大学
唐元瑜　　福建中医药大学
盛　丹　　西南医科大学
蒋　筱　　广西中医药大学
黎敬波　　广州中医药大学

前　　言

《黄帝内经》是中医理论与临床的源泉，但由于其文辞古奥，在流传过程中又代有亡佚，代有增补，所以，学习起来有难度。但历代中医临床家又无不是治《内经》之学而有所成者，说明《内经》教学无论对学生还是从事临床的中医药工作者很重要。

《内经》教材自开办中医院校以来，已经编辑出版过10个版本，20多种。每个版本都有其特点和侧重，有的适应了中医教育改革的需要，有的为了满足不同层次办学的需求。因此，所选取内容、编排方式都不太一样。本教材在汲取各版本科教育教材优点的基础上，侧重原汁原味学经典，经典不为一时之实用，而是为将来临床之发挥与发展，所以，讲解的内容力求少而精，点到即止，对一些难解的原文参考了现行教材，或未一一列出。在此，对各版教材的编写团队表示感谢，同时也感谢科学出版社给我们这个编写机会，把我们教学的心得能奉献给大家。

第2版教材是在第1版教材基础上进行修订，虽然几经修改，但还是难做到尽善尽美，敬请广大读者批评指正，希冀再版时得到完善。

编　者

2021年11月15日

目　录

第一章　导　　论

本章简介《黄帝内经》（简称《内经》）的哲学背景及全书最基本的学术思想，以及《内经》的成书、流传整理、校勘注释等。并由此提出《内经》所反映出的整个中医理论构思体系和基本原理，并强调《内经》在历代及现代对中医理论研究的作用与贡献，以及对临床的指导意义。

一、《内经》的哲学、文化背景及基本医学思想

《素问·玉版论要》说："揆度奇恒，道在于一，神转不回，回则不转，乃失其机。"近代恽树珏研究《内经》认为，这段话是全书的指导思想。其著的《群经见智录》指出："道在于一，一者何？天也。使吾身脏腑之气，与天地运行之气，合而为一也，能一者不病，不能一则病。"因为医学的宗旨，是研究人体病与不病的道理，而《内经》的研究方法是将人体和大自然结合起来的。即如《素问·脉要精微论》所说："补泻勿失，与天地如一，得一之情，以知死生。"也就是说，人和天地自然是密切联系的，是不容分离的统一体，能统一则"转"（生机运转）而"恒"（维持生理常态），不能统一则"回"（生机逆乱）而"奇"（病态）了。人也是自然万物的一员，人要和天地自然联系，要适应四时万物的变化，所以人体自身也必然是一个表里上下、相互关联的统一机体。现代中医理论将上述两个层次的基本认识，概括称为整体观，《内经》原文谓之"道在于一"，而恽先生释为"则一（统一）又为《内经》总纲之总纲"。

人得以和大自然统一，是人类进化过程的结果，是自然选择法则的必然产物。《内经》理论之所以取得这个认识，而且将整个理论体系建立在这个观念上，是因为《内经》成书年代及其作者们所依托的中国古代哲学背景，即学界通常指的道家精气学说和《周易》所论的阴阳理论。这些思想、理论均渗透在《内经》的藏象、经络、病因、病机、诊法、辨证、治则、治法、针灸、摄生等学说之中，使它们具有了中国古代朴素唯物论和自发的辩证法思想基因，同时又为医学说理找到了可行的思维体系。

古代哲学家研究天地和自然万物，首先是承认它们的物质性。世界最大的同一性，就在于物质性，承认世界的物质性，是一切科学研究的前提。人为万物之一，人类生存于天地自然万物之中，所以研究人体的常与变，就必然联系着天地自然的运动变化。这些观点体现在《素问·四气调神大论》所说："天地俱生，万物以荣"，人"与万物沉浮于生长之门"。故"万物不失，生气不竭"，这是对自然生态很有概括力的写照。

古代哲学既然认识到世界的物质性，物质又是如何存在和相互作用的呢？《素问·天元纪大论》说："在天为气，在地成形，形气相感，而化生万物矣。"所以，"气"首先是我国古代哲学的概念，它是构成宇宙万物最根本的物质实体，无论天地、自然万物，还是人体，皆由最精微的物质"气"以不同变化，不同聚合的形式所构成，所谓"气合而有形，因变以正名"（《素问·六节藏象论》）。联系前后两句经文，说明当时的哲学界认为大地（地球）未成形以前，宇宙只是浑浑沌沌的气，气的聚合形成大地，大地与天体相互作用，化生了自然万物。

天体对大地的作用，以太阳为代表。太阳与大地的相互作用，成为《周易》认识两种相反相成的物质势力的根源，以此解释自然事物对立统一的普遍规律，《内经》将此理论引入医学研究，成为中医阴阳学说，其最有代表性的首推《素问·阴阳应象大论》，它论证“积阳为天，积阴为地”，所以，日地关系是阴阳学说的来由。即“阴阳者，天地之道也，万物之纲纪，变化之父母，生杀之本始，神明之府也。治病必求其本”就是中医阴阳学说的总纲。从这个纲领出发，总结出人体表里上下、脏腑组织、气血男女，都存在着对立统一的整体关系，而这种关系又是相对的，它们总是存在于平衡与不平衡的两种状态中，并由此建立病变与诊断辨析的依据，确立预防与治疗的法则。

中医的另一逻辑元素——五行，源于《尚书·洪范》，《尚书》和《周易》都是儒家的代表作，可见儒家对中医学术思想体系影响之深远，也反映出阴阳与五行这种朴素唯物论与自发辩证法观点的亲缘性。但中医学术是自然科学，任何思想体系对它的影响不仅要联系于人的生理和病理，还要接受临床实践的检验。因此，古代这些哲学概念植根于中医理论之后，就有着自身具体的和特定的内涵，它既不同于其始祖形态，更与衍生于社会人事领域的阴阳五行有着本质的差别。

《尚书》是从天地来认识自然万物之属性及其相互关系的，在天地阴阳的作用下，有季节和气候的轮转，万物有生长化收藏的变化，以此而界定出木火土金水五种物质属性。用类比的方法，将千头万绪的自然物归纳于五类之中，又从五季、五气间的生克，推演事物间相互滋生助长及相互制约的关系，大自然的运动在助长与制约之间取得平衡，就是自然调节的“制化”机理，也可比喻为生态平衡，反之则导致亢害和逆乱。因此，抽象地认识五行，它确有合理的内核；而具体来套用五行，把它作为机械的公式运用，就会牵强附会。中医学接受五行，建立五脏的生理和病证体系，但在具体应用上仍离不开两个要旨：一是五个体系的内涵仍需分阴阳，即五行是阴阳的二级逻辑；二是在指导治疗立法过程中仍可有灵活变通之处。

二、《内经》的成书、流传整理及校勘注释

据考证，《内经》成书于西汉中后期，由当时的医学家们编著，托名黄帝。现存的《素问》和《灵枢》，是《内经》的残卷经王冰和林亿等将另一些古医籍增补而成。《内经》作为中医理论的渊薮，历史上对它的研究可分为整理、分类和专题发挥三种类型。

《内经》是距今两千多年的一部中医典籍，是现存最早、最系统，并能全面反映中医理论形成、发展与应用的重要文献。历代中医治《内经》之学者比比皆是，从对中医理论与临床的梳理不难看出，无论《难经》、《伤寒杂病论》，或《中藏经》、《脉经》等著作，还是历代中医理论家、临床家，都是在《内经》基础上的发挥与发展。

因此，《内经》对中医理论与临床的贡献是根本性和全局性的，对于现代中医学习者来说，研读《内经》仍然十分重要和必要。随着历代对《内经》研究的开展，极大地促进了中医理论的进步与创新，在《内经》所奠定的中医学术理论基础上，中医的理论水平、临床诊断治疗效果不断提高，学术外延和临床治疗范围不断扩展。因此，随着中医研究领域的分化和深入，《内经》研究也渐渐成为一门学问，称为内经学，这个学科领域在中医教育、研究中的作用越来越受到社会的重视及相关学科的关注。

（一）《内经》的成书年代与流传

由于战争、社会的变迁，以及文献形质的限制，《内经》的流传可谓跌宕起伏、历尽沧桑，但对其成书年代、作者及流传的认识，现在已经有比较公认的观点。

从《内经》行文看，先秦时应存在零散篇章，至西汉经系统整理成编，形成了《内经》的理论体系。关于《内经》成书年代的研究，上线可追溯至《史记》（公元前99年），《史记》中未提及《内经》，此外《内经》采用的是西汉前期流行的阴阳五行学说，表明《内经》成编于司马迁、董仲舒

等之后；下线则可追溯至《汉书·艺文志》，《汉书·艺文志》中的《七略》（引自《别录》）已载有《内经》书名，故其汇总成编的时间大约是公元前一世纪的西汉中后期。《汉书·艺文志》载：《黄帝内经》18 卷、《黄帝外经》37 卷、《扁鹊内经》9 卷、《扁鹊外经》12 卷、《白氏内经》38 卷、《白氏外经》36 卷、《白氏旁篇》25 卷，合为医经七家，共 216 卷，此外，还载有经方十一家（274 卷）。

关于《内经》的作者，黄帝、岐伯只是托名，该书并非出自一时一人之手，而是经西汉时期某一佚名医家整理成编，是医学总集。书名含义及构成："内经"是相对于"外经"而言；"经"即经典。《素问》（81 篇）"素"意为本原、基本，"问"指问答；《灵枢》（81 篇）书名取"神灵之枢要"之意。

自《七略》之后至东汉末的一段时间内，《内经》的流传情况，史无记载。东汉末张仲景著《伤寒杂病论》，引用参考的古医书中，有《素问》、《九卷》，唯未见"内经"之名。至魏晋年间皇甫谧在《针灸甲乙经·序》中提出：《针经》即《九卷》。且该书第一篇"九针十二原"中亦有"先立针经"之语。

隋唐时期《内经》仍以《素问》和《针经》两书分别传世，卷数有少许变化，流传中又有别本新名出现，而《九卷》之旧名，渐从史志及文献上消失了。可见《内经》在西汉中期经刘向等整理后行世，至东汉已分化成为《素问》、《九卷》二书，分别流传，在流传过程中"代有佚亡，代有增补"。

《素问》书名始见于《伤寒杂病论》，至今未改。该书九卷，曾亡佚一卷（第七卷），唐·王冰据家藏"张公秘本"补足所亡一卷内容，并对全书编次注释，勒为二十四卷，后经宋代校正医书局林亿等校正，定名为《重广补注黄帝内经素问》，流传至今。

《灵枢》始称《九卷》，又名《针经》，至唐·王冰整理并取名《灵枢》，沿用至今。该书亦九卷，曾一度亡佚，北宋哲宗时高丽献来《针经》（佚），后经南宋史崧校正并献出家传旧本《灵枢》，即现通行者。

（二）《黄帝内经》的主要注家和注本

（1）南朝·全元起，《素问训解》（佚）。本书是《素问》最早的注释。

（2）唐·杨上善，《黄帝内经太素》。杨氏将《内经》分十九大类，有关《素问》部分保留了王冰改动之前的原貌。

（3）唐·王冰，《黄帝内经素问》，由王冰整理编次、系统而详尽地注释。

（4）北宋·林亿（校正医书局），《重广补注黄帝内经素问》。本书是在王冰基础上的再整理、注释。

（5）明·马莳，《黄帝内经素问注证发微》、《黄帝内经灵枢注证发微》。马莳擅长针灸，因此，他对《灵枢》的注释，观点独到，大多切合临床。

（6）明·吴崑，《黄帝内经素问吴注》。吴氏注重辨经文，正谬误，精于医理，于临床有发挥。

（7）明·张介宾，《类经》，是现存全部类分《素问》、《灵枢》最完整的一部书。张介宾是临床各科均有涉猎的医师，他对内、外、妇、儿、五官等都能结合经典，提出心得。

（8）清·张志聪，《黄帝内经素问集注》、《黄帝内经灵枢集注》。他以《内经》原文互释经义，不拘泥于历代医家的看法，强调从临床应用来阐发医理，"集注"就是集"侣山堂"诸学者的思想。

（9）清·高世栻，《黄帝素问直解》。高氏师从张志聪，他注释《内经》深入浅出，通俗易懂。

（10）清·黄元御，《素问悬解》、《灵枢悬解》。黄氏对《内经》、《难经》、《伤寒论》都有深入研究，对《内经》分类注解，对原文十分尊重。

整理研究主要是对《内经》原书的校订疏证，以王冰、吴崑、马莳、张志聪为代表。王冰将《素问》篇章做了全面调整，并补入七篇大论，阐发运气学说。吴崑多从临床出发，理论联系实践较紧密，切于实用。马莳、张志聪全注《素问》、《灵枢》，马莳擅长针灸，于《灵枢》中的经脉、腧穴、刺法等颇有见地；而张志聪集其同辈和弟子共同疏证，故称“集注”，体现了集体整理创作的成果。

分类研究以杨上善、张介宾、滑寿、李中梓、沈又彭为代表。他们的贡献，在于将《内经》分类综述，使中医的基础理论，日益自成体系。杨上善是分类研究的第一家，《太素》所分十九类，虽未尽得其要，但所注出之有据，尤精于训诂。元·滑寿《读素问钞》，对《素问》进行删繁撮要，以类相从，各就部居。张介宾除了注释原文外，将《素问》和《灵枢》两个部分重新融合，按照内容性质的异同，“从类分门”，共分为十二类，故名《类经》，比之《黄帝内经太素》较为扼要，其注释亦有较高水平，尤其对病机十九条的注解，成为辨证论治理论的典范。明代李中梓合《素问》、《灵枢》，进行选择性类分，共分八类，选择精当，故名《内经知要》，颇受后世推崇。沈又彭《医经读》，只列平、病、诊、治四集，是分类研究中之最简要者。

专题发挥的研究，首推《八十一难经》，主要发挥在经脉与脉学两方面，对中医诊断的理论和方法做出贡献。张仲景根据《素问·热论》，发挥六经辨证学说，著成《伤寒杂病论》，确立了辨证论治的基础。华佗的《中藏经》，着重发挥《内经》的脏腑分证理论，使之更加系统化，对临证很有指导意义。皇甫谧的《针灸甲乙经》把《素问》、《灵枢》有关经脉、腧穴、针法的内容与《明堂孔穴针灸治要》结合起来，成为现存的最有条理的针灸典籍。至于刘完素的《宣明论方》、骆龙吉《内经拾遗方论》及刘浴德的《重订骆龙吉内经拾遗方论》、陈无咎《明教方》等，均是发挥《内经》病证理论，据证处方，为《内经》指导临床做出了贡献。

三、《内经》的主要内容及理论特点

《内经》虽然历经千年流传，“代有佚亡，代有增补”，但它的学术思想却愈久弥香，一直指导着中医养生防病及临床各科的发展。《内经》的学术理论内涵丰富，外延阔大，它奠定了中医理论的基本特点及临床思维模式。

（一）《内经》学术体系的主要内容

从散见于各篇的理论，《内经》学术体系的主要内容可归纳为 9 个方面：①阴阳五行学说；②藏象学说；③经络学说；④病因病机学说；⑤病证；⑥诊法学说；⑦治则治法学说；⑧养生学说；⑨五运六气学说。

（二）《内经》学术体系的形成

（1）医疗和生活实践的观察与验证

1）对人体形态结构及器官功能的探索：解剖生理（人体、动物），如《灵枢·肠胃》、《灵枢·平人绝谷》、《灵枢·论勇》、《灵枢·阴阳二十五人》等。

2）对人体外部征象的观察：生理现象、病态表现、治疗反应。

3）临床实践的验证：如对疾病的全面观察分析，对针灸治疗方法的总结等。

（2）古代哲学思想的影响

1）道家精气学说：气是构成宇宙万物（包括人体）的本原。

2）阴阳学说：对立统一，消长互根；两者均取象比类（生理病理），五行学说：生克制化。用以说明事物的相关关系。

影响的结果：促成了中医阴阳五行思维模式与方法的形成。

精气学说和阴阳五行学说被引进后，已被赋予特定的医学内涵，我们在学习时，要理解其合理内核，不要当做机械公式，避免牵强附会。

（3）古代科技知识的渗透：包括天文历法、地理、气象、生物、数理、心理、物候及社会等学科知识。

（三）《内经》理论体系的学术特色

（1）从整体角度认识人体生命活动和疾病

1）人与自然相关统一："生气通天"——人与自然是一个相互联系的整体。一方面认为可以用自然界的运动变化来类比，说明人体的生理病理；另一方面认为人体的生命活动必须顺应自然界四时阴阳变化，能顺应则不病，不能顺应则病。诊治疾病必须了解人与自然的相关情况并按自然界四时阴阳变化规律进行调治。

2）人体是一个有机的整体：人体是一个以五脏为中心，配合六腑，以神为主导，以气血津精为物质基础，以经络为联系管道，沟通联系体表组织官窍的有机整体。

3）疾病是致病因素作用于人体后引起生命活动的失常：不能适应自然变化，如"生病起于过用"。诊治疾病必须重视审察和调治这种整体协调通应关系的失常。

（2）从运动变化角度认识人体生命活动和疾病

1）恒动不息的生命观：天地自然是运动变化的，人体生命活动也如此，一旦停止，生命将终结。

2）动态的疾病观：外感病具有由表入里的传变过程，如《素问·热论》的伤寒六经传变规律。内部脏腑病变也会互相影响、互相传变，疾病的阴阳寒热在一定条件下会发生转化。

3）循机治疗的思想：诊治疾病必须把握其发展变化规律，这种变化规律就是"病机"，只有把握病机，才能准确辨证施治。

（3）从功能角度认识人体生命活动和疾病

1）从功能角度去认识人体生命活动：运用取象比类等方法，从人体生理病理表现研究揭示内脏的功能活动规律（有人称之为"内观"），所以，《内经》的生理、病理理论主要指功能而言，而非形质（器官）本身的生理表现。

2）疾病是整体功能失调的表现：随着医学研究的不断深化和细化，各种疾病看似一个器官、组织的病变，但《内经》认为，任何疾病都是人体整体功能失调的表现，因此，治疗时也需要考虑人体的整体协调关系。

3）治病重视调整失常的功能状态：从整体、运动变化、功能的角度认识人体生命活动和疾病的学术思想，是《内经》理论体系的学术特色，不论在认识方法，还是在实际运用上，都是互相联系、互相影响而相辅相成的。

《内经》的基本学术特点是整体恒动观及其指导下形成的辨证论治思想。

如果将古朴的《内经》理论，用现代文字进行最简洁的概括，中医学的研究对象是人的生命过程中各种运动方式之间，以及其与自然、社会的各种运动方式之间相互关系和相互作用。中医学的研究目的在于人的生命过程的自我发展与协调。中医学的行为则是不断地维护和促进这一过程的实现、发展，中医学行为的主要目标是发展中的生命运动过程，而不是直接针对实体结构和具体的病因、病理。即所谓的中医学是治人的医学，而不是治病的医学。中医治人而病自治，人为本，病为标，正为本，邪为标。因此，中医学是生命过程演化方式的科学，而不是人体结构存在形式的科学。人的生命过程的全面发展应是医学的基本原则，因此，中医学的基本原则或与未来科学革命的方向是相通的。

思考题

（1）《内经》是怎样的一本书？

（2）为什么说《黄帝内经》汇总成编的时间大约在公元前一世纪的西汉中后期？请简要说明。

（3）《内经》理论体系的基本内容是什么？

（4）试述《内经》人体整体观的理论价值与临床意义。

（5）《内经》理论体系的特征是什么？

本章课件

第二章　阴　　阳

"阴阳"在《内经》里有三个层次的含义，一是指自然界的运动变化本身及其规律（哲学）；二是指生命运动本身及其规律（医学，广义）；三是指构成人体的基本物质及其运动变化规律（医学，狭义）。简单说，阴阳是为了明分类，示动静，演变化，释过程，诠死生的医学哲学。从哲学的医学意义来说，则是因为有了阴阳（古代哲学概念），中医的经验才能得以归纳，中医理论才能用之于临床而得到演绎，因此，它是中医理论的基本逻辑语言。

在阴阳的基础上，为了推演、归纳的方便，中国哲学还衍义出五行的概念，因此，五行是阴阳的二级逻辑，是阴阳具象、演变、生化、消长、制约的运动变化形式，同时，它又巧妙地表达了自然、生命、人体的各种抽象变化规律。简单说，五行所表述的就是阴阳的多少、升降、亢抑、制承的不同状态和形式，有了五行，阴阳就不笼统，有了阴阳，五行就有方向、趋势和运动的力。中医诊断治疗疾病，就是要全面分析这些关系，理清人体整体功能失调的主次、先后等力的变化关键，有针对性地采取借力、给力的治疗方法，达到化解、调和、转化（移除与补充）的效果，使身体恢复协调平衡（健康的状态）。

素问·阴阳应象大论

【题解】

应象：相应的征象，即阴阳与天地万物相通应而显现出的征象。本篇采用取象比类的方法，阐明阴阳的概念、法则及其在医学上的运用。本篇包括三方面内容，一是阴阳的概念及其在分析事物中的运用，二是五行归类法则及阴阳对立互根，三是阴阳学说在医学（生理、病理、诊断、治疗）中的应用，而这些内容又相互渗透交织。

（一）

【原文】

黄帝曰：阴阳者，天地之道[1]也，万物之纲纪[2]，变化之父母，生杀之本始[3]，神明之府[4]也。治病必求于本。

故积阳为天，积阴为地。阴静阳躁。阳生阴长，阳杀阴藏[5]。阳化气，阴成形。寒极生热，热极生寒。寒气生浊，热气生清。清气在下，则生飧泄[6]；浊气在上，则生䐜胀[7]。此阴阳反作，病之逆从也。

故清阳为天，浊阴为地。地气上为云，天气下为雨；雨出地气，云出天气[8]。故清阳出上窍，浊阴出下窍；清阳发腠理，浊阴走五藏；清阳实四支，浊阴归六府。

水为阴，火为阳，阳为气，阴为味。味归形，形归气，气归精，精归化，精食气，形食味，化生精，气生形。味伤形，气伤精，精化为气，气伤于味。

阴味出下窍，阳气出上窍。味厚者为阴，薄为阴之阳；气厚者为阳，薄为阳之阴。味厚则泄[9]，薄则通；气薄则发泄[10]，厚则发热[11]。壮火之气衰，少火之气壮[12]；壮火食气[13]，气食少火[14]；壮火散气，少火生气。气味辛甘发散为阳，酸苦涌泄为阴。

阴胜则阳病，阳胜则阴病。阳胜则热，阴胜则寒。重寒则热，重热则寒。寒伤形，热伤气，气伤痛，形伤肿[15]。故先痛而后肿者，气伤形也；先肿而后痛者，形伤气也。风胜则动，热胜则肿，燥胜则干，寒胜则浮[16]，湿胜则濡泻。

天有四时五行，以生长收藏，以生寒暑燥湿风。人有五藏化五气，以生喜怒悲忧恐。故喜怒伤气，寒暑伤形[17]；暴怒伤阴，暴喜伤阳[18]。厥气上行，满脉去形[19]。喜怒不节，寒暑过度，生乃不固。故重阴必阳，重阳必阴。故曰：冬伤于寒，春必温病；春伤于风，夏生飧泄；夏伤于暑，秋必痎疟[20]；秋伤于湿，冬生咳嗽。

【注释】

［1］道：规律、法则。朱熹注："道者，日用事物当行之理。"

［2］纲纪：纲领。张介宾曰："大曰纲，小曰纪；总之为纲，周之为纪。"

［3］生杀之本始：生，发生、成长；杀，消亡、衰退。本始，即本原、缘由。

［4］神明之府：阴阳之气的玄妙运动规律是天地万物变化的根本。府，本、根本，又为聚集之处、处所。

［5］阳生阴长，阳杀阴藏：二句互文，即阴阳是天地万物生长、藏杀的本原，阳主生发、主肃杀，阴主长养、主敛藏。

［6］飧泄：泄泻而完谷不化，水液较多。

［7］䐜胀：䐜（chēn）。胸膈或上腹部胀满不适。

［8］雨出地气，云出天气：雨虽自天而降，实由属阴的地湿之气升腾所化；云虽由地而升，实由天阳之气熏蒸而成。

［9］味厚则泄：谓"味厚"的药食具有通利功用。泄，通利。《资治通鉴·唐僖宗光启三年》云："披泄积愤"。胡三省注："决壅为泄"。

［10］发泄：发散。《篇海类编·水部》注："泄，出也，发也。"王冰曰："发泄，发汗也。"

［11］发热：药食之气浓酽者可助阳化热。王冰曰："阳气炎上，故气厚则发热。"

［12］壮火之气衰，少火之气壮：壮火为饮食、药物之气味辛热纯厚（属阳）者，少火为饮食、药物之气味辛甘温和者；气，指人身之正气。气衰、气壮，作使动用法理解。

［13］壮火食气：药食气味浓烈的可以消耗人体正气。食，通"蚀"，消蚀，损伤之义。

［14］气食少火：人体正气被气味平和的药物所滋养。食：饲，养。

［15］寒伤形，热伤气，气伤痛，形伤肿：寒为阴邪，故伤人形体（形亦属阴）；热为阳邪，故伤人正气（气属阳）。形，形体；气，人体正气。李中梓曰："气喜宣通，气伤则壅闭而不通，故痛；形为质象，形伤则稽留而不化，故肿。"

［16］寒胜则浮：张介宾注："寒胜者阳气不行，为胀满虚浮之病。"浮，浮肿。

［17］喜怒伤气，寒暑伤形：喜怒，概指七情，七情过激，伤五脏气机，故云"伤气"；寒暑，概指六淫，六淫袭人先伤肌表形身，故云"伤形"。

［18］暴怒伤阴，暴喜伤阳：张介宾曰："气为阳，血为阴；肝藏血，心藏神。暴怒则肝气逆而血乱，故伤阴；暴喜则心气缓而神逸，故伤阳。"

［19］厥气上行，满脉去形：王冰曰："厥，气逆也。逆气上行，满于经络，则神气浮越，去离形骸矣。"

［20］痎疟：老疟，疟母，泛指各种疟疾。

【经文分析】

1. 阴阳的概念及阴阳学说的意义

（1）概念："阴阳者，天地之道也……神明之府也。"

阴阳是自然界的法则和规律，是万物分类的依据，是事物发生、变化、消亡的根源，是自然万物运动变化的内在动力，气机升降变化的本源，是事物发展变化的原因，它是对事物对立统一双方的概括，同样在人体，不论是养生还是诊疗疾病，阴阳也是必须遵循的规律和法则。

（2）阴阳的性质和功用

1）性质：轻清、重浊（积阳为天，积阴为地）；动静（阴静阳躁）。

2）功用：化气、成形；生长、藏杀；生浊、生清。

2. 阴阳学说的基本内容

（1）阴阳的相对性："积阳为天，积阴为地"，"阴静阳躁"。

（2）阴阳的互依性："阳生阴长，阳杀阴藏"，"阳化气，阴成形"。

（3）阴阳相互转化：寒极生热，热极生寒（寒热等同于阴阳；注意：转化需要条件——"极"）。

3. 阴阳学说在分析事物中的运用

（1）天地阴阳与人体阴阳的清浊升降相应：自然界中的一般规律是"寒气生浊，热气生清"，人体也应该顺应这种规律，但当清气应升而反降者，则生飧泄。浊气应降而反升者，则生䐜胀。这就是病理状态，是"阴阳反作，病之逆从"。

针对"清气在下，则生飧泄"疾病的治疗，李东垣认为："气属于阳，性本上升，胃气注迫，辄尔下降，升、柴、羌、葛之类，鼓舞胃气上腾，则注下自止。"另外"浊气在上，则生䐜胀"，这一病证是由于阴寒凝滞之气闭阻胸阳，阳气不能宣通则气滞而为胀。药物可选瓜蒌、薤白、檀香、枳壳等。

（2）阴阳对立互根、相互转化："清阳为天，浊阴为地。地气上为云，天气下为雨，雨出地气，云出天气"（图 2-1）。

1）云虽地气之升，实本天气所降之雨。雨虽天降，实本地气所生之云。

2）天（阳）与地（阴）、云与雨相对立；云（清阳）与雨（浊阴）互根。

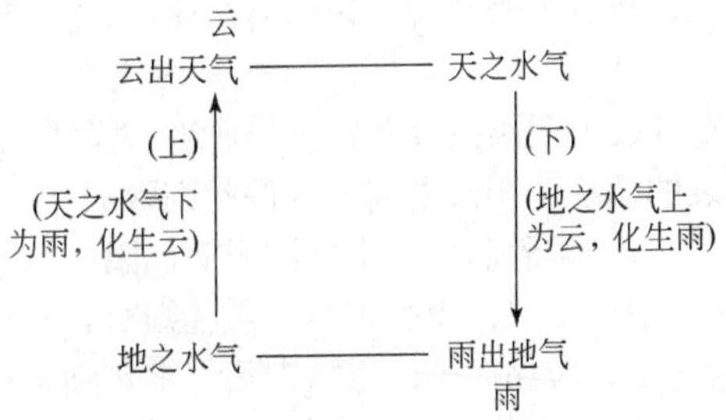

图 2-1　以水-气（雨-云）说明阴阳升降变化

（3）人体内部清阳与浊阴的分布趋向："清阳出上窍，浊阴出下窍"；"清阳发腠理，浊阴走五脏"；"清阳实四肢，浊阴归六腑"。

本段经文提示清阳之气向上、向外升发；浊阴之气向下、向内沉降。可运用这一理论治疗相关疾病，如治疗耳目失聪——益气升提法；治疗表证——宣肺发散法；治疗手足厥逆——温阳法；治疗肠胃积滞——攻下法；治疗水肿——利水逐水法。

4. 阴阳法则及阴阳学说在医学上的运用

（1）气味形精的阴阳属性及相互（化生）关系。

1）药食气味的阴阳属性：气为阳，味为阴。

2）药食气味与形、气、精、化的相互关系（图 2-2）。

3）临床意义：对后世精气互根理论的产生有重要影响，对临床治疗虚证更有指导意义。

气：阳，味：阴；形：阴，精：阳。味相对于气为阴，精相对于形为阳。

（2）药食气味的阴阳属性及效用："阴味出下窍，阳气出上窍"。

1）阴为味：味厚为阴中之阴——泄（降泄通便，大黄、黄连）；味薄为阴中之阳——通（通利小便，猪苓、茯苓）。

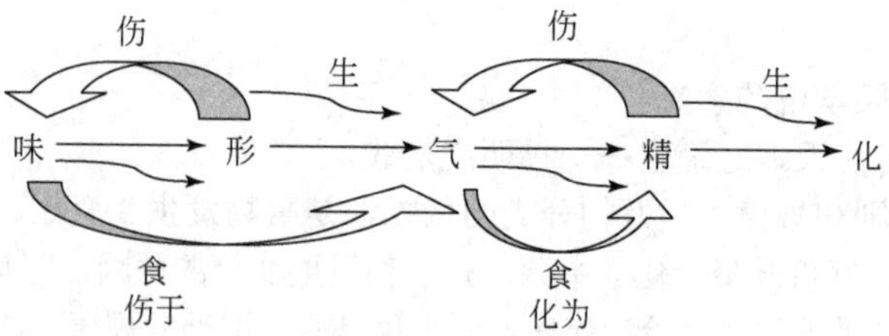

图 2-2　味、形、气、精、化的关系

2）阳为气：气厚为阳中之阳——发热（助阳发热，干姜、附子）；气薄为阳中之阴——发泄（发汗解表，薄荷、荆芥）。

“气味辛甘发散为阳，酸苦涌泄为阴”。

（3）气火关系

1）壮火：药食气味纯阳的作用；病理上亢盛的邪火。

壮火食（蚀）气，壮火散气——壮火之（加临）气衰。

2）少火：药食气味温和的作用；生理上阳和、温煦之火。

气食（仰饲）少火，少火生气——少火之（温养）气壮。

（4）若药物饮食气味阴阳太过，可引起人体阴阳偏盛偏衰的危害。

药物、饮食的纯阳作用会消蚀人体的元气；药物、饮食的温和作用会充养人体的元气。酸苦涌泄太过，则机体阳气损伤；辛甘发散太过，则机体阴精耗损。

辛甘发散太过会引起热病，酸苦涌泄太过会产生寒病。久服辛甘发散的药物、饮食所引起的热病，热到了极点就会转化为寒证；久服酸苦涌泄的药物、饮食所引起的寒病，寒到了极点就会转化为热证。

（5）阴阳偏胜及转化的病机：“阴胜则阳病，阳胜则阴病”。从病机角度来说，则指阴阳偏胜偏衰的病机。阴阳之间一方偏胜则致另一方受损，从而失去平衡协调而致病。

1）偏胜病机：阴胜则阳病，阳胜则阴病（对立、转化）。

2）表现：阳胜则热，阴胜则寒。

3）转化病机：重寒则热，重热则寒；重阴必阳，重阳必阴（重、极为转化的条件）。

（6）寒热形气及阴阳先后病机

1）寒伤形，热伤气——同气相求。

2）气伤——则痛（气机不通），形伤——则肿（水液停聚，水肿）。

3）先痛后肿——气先伤，形后伤，阳病及阴；先肿后痛——形先伤，气后伤，阴病及阳。

5. 五气偏胜病机

（1）“风胜则动”：风邪太过，使肢体振掉动摇或头目眩晕——肝风内动。

（2）“热胜则肿”：火热内郁，营气壅滞肉理，聚为痈疡红肿——火热熏灼肌肤致痈肿。

（3）“燥胜则干”：燥胜津伤，则出现津液干涸的表现——津亏内燥。

（4）“寒胜则浮”：寒为阴邪，易伤阳气，阳气不行，聚水成为浮肿——阳虚内寒。

（5）“湿胜则濡泻”：脾为湿困，不能运化水谷，故泄泻稀溏——内湿停积。

（6）临床意义：本段经文提出病因辨证的观点，对临床分析病机及确立治法都具有重要意义。但须注意的一点是：“五气”乃病变类型，是内生的五邪，与六淫有关，但不等于“六淫”。

6. 外感六淫与内伤七情的病理、病证　“天有四时五行，以生长收藏，以生寒暑燥湿风”，说明天地阴阳五行的变化产生了生长收藏，也产生了寒暑燥湿风五气。

“人有五藏化五气，以生喜怒悲忧恐”，说明人的精神活动与心肝脾肺肾五脏密切相关，情志由五藏所生。“喜怒伤气”——七情太过，损伤五脏气机（内）；“寒暑伤形”——六淫伤人，首先侵犯形体肌表（外）；“暴怒伤阴”——怒则肝气横逆而血乱（内，阴）；“暴喜伤阳”——过喜则心气弛缓而神逸（内，阳）；“厥气上行，满脉去形”——情志活动不能节制，使气机逆行向上，盛满于经脉，产生神气浮越，去离形骸的昏厥病证；“喜怒不节，寒暑过度，生乃不固”——邪气伤人各从其（阴阳之）类。

7. 重阴、重阳与伏邪　“重阴必阳，重阳必阴”——阴极而阳生，阳极而阴生，阴阳在一定条件（重、极）下会相互转化（表 2-1）。

表 2-1　“重阴必阳，重阳必阴”的伏气致病规律

“重”	病变
冬伤于寒（重阴）	春必温病（阳病）
春伤于风（重阳）	夏生飧泄（阴病）
夏伤于暑（重阳）	秋必痎疟（阴病）
秋伤于湿（重阴）	冬生咳嗽（阳病）

本篇是从阴阳的转化来说明伏气致病，它与《素问·生气通天论》和《素问·四气调神大论》不同，但所生的病是一样的，需要结合另外两篇理解其发病的机理。

（二）

【原文】

帝曰：余闻上古圣人，论理人形，列别藏府，端络经脉，会通六合，各从其经，气穴所发，各有处名，谿谷属骨，皆有所起，分部逆从，各有条理，四时阴阳，尽有经纪，外内之应，皆有表里，其信然乎？

岐伯对曰：东方生风[1]，风生木，木生酸，酸生肝，肝生筋，筋生心[2]。肝主目。其在天为玄，在人为道，在地为化[3]；化生五味，道生智，玄生神。神在天为风，在地为木，在体为筋，在藏为肝，在色为苍，在音为角，在声为呼，在变动为握，在窍为目，在味为酸，在志为怒。怒伤肝，悲胜怒；风伤筋，燥胜风；酸伤筋，辛胜酸。

南方生热，热生火，火生苦，苦生心，心生血，血生脾。心主舌。其在天为热，在地为火，在体为脉，在藏为心，在色为赤，在音为徵，在声为笑，在变动为嚘[4]，在窍为舌，在味为苦，在志为喜。喜伤心，恐胜喜；热伤气，寒胜热；苦伤气[5]，咸胜苦。

中央生湿，湿生土，土生甘，甘生脾，脾生肉，肉生肺。脾主口。其在天为湿，在地为土，在体为肉，在藏为脾，在色为黄，在音为宫，在声为歌，在变动为哕[6]，在窍为口，在味为甘，在志为思。思伤脾，怒胜思；湿伤肉，风胜湿；甘伤肉，酸胜甘。

西方生燥，燥生金，金生辛，辛生肺，肺生皮毛，皮毛生肾。肺主鼻。其在天为燥，在地为金，在体为皮毛，在藏为肺，在色为白，在音为商，在声为哭，在变动为咳，在窍为鼻，在味为辛，在志为忧。忧伤肺，喜胜忧；热伤皮毛，寒胜热；辛伤皮毛，苦胜辛。

北方生寒，寒生水，水生咸，咸生肾，肾生骨髓，髓生肝。肾主耳。其在天为寒，在地为水，在体为骨，在藏为肾，在色为黑，在音为羽，在声为呻，在变动为栗，在窍为耳，在味为咸，在志为恐。恐伤肾，思胜恐；寒伤血，燥胜寒；咸伤血，甘胜咸。

故曰：天地者，万物之上下也；阴阳者，血气之男女也；左右者，阴阳之道路也；水火者，阴阳之征兆也；阴阳者万物之能始也。故曰：阴在内，阳之守也；阳在外，阴之使也。

【注释】

[1] 东方生风：东方，是春季的代名词；生，有生发和滋生之意；风，指天地之阳气。阳气生于春，故曰“东方生风”。下文南方、西方、北方仿此。

[2] 筋生心：张志聪注："内之五脏，合五行之气而自相资生也。"下同。

[3] 其在天为玄，在人为道，在地为化：玄，谓微妙深远的生化动力。道，是处理事物的思想方法。化，是化生万物的物质基础。

[4] 在变动为嚘：嚘（yōu），气逆于胸中的病证，《玉篇·口部》引老子曰："终日号而不嚘。嚘，气逆也。"但也有医家将其读为"忧"，如张介宾注："心藏神，神有余则笑，不足则忧。"《黄帝内经太素·遗文》注："心之忧在心变动，肺之忧在肺之志，是则肺主于秋，忧为正也。心主于夏，变而生忧也。"

[5] 苦伤气：张介宾注："苦从火化，故伤肺气。"

[6] 哕：即呃逆。

【经文分析】

1. 自然界和人体的五行归类及通应关系 人与自然相应是客观存在的规律，但如何实现这种联系，这种规律如何归纳，本篇提出用五行进行归类的方法，这种归类法很好地诠释了天地与人阴阳相应的规律（表 2-2）。

表 2-2 人与自然相应的五行归类

自然界						人体					
五行	方位	气候	五味	五色	五	五脏	七窍	五体	五声	五志	五变
木	东	风	酸	青	角	肝	目	筋	呼	怒	握
火	南	热	苦	赤	徵	心	舌	脉	笑	喜	嚘
土	中	湿	甘	黄	宫	脾	口	肉	歌	思	哕
金	西	燥	辛	白	商	肺	鼻	皮毛	哭	悲	咳
水	北	寒	咸	黑	羽	肾	耳	骨	呻	恐	栗

这五段文字之所以出现在"阴阳应象大论"篇，就是要说明阴阳系统如何细分和演绎，由于有了五行体系，阴阳便因此有了量和质的不同形式。正如本篇开篇即提出自然界的规则就是阴阳，而这些规则是分类、运动和变化（生命）的法则，因此，阴阳的运动需要有方向、多少、制衡、转化等关系，这就是五行学说于阴阳应象中的意义所在。

2. 阴阳的对立互根关系 阳：天、上、气、男、左、火、外；阴：地、下、血、女、右、水、内。

阴在内，阳之守：阴藏精，居内以充养、固守阳气；阳在外，阴之使：阳化气，行于外，为阴之役使。这既说明人体阴精阳气互相为用的生理关系，又体现了阴阳之间的对立互根关系。阴阳相依是常态，阴阳离散，则志意去身，生乃不固。

"阴阳者万物之能始也"：阴阳是万物发生、发展、变化的本原。此句与本篇篇首阴阳的概念相呼应。

（三）

【原文】

帝曰：法阴阳奈何？岐伯曰：阳胜则身热，腠理闭，喘粗为之俛仰[1]，汗不出而热，齿干以烦冤[2]，腹满，死，能冬不能夏[3]；阴胜则身寒，汗出身常清，数栗而寒，寒则厥，厥则腹满，死，能夏不能冬。此阴阳更胜之变，病之形能[4]也。

帝曰：调此二者奈何？岐伯曰：能知七损八益[5]，则二者可调；不知用此，则早衰之节也。年四十，而阴气自半也，起居衰矣；年五十，体重，耳目不聪明矣；年六十，阴痿[6]，气大衰，九窍不利，下虚上实，涕泣俱出矣。故曰：知之则强，不知则老，故同出而名异耳。智者察同，愚者察异。愚者不足，智者有余。有余则耳目聪明，身体轻强，老者复壮，壮者益治。是以圣人为无为之事，乐恬憺之能，从欲快志于虚无之守，故寿命无穷，与天地终，此圣人之治身也。

天不足西北，故西北方阴也，而人右耳目不如左明也。地不满东南，故东南方阳也，而人左手足不如右强也。帝曰：何以然？岐伯曰：东方阳也，阳者其精并于上，并于上则上明而下虚，故使耳目聪明，而手足不便也。西方阴也，阴者其精并于下，并于下则下盛而上虚，故其耳目不聪明，而手足便也。故俱感于邪，其在上则右甚，在下则左甚，此天地阴阳所不能全[7]也，故邪居之。

故天有精，地有形；天有八纪，地有五里，故能为万物之父母。清阳上天，浊阴归地，是故天地之动静，神明为之纲纪，故能以生长收藏，终而复始。惟贤人上配天以养头，下象地以养足，中傍人事以养五藏[8]。天气通于肺，地气通于嗌[9]，风气通于肝，雷气通于心[10]，谷气通于脾，雨气通于肾。六经为川，肠胃为海，九窍为水注之气。以天地为之阴阳，阳之汗，以天地之雨名之；阳之气，以天地之疾风名之。暴气象雷，逆气象阳[11]。故治不法天之纪，不用地之理，则灾害至矣。

故邪风之至，疾如风雨，故善治者治皮毛，其次治肌肤，其次治筋脉，其次治六府，其次治五藏。治五藏者，半死半生也。故天之邪气，感则害人五藏；水谷之寒热，感则害于六府；地之湿气，感则害皮肉筋脉。

故善用针者，从阴引阳，从阳引阴[12]；以右治左，以左治右[13]；以我知彼，以表知里，以观过与不及之理，见微得过，用之不殆。

善诊者，察色按脉，先别阴阳。审清浊而知部分；视喘息、听音声而知所苦；观权衡规矩而知病所主；按尺寸，观浮沉滑涩[14]而知病所生。以治无过，以诊则不失矣。

【注释】

[1] 喘麤为之俛仰：麤，同“粗”，喘麤指呼吸不畅；俛，俯，俛仰指呼吸前俯后仰，不能平卧。

[2] 烦冤：冤，同“闷”，烦冤，即烦闷。

[3] 能冬不能夏：能，耐也，即耐冬不耐夏。

[4] 病之形能：能，同“态”，即病的表现。

[5] 七损八益：女子以七为基数，男子以八为基数，指应该根据个体的生理年龄，以及对应的体质、脏腑功能状态等，适时调整阴阳，以维护机体健康。

[6] 阴痿：阴精虚衰，形体衰弱。

[7] 此天地阴阳所不能全：大地阴阳不能全是客观规律，因此，人的阴阳也不能全，所以，才会有左或右利手的不同。

[8] 上配天以养头，下象地以养足，中傍人事以养五藏：这是顺应阴阳升降的养生方法，清阳上天，浊阴归地，故养头即养清阳升发之气，养足即养浊阴潜降之气。对于体内的五脏则应像人事、社会一样来维护，如《素问·灵兰秘典论》。

[9] 天气通于肺，地气通于嗌：嗌，同“咽”，天气指呼吸的大气，地气指饮食的水谷之气。呼吸之气经呼吸道入肺，水谷之气经咽入胃，所以，《内经》还说“喉主天气，咽主地气”，同理。

[10] 雷气通于心：雷气，指火，火气，即火气通应于心脏。

[11] 逆气象阳：指气逆化为火。

[12] 从阴引阳，从阳引阴：引，引导，针刺；即调和阴阳经络之气。

[13] 以右治左，以左治右：三阴三阳经脉左右互相贯通，故针刺左侧经脉的腧穴可治右侧病变，针刺右侧经脉的腧穴可治左侧病变，这种刺法《内经》称之为“缪刺”和“巨刺”。又，“左右者，阴阳之道路也”，故本句也是对上句“从阴引阳，从阳引阴”的进一步说明。

[14] 按尺寸，观浮沉滑涩：尺，指尺肤，即触按尺肤以诊病的方法，即“尺肤诊”；寸，指寸口脉。浮沉，指寸口脉的浮沉；滑涩，指尺肤的滑涩。

【经文分析】

1. 调治疾病如何遵循阴阳法则 从阴阳升降、转化及互根互用，到建立五行架构，本篇在此基础上，进一步论证阴阳失调的病变，以及调阴阳以养生、诊断治疗疾病等具体应用。

（1）阴阳更胜病理："阳胜则身热，腠理闭，喘麤为之俛仰，汗不出而热，齿干以烦冤，腹满，死，耐冬不耐夏；阴胜则身寒，汗出身常清，数栗而寒，寒则厥，厥则腹满，死，能夏不能冬"。此乃阴阳失调病变的极端例子。

（2）阴阳失调致早衰及养生方法

1）早衰的表现："年四十，而阴气自半也，起居衰矣；年五十，体重，耳目不聪明矣；年六十，阴痿，气大衰，九窍不利，下虚上实，涕泣俱出矣。"

2）调阴阳以养生的重要性："知之则强，不知则老，故同出而名异。智者察同，愚者察异。愚者不足，智者有余。有余则耳目聪明，身体轻强，老者复壮，壮者益治。"

3）调阴阳的养生方法："知七损八益，则二者可调"；"圣人为无为之事，乐恬憺之能，从欲快志于虚无之守，故寿命无穷，与天地终"。

（3）自然界阴阳之偏："天不足西北"，"地不满东南"——自然（阴阳）之偏；左右利手——人体（阴阳）之偏。

由于阴阳的客观偏全，所以，自然界有风雨寒温之异，人体则有感邪轻重、多少等不同，因此，治疗的方法也应随之有别。

（4）人体生理病理受自然阴阳影响

1）生理联系："天有精，地有形；天有八纪，地有五里，故能为万物之父母。清阳上天，浊阴归地，是故天地之动静，神明为之纲纪，故能以生长收藏，终而复始"。"天气通于肺，地气通于嗌，风气通于肝，雷气通于心，谷气通于脾，雨气通于肾。六经为川，肠胃为海，九窍为水注之气"。故"人以天地之气生，四时之法成"。

2）养生法则："贤人上配天以养头，下象地以养足，中傍人事以养五藏"为顺应升降（趋势）；"治不法天之纪，不用地之理，则灾害至矣。"

3）自然阴阳对人体的作用（病理）：天地气象分阴阳——阳之汗，雨；阳之气，疾风。火（气）象雷，逆气象阳。

（5）早期治疗（治未病）的治则

1）疾病是发展的过程："邪风之至，疾如风雨"。

2）治未病："善治者治皮毛……治五藏者半死半生也"。

本段经文提出，邪气侵犯人体时的传变规律是：邪气→皮毛→肌肤→筋脉→六腑→五脏，提示医者一要掌握疾病的发生发展规律；二要防重于治；三要有病早治，把握先机。

2. 外邪性质不同，侵袭人体的部位也不同 "故天之邪气，感则害人五藏……地之湿气，感则害皮肉筋脉"。

本段经文提示，天上的无形之邪伤害五脏；饮食寒热的有形邪气伤害六腑；地面的湿气伤害皮肉筋脉。

3. "从阴引阳，从阳引阴"的治疗方法（阳病治阴，阴病治阳） 这是阴阳学说在治法上的运用，虽然在此指针法而言，但同样适用于药物治疗。如张介宾曰："善补阳者，必于阴中求阳，则阳得阴助而生化无穷；善补阴者，必于阳中求阴，则阴得阳升而泉源不竭。"

4. 归纳诊候（阴阳学说在诊法上的运用）

（1）"察色按脉，先别阴阳"：五色阴阳及阴阳脉法。

（2）"审清浊"（望诊）：清为阳，浊为阴。

（3）"视喘息，听音声"（闻诊）：清亢明亮为阳，重浊低沉为阴。

（4）"观权衡规矩"（切诊）：权衡规矩为脉应四时的阳阴。

"按尺寸"（按、切诊）：按尺肤：滑为阳，涩为阴；切寸口脉：浮为阳，沉为阴。

（四）

【原文】

病之始起也，可刺而已；其盛，可待衰而已。故因其轻而扬之[1]，因其重而减之，因其衰而彰之[2]。形不足者，温之以气；精不足者，补之以味。其高者，因而越之[3]；其下者，引而竭之[4]；中满者，泻之于内。其有邪者，渍形[5]以为汗；其在皮者，汗而发之；其慓悍[6]者，按而收之；其实者，散而泻之。审其阴阳，以别柔刚，阳病治阴，阴病治阳。定其血气，各守其乡[7]。血实宜决之[8]，气虚宜掣引之[9]。

【注释】

[1] 轻而扬之：轻，病邪轻浅；扬，轻扬宣散。

[2] 衰而彰之：张介宾曰："衰退者，气血虚；彰者，补之益之。"

[3] 越之：这里指吐法。马莳曰："谓吐之使上越也"。

[4] 引而竭之：张介宾曰："竭，祛除也。谓涤荡之，疏利之"。

[5] 渍形：包括熏蒸、浸浴等治法。

[6] 慓悍：指病情急而猛。

[7] 定其血气，各守其乡：乡：部位。《素问吴注》注："诸经皆有血气，宜安定之，使之各守其位，不得出位乘侮也。"

[8] 决之：放血之法。张介宾云："决为泄去其血，如决水之义。"

[9] 气虚宜掣引之：掣，同"掣"；引，提引，升提。掣引，即升提补气法。《类经》曰："《甲乙经》作掣，挽也。气虚者，无气之渐，无气则死矣，故当挽回其气而引之使复也。"

【经文分析】

本段经文讨论治疗疾病的方法，从中既可见《内经》治病方法的多样性和灵活性，又体现了"因势利导"的治疗法则。

1. 因势利导

（1）根据邪气的部位施治。实邪为主的病证，应根据邪气所在部位和性质而采取相应措施，使之从最简捷的途径，以最快的速度排出体外，以免病邪深入而过多地损伤正气。

（2）根据邪正盛衰而择时治疗。尤其是对于某些周期性发作的疾病，应在其未发病之前治疗，因为这个阶段的邪气较弱，正气相对旺盛。如能给以适宜的治疗，则可收到良好的治疗效果。

2. 治病的具体方法 针对各种虚实病机提出补（扶正）、泻、宣散（祛邪）等多种治法。

病之始起，可刺而已：病尚浅，可针刺祛其邪。

"其盛，可待衰而已"：指发作有时（周期性）者而言。

"因其轻而扬之"：病邪表浅，治用宣散之法。

"因其重而减之"：病邪重着，逐步减除。

"因其衰而彰之"：正气虚衰者，补益以彰显之。

"形不足者，温之以气"：形寒畏冷（气虚）用补气法。

"精不足者，补之以味"：阴精亏损用厚味填精法。

"其高者，因而越之"：病位在上（高）用吐法越邪。

"其下者，引而竭之"：病位在下用通利二便法。

"中满者，泻之于内"：邪聚于中，痞满坚实用消散法。

"其有邪者，渍形以为汗"：邪在体表用渍法发汗。

"其慓悍者，按而收之"：邪气急猛者用截邪法制伏。

"其实者，散而泻之"：表实解表散邪，里实泻下祛邪。

“血实宜决之”：血瘀实证用破血逐瘀法。

“气虚宜掣引之”：气虚下陷用升提补气法。

思考题

（1）阴阳的基本概念是什么？

（2）如何运用阴阳观点去解决医疗实践中的问题？

（3）怎样理解“阴在内，阳之守也；阳在外，阴之使也”？

（4）试述本文的治疗原则和治疗方法的特点。

素问·生气通天论

【题解】

生气，指生命之气，即人体阴阳二气，是人生命活动的表现；通，相通，或作联系；天，指天地自然。本文论述了人的生命活动与天地自然有着密切的联系，故名篇。本篇论述了“生气通天”的科学内涵及其意义，阳气的生理作用及生理特性，阳气失常所致病证，阴阳和调的意义及阴阳失调所致病证，药食五味与五脏阴阳的关系，以及“谨道如法，长有天命”等。

（一）

【原文】

黄帝曰：夫自古通天者，生之本，本于阴阳[1]。天地之间，六合[2]之内，其气九州[3]、九窍、五藏、十二节[4]，皆通乎天气。其生五，其气三[5]，数犯此者，则邪气伤人，此寿命之本也。苍天之气，清净则志意治[6]，顺之则阳气固，虽有贼邪[7]，弗能害也。此因时之序[8]。故圣人传精神[9]，服天气[10]，而通神明[11]。失之，则内闭九窍，外壅肌肉，卫气散解[12]，此谓自伤，气之削[13]也。

【注释】

[1] 生之本，本于阴阳：生命的根本在于阴阳双方的协调统一。

[2] 六合：指上下和东南西北四方。

[3] 九州：王冰注：“九州谓冀、兖、青、徐、扬、荆、豫、梁、雍也”，代指地上的不同地域。

[4] 十二节：指手足三阴三阳十二经，王冰注：“十二节者，十二气也，天之十二节气，人之十二经脉而外应之。”一说双侧腕、肘、肩、踝、膝、髋等十二个大关节。

[5] 其生五，其气三：自然界的阴阳之气所化生的木、火、土、金、水五行，亦可用三阴三阳予以分类认识。其，指自然界的阴阳。五，即木、火、土、金、水五行。三，即三阴三阳（少阳、阳明、太阳，厥阴、少阴、太阴）。

[6] 清净则志意治：自然界阴阳之气清静（正常范围内的运动变化）而无异常，则有利于人的精神乃至生命活动保持正常。净，通“静”。志意，指人的精神活动。治，正常、安定。

[7] 贼邪：伤害人的邪气。

[8] 此因时之序：顺应四时气候变化的规律而养生。因，顺也。《庄子·养生主》曰：“因其固然也”。

[9] 传精神：俞樾《内经辨言》注：“传，读为抟，聚也。”又，“抟”的古字为“专”，专一，精神专注，聚精会神，全神贯注。

[10] 服天气：顺应自然界阴阳之气的变化。服，顺也。

[11] 通神明：通晓阴阳变化规律并精通养生之术。通，通晓。《释言·释言语》曰：“通，洞也，无所不洞穿也。”神明，阴阳变化的规律。《易·系辞下》曰“以通神明之德”，孔颖达疏：“万物变化，或生或成，是神明之德。”

［12］卫气散解：卫气耗散。解，涣散、离散。《广雅·释诂三》曰：“解，散也”。

［13］气之削：阳气减少。削，减少、贫弱。《广雅·释诂》曰：“削，弱也”。

【经文分析】

1.“生气通天”的科学内涵　“生气通天”是《内经》理论中的重要科学命题，是“天人相应”、“天人一体”整体观念的表达。“生气”是指人体阴阳之气，是生命活动发生和存在的根本，故谓“生之本，本于阴阳”。人类是自然界演化过程中的产物，因此，人类生命赖以为继的阴阳之气，无论在任何空间（“天地之间，六合之内”）或者任何时间，也无论是人的整体阴阳之气，或者五脏、或者九窍、或者十二节等局部的阴阳之气，“皆通乎天气”。

如就人体津液气化过程而言，“天寒衣薄则为溺与气，天热衣厚则为汗”（《灵枢·五癃津液别》）；就气血的运行及在体内分布状态与月亮盈亏朔望关系而言，“月始生，则血气始精，五气始行；月郭满，则血气实，肌肉坚；月郭空，则肌肉减，经络虚，卫气去”（《素问·八正神明论》）；就五脏而言，“五脏应四时，各有收受”（《素问·金匮真言论》），等等，都是“人与天地相参也，与日月相应也”（《灵枢·岁露论》）的具体体现，都是从不同角度对“生气通天”这一重要命题的论证。

2.“生气通天”的重要意义　本段运用对比的论证方法，阐述了“生气通天”的意义。人类只能顺应自然界阴阳之气的消长盛衰变化而不能违逆之，“此寿命之本也”。如若能顺应四时阴阳消长变化之“序”，人身阴阳二气也就协调平衡，阳气也能充分发挥其卫外御邪的作用，即或有致病之邪存在，也不会伤人致病，故曰“虽有贼邪，弗能害也，此因时之序”。如若不明“生气通天”之理而逆四时的阴阳消长之时“序”，就会招致“邪气伤人”，发生“内闭九窍，外壅肌肉，卫气散解”的病理变化，因此，称之为“自伤”。

（二）

【原文】

阳气者，若天与日，失其所[1]则折寿而不彰[2]。故天运[3]当[4]以日光明。是故阳因而上[5]，卫外者也。因于寒[6]，欲如运枢[7]，起居如惊，神气乃浮[8]；因于暑，汗，烦则喘喝，静则多言[9]。体若燔炭，汗出而散。因于湿，首如裹，湿热不攘[10]，大筋緛短，小筋弛长[11]，緛短为拘，弛长为痿；因于气[12]，为肿。四维相代[13]，阳气乃竭。

阳气者，烦劳则张[14]，精绝，辟积[15]于夏，使人煎厥[16]。目盲不可以视，耳闭不可以听。溃溃乎若坏都，汩汩乎不可止[17]。阳气者，大怒则形气绝[18]，而血菀[19]于上，使人薄厥[20]。有伤于筋，纵，其若不容[21]。汗出偏沮[22]，使人偏枯。汗出见湿，乃生痤疿[23]。高梁之变，足生大丁[24]，受如持虚[25]。劳汗当风，寒薄为皶[26]，郁乃痤。

阳气者，精则养神，柔则养筋[27]。开阖不得，寒气从之，乃生大偻[28]；陷脉为瘘[29]；留连肉腠，俞气化薄[30]，传为善畏，及为惊骇[31]；营气不从，逆于肉理，乃生痈肿；魄汗[32]未尽，形弱而气烁[33]，穴俞以闭，发为风疟[34]。

故风者，百病之始也，清静则肉腠闭拒，虽有大风苛毒[35]，弗之能害[36]。此因时之序也。故病久则传化，上下不并[37]，良医弗为。故阳畜积病死，而阳气当隔，隔者当泻[38]。不亟正治，粗乃败之[39]。

故阳气者，一日而主外，平旦人气生，日中而阳气隆，日西而阳气已虚，气门[40]乃闭。是故暮而收拒，无扰筋骨，无见雾露，反此三时[41]，形乃困薄[42]。

【注释】

［1］失其所：阳气失去其生理（循行、作用、特性）规律。所，道、道理、规律。《礼记·哀公问》曰：“求得当欲，不以其所。”郑玄注：“所，犹道也。”

［2］折寿而不彰：若人身阳气功能失常，可折伤寿命。高世栻曰：“通体之气，经脉之气，各有其所。若失其所，则运行者不周于通体，旋转者不循行于经脉，故短折其寿，而不彰著于人世矣。”

折寿，即短寿。不彰，不显著。

[3] 天运：天体的运行。

[4] 当：连词，相当于“则”表示承接。

[5] 阳因而上：阳气凭借其上升向外的运行和分布，发挥卫外作用。因，凭借、利用。

[6] 因于寒：《素问吴注》及朱丹溪均认为，此句当移至“体若燔炭，汗出而散”前。

[7] 欲如运枢：卫阳之气如户枢般开合运转自如。运，运转。户枢，即门轴。

[8] 起居如惊，神气乃浮：生活起居的正常规律被扰乱，邪气侵犯，卫阳之气则上浮与邪气抗争。惊，卒暴之意。神气，即阳气。浮，指阳气从体内深层向表层运行。

[9] 烦则喘喝，静则多言：烦，烦躁不安。喘喝，气喘息急，喝喝有声。烦则喘喝，为阳热内盛所致；静，相对烦而言，指神昏嗜卧。多言，如神昏谵语。静则多言，为暑邪伤神所致。

[10] 攘：除。

[11] 大筋緛短，小筋弛长：本句互文，即大筋、小筋或为收缩拘挛，或为弛缓松软。

[12] 气：指风邪。高世栻曰：“气，犹风也，《阴阳应象大论》云：‘阳之气，以天地之疾风名之。’故不言风而言气。”

[13] 四维相代：寒、暑、湿、风（气）四时邪气交替伤人。四维，四方四时，此处指上文所言的风、寒、暑、湿四时邪气。代，更代、交替。

[14] 张：弛张亢盛。

[15] 辟积：重复、屡次。辟，通“襞”，即衣裙褶。

[16] 煎厥：病名，指过度烦劳，阳气炽张亢盛，火炎则水干，阴精虚衰，又逢盛夏阳热之气，则两热相合，如煎如熬，以致阴气竭绝而昏厥的病证。

[17] 溃溃乎若坏都，汩汩（gǔ）乎不可止：形容煎厥病势凶猛，犹如洪水决堤般。溃溃，是形容洪水泛滥的样子。都，防水之堤。汩汩，水急流的声音。

[18] 形气绝：脏腑经络之气阻绝不通。形，即形体，此处指脏腑经络。绝，阻滞隔绝。马莳曰，此“绝”是“阻绝之义，非断绝之谓”。

[19] 菀：同“郁”。

[20] 薄厥：病名，为因大怒而气血上逆所致突然昏厥的病证。张介宾曰：“相迫曰薄，气逆曰厥，气血俱乱，故为薄厥。”薄，通“暴”，言病发突然而急猝。

[21] 不容：肢体不能随意运动。容，通“用”。

[22] 汗出偏沮：汗出受阻而半侧身体无汗的症状。沮，阻，阻止。

[23] 痤疿：痤，即小疖。疿，即汗疹、痱子。

[24] 高梁之变，足生大丁：高，通“膏”，即脂膏类食物。梁，通“粱”，即精细的食物。膏粱，在此指肥甘厚味。足，俞樾《内经辨言》云：“疑‘是’字之误。上云乃生痤疿，此云是生大丁，语意一律，‘是’误为足。”胡澍《素问校义》亦云：“‘足’，当作‘是’字之误也。是，犹则也。”丁，通“疔”，泛指疮疡。吴崑曰：“膏粱之人，内多滞热，故其病变，能生大疔。”《新校正》曰：“按丁生之处，不常于足，盖谓膏粱之变，饶生大丁，非偏著足也。”此处“足”字，有足以、完全可以之义，亦通。

[25] 受如持虚：得病犹如手持空虚之器受物一样容易。

[26] 皶（zhā）：生长于面部的粉刺。

[27] 精则养神，柔则养筋：当做“养神则精，养筋则柔”解。精，指精神爽慧。柔，即筋脉柔和，活动自如。此句提示阳气具有温养精神和筋脉的作用。

[28] 大偻（lǚ）：阳气不能温养筋脉，导致形体伛偻之症。偻，背曲不伸。

[29] 陷脉为瘘：邪气内陷经脉而生瘘管。

[30] 俞气化薄：邪气从腧穴传入而内迫五脏。俞，同“腧”，即腧穴，为经脉气血输注之处。

化，传化，传入。薄，迫也。

［31］传为善畏，及为惊骇：五脏主藏神，脏气被邪所迫，阳气不能养神，故见心神不安之善畏、惊骇症。传，通“转”，转化。

［32］魄汗：不因暑热而致的出汗，即自汗。魄，通“白”，魄汗即白汗，后世称为自汗。

［33］形弱而气烁：形弱，腠理不固，自汗出而形体虚弱，易感受外邪。烁，消烁。气烁，指阳气被邪热所消耗。

［34］风疟：疟疾之一，因感受风邪，症见寒热往来，恶风汗出的疟疾，故以风邪名之。

［35］大风苛毒：泛指致病性强的病邪。苛，暴也。

［36］弗之能害：即“弗能害之”。弗，通“勿”，不，不能。

［37］上下不并：指人体阳气运行阻隔，升降失常，上下不相交通的病理变化。并，交并，交通之意。

［38］阳气当隔，隔者当泻：阳气被阻隔不通所致之证，应当采用泻法治疗，使蓄积的阳气得以畅通。前一“当”字，通“挡”，阻挡、阻隔。

［39］不亟正治，粗乃败之：不能迅速给予正确的治疗，这样水平低劣的医师只能使病情败坏、恶化。亟，急也。粗，粗工，即医疗水平低劣的医师。

［40］气门：指汗孔。王冰曰：“所以发泄经脉营卫之气，故谓之气门也。”

［41］三时：即上文的平旦、日中、日西。

［42］形乃困薄：形体困顿而衰弱。马莳曰：“未免困窘而衰薄矣。”

【经文分析】

1. 阳气的重要性 原文运用类比思维的方法，论证了人体阳气的重要作用。首先，原文用“若天与日”、“天运当以日光明”类比人体生命活动与阳气的关系，肯定了人体阳气的重要性。太阳是天体（指人们能直视的太阳系）运转的动力，天地间的万物都是凭借着太阳所给予的“光明”和动力维持其生、长、化、收、藏的演化。人体阳气的作用体现于生命活动的全部过程之中，因此，有“失其所则折寿而不彰”的结论。

其次，通过“阳因而上，卫外者也”及阳气“一日而主外”的表述，提示人体阳气具有向上向外运行的生理特征。因此，具有卫外、防御的功能。

最后，明确了阳气的温养和兴奋作用。阳气不但养神（激发），使人的精神饱满、聪慧，并能温煦筋肉（润），使筋保持其柔韧之性。

2. 阳气失常的病理表现 上述四段文字从八个方面论证了阳气失常的病理表现，用病证实例反证上述所论的阳气生理。

（1）阳气卫外失常。人身阳气有“卫外”作用，若起居失常，则卫外不固，必招致外邪入侵。如感于寒邪，邪正交争，玄府不通，卫气不得泄越，故“体若燔炭，汗出而散”，即“热虽甚不死”（《素问·热论》），只需发汗解表，发热症状便会随汗而解。

若感于暑邪，因暑为阳邪，易耗气伤津，暑热炽盛则见多汗、烦躁而喘之症（阳暑）；暑兼寒则见汗出，但静而多言之症（阴暑）。张介宾《类经》记载：“暑有阴阳之证，阳证因于中热，阴证因于中寒……此节所言，言暑之阳者也，故为汗出烦躁，为喘，为大声呼喝。若其静者，亦不免于多言，盖邪热伤阴，精神内乱，故言无伦次也。”

若感于湿邪，因湿为阴邪，重浊黏滞，阳气被困遏而不能升达，故症见头重如裹之症。湿邪留连，被郁阻不解化热，则湿热交蒸，筋失所养，或为拘挛，或为筋痿。

若感于风邪，因风为阳邪，其性清扬，易致水液代谢失常而成风水浮肿之证，麻黄连翘赤小豆汤所治者是。

（2）阳亢精绝。素常屡屡过度烦劳而阳气偏亢，阴精亏损，如若延至盛夏，阳热太盛，又为暑热煎灼，就会发生突然昏厥之“煎厥”证。此证来势凶猛急骤，表现为“耳闭”、“目盲”等昏厥症。

煎厥是以病机、症状命名的疾病，病机为阴虚阳亢，阳热邪气煎熬阴精，症状即昏厥。此患者多为素体虚弱，耐冬不耐夏，其发病迅疾，严重者可致手足弛缓、瘫痪的表现。

（3）阳气上逆。大怒可致阳气上逆，血随气升，血气冲逆于头（“上”），就会导致突然昏厥之“薄厥”证。薄厥病来势凶猛，可见突然昏愦、目闭耳聋、筋脉弛纵、半身不遂、口舌歪斜等“有伤于筋，纵，其若不容”的瘫痪症状。

（4）阳气偏阻。阳气不能温运全身而偏阻一侧，表现为半身汗出之症。若病情进一步发展，可有局部肢体偏枯不用之症。“有伤于筋，纵，其若不容”是“薄厥”的后遗症，而“汗出偏沮，使人偏枯”是半身不遂后遗症的进一步发展。

（5）阳气郁遏。阳气宣泄而出汗，若受湿邪遏郁，宣泄不畅，则阳气郁于肌肤而生疖、痱。或因形劳汗出而受风寒，阳气郁于皮腠，而成粉刺，化热腐肉成脓则为疮、为疖。

（6）阳气内盛。嗜食膏粱厚味，阳热内盛，热毒滞留肉腠，瘀热腐肉成脓而生疔疮。

（7）阳气失于温养。开阖失常，邪气入，阳气失于温运，若寒邪入筋，损伤阳气，痹阻背膂，故生背曲不能直立的大偻之病；若邪入脉中，阳虚失养，日久成瘘；若邪气内迫于五脏，则有“善畏”、“惊骇”之症；若邪留肉腠，营卫失调，郁热腐肉成脓，而生“痈肿”；若风邪入侵，腧穴闭阻，可发为“风疟”等病证。

（8）阳气阻隔，上下不通。体内阳气具有向上向外运行的特征，如若阳气蓄积郁隔不通，当急用泻的方法疏通阳气，否则病情难以逆转。

3. 调养阳气的方法 上述四段提出了阳气昼夜消长变化的规律，强调了人身阳气与自然界阴阳变化息息相关。提示人类要顺应自然界变化规律而调节生活起居，以保持阳气充沛，防止疾病的发生，因此，“反此三时，形乃困薄”。

（三）

【原文】

岐伯曰：阴者藏精而起亟[1]也；阳者卫外而为固也。阴不胜其阳，则脉流薄疾[2]，并乃狂[3]；阳不胜其阴，则五藏气争[4]，九窍不通。是以圣人陈阴阳，筋脉和同[5]，骨髓坚固，气血皆从。如是则内外调和，邪不能害，耳目聪明，气立如故[6]。

风客淫气，精乃亡[7]，邪伤肝也；因而饱食，筋脉横解[8]，肠澼为痔[9]；因而大饮，则气逆；因而强力[10]，肾气乃伤，高骨[11]乃坏。

凡阴阳之要，阳密乃固[12]。两者不和，若春无秋，若冬无夏。因而和之，是谓圣度。故阳强不能密，阴气乃绝[13]；阴平阳秘，精神乃治[14]；阴阳离决，精气乃绝[15]。

因於露风[16]，乃生寒热。是以春伤於风，邪气留连，乃为洞泄[17]；夏伤於暑，秋为痎疟；秋伤於湿，上逆而欬[18]，发为痿厥[19]；冬伤於寒，春必温病[20]。四时之气，更伤五藏[21]。

【注释】

［1］起亟：阴精不断地起而与阳气相应（说明阴为阳之基）。亟（qì），频数。

［2］脉流薄疾：阳气亢盛，使脉中气血流动急迫而快疾。薄，迫也。

［3］并乃狂：阳气亢盛而致神志狂乱。并，交并，引申为重复、加甚。

［4］五藏气争：五脏功能失调，气机失和。争，不和之意。

［5］筋脉和同：筋脉功能协调。和同，即和谐、协调。

［6］气立：生物体与自然环境之间“气”的交流与转化。吴崑曰：“气立者，人受天地之气以立命，故有生谓之气立。”

［7］风客淫气，精乃亡：风邪侵袭人体，而为致病的淫乱之气，肝之精血因之受损。高世栻曰：“风为阳邪，风客淫气，则阴精消烁，故精乃亡。”

［8］筋脉横解：筋脉弛纵不收。横，放纵。解，通“懈”，即松弛。

［9］肠澼为痔：饮食过饱，肠胃乃伤，湿热下注则为痢疾；或者邪气迫于魄门，日久成痔。肠澼，即下利脓血的痢疾等病。为，选择连词，相当于“抑”、“或”。

［10］强力：勉强用力，劳力过度，又指房室太过。王冰曰：“强力，谓强力入房也。”

［11］高骨：腰间脊骨。

［12］阴阳之要，阳密乃固：阴精与阳气关系的关键在于阳气坚实地在外防护，阴气才能固守于内。张介宾曰：“阳为阴之卫，阴为阳之宅。必阳气闭密于外，无所妄耗，则邪不能害，而阴气完固于内，此培养阴阳之要，即‘生气通天’之道。”要，关键，要领。

［13］阳强不能密，阴气乃绝：阳气亢盛，但却不能坚实地为阴防护于外，则阴气就不能内守而外泄，以至衰竭亡绝。张介宾曰：“强，亢也，孤阳独用，不能固密，则阳气耗而竭绝矣。《痹论》曰：‘阴气者，静则神藏，躁则消亡’。躁即阳强不密之谓。”密，坚实。绝，竭、尽。

［14］阴平阳秘，精神乃治：阴气调和，阳气闭藏（谓阴阳和调），生命活动健康。平，调和。秘，闭藏。治，正常。精神，复词偏义，即“神”，指生命活动。

［15］阴阳离决，精气乃绝：阴阳分离决裂，则孤阳不生，独阴不长，精气无以滋生而竭绝。张介宾曰：“有阳无阴则精绝，有阴无阳则气绝，两相离绝，非病则亡。正以见阴阳不可偏废也。”离，分离、分散。决，破裂。

［16］露风：触冒风邪，泛指外感致病因素，如下文所言风、暑、湿、寒诸邪。露，触冒。

［17］洞泄：水谷不化，下利无度的泄泻。

［18］秋伤於湿，上逆而欬：张介宾曰：“湿土用事于长夏之末，故秋伤于湿也。秋气通于肺，湿郁成热，则上乘肺金，故气逆而为咳嗽。”

［19］痿厥：肢体枯萎不用而逆冷的病证。厥，逆冷。

［20］冬伤于寒，春必温病：因冬季养生不当，感受寒邪，阴精亏虚，至春天阳气升发，或又感新邪，发为温病。

［21］四时之气，更伤五藏：四时不正之气，交替损伤五脏。此与“四维相代，阳气乃竭”同义。更，交替。

【经文分析】

此四段文字以临证实例为依据，论证了阴阳的相互关系及其临床意义。

1. 阴阳互根互用，相互依存关系 “阴者藏精而起亟也，阳者卫外而为固也”。即阴阳互为用，藏于内脏的阴精不断地充养固护在外的阳气；阳气坚实地卫护于外，使阴精得以闭藏。与“阴在内，阳之守也；阳在外，阴之使也”（《素问·阴阳应象大论》）之义相合。张介宾云：“人有阴阳，阳虽主外而为卫，所以固气也；阴则主内而藏精，所以起亟也。阴内阳外，气欲和平，不和则病。”

2. 阴阳相互对立，互相制约关系 以“阴不胜其阳，则脉流薄疾，并乃狂；阳不胜其阴，则五藏气争，九窍不通”为例，论证了阴阳之间相互对立、互相制约的关系及其在病理方面的应用。因此，调和阴阳是养生的关键，顺从阴阳则筋脉和同、骨髓坚固、内外协调，而不生病。

3. 阳密乃固 本篇在论证阴阳平衡的关系时，强调阳气固密的重要性，“平”有和调、和谐之义，“秘”指阳气应当闭藏。一方面，阴平阳才能固秘，另一方面阴依赖于阳生长收藏，所以，阳密乃固，强调了阳气在阴阳平衡中的主导作用，这是《内经》重阳思想的体现。病理上“阳强不能密，阴气乃绝” 、“阴阳离决，精气乃绝”是对阴阳“两者不和”的举例，即就像自然界“若春无秋，若冬无夏”一样，世界便失去了生机。因此，无论临证治病或者养生，都必须“因而和之”，这才是养生的圣度。

4. 伏气致病的机理 本篇同样论及伏气致病，但认为伏气致病的机理是“四时之气，更伤五脏”，即之所以邪伏而后发，重阴而变为阳，重阳而变为阴，是因为人体阴阳（尤其是阳气）被四时之气反复伤害，在内的阴阳失调，又感新邪所致。因为阳气的升降生化被外感所扰乱，在内的阴精或阳气虚少，所以，才致伏邪为病，如冬伤于寒，阳气因被寒邪所扰而不能正常收藏，故不能生化阴精，于是至春即易感温病，这就是《内经》所说“冬不藏精，春必温病”的意思，当然，“伏气”还包括五运六气的含义，但也都是阴阳运行失序的结果。

（四）

【原文】

阴之所生，本在五味[1]；阴之五宫[2]，伤在五味。是故味过于酸，肝气以津[3]，脾气乃绝[4]。味过于咸，大骨气劳，短肌[5]，心气抑。味过于甘[6]，心气喘满[7]，色黑[8]，肾气不衡[9]。味过于苦[10]，脾气不濡[11]，胃气乃厚[12]。味过于辛，筋脉沮弛[13]，精神乃央[14]。是故谨和五味[15]，骨正[16]筋柔，气血以流，腠理以密，如是则骨气以精[17]。谨道如法，长有天命[18]。

【注释】

［1］阴之所生，本在五味：阴精的产生，本源于饮食五味。阴，即阴精。五味，酸、苦、甘、辛、咸，此泛指饮食物。

［2］阴之五宫：化生和藏蓄阴精的五脏。五宫，即五脏。

［3］肝气以津：因过食酸味而致肝气偏亢。张介宾曰：“津，溢也。”

［4］脾气乃绝：肝气偏盛，木气乘土，故脾气运化受阻。绝，止也，阻滞不通。

［5］短肌：因脾所运化营养肌肉的水谷精气减少，故肌肉消瘦无力。短，衰少、不足。

［6］甘：《黄帝内经太素》作“苦”，形近而误，可从。

［7］心气喘满：苦味过度，反伤心气，故心跳急促及烦闷。喘，指心跳急促。满，通“懑”。

［8］色黑：心火反侮肾水，久则面色甚至肤色黧黑。

［9］不衡：肾气失去平衡。衡，平也。

［10］苦：《太素》作“甘”，形近致误，互换后于文理更顺。

［11］脾气不濡：脾失运化，水谷精气不能滋养润泽。又《黄帝内经太素》无“不”字，《字彙·水部》注：“濡，滞也。”言脾气运化碍滞，可参。

［12］胃气乃厚：胃气纳降作用迟缓。厚，重也。

［13］筋脉沮弛：筋失所养而败坏弛缓。沮，坏，败坏。《集韵·语韵》注：“沮，败也。”

［14］精神乃央：精神受到殃及而损伤。央，通“殃”。

［15］谨和五味：认真调和饮食五味。

［16］骨正：骨直有力。正，直，不弯曲。《尚书·说命上》曰“惟木从绳则正”，孔颖达传，训“正”为“直”。

［17］骨气以精：人体的骨、筋、气、血、腠理均得到饮食五味的滋养而强健。精，强盛。骨气，泛指上文骨、筋、气、血和腠理。

［18］天命：人的自然寿命。

【经文分析】

本段论证了饮食五味对人体五脏阴阳的影响，提出“谨道如法，长有天命”的养生原则。

1. 饮食五味与阴精、五脏的关系　“阴之所生，本在五味；阴之五宫，伤在五味”，阴精、五脏精气来源于饮食五味，但饮食五味太过又伤五脏，即“阴之五宫，伤在五味”。如若五味过度，除能直接损伤肠胃之外，还可通过五味与五脏相合的关系，引起相关内脏的阴阳失衡，以及五脏之间的关系失和而发病。

“味过于酸，肝气以津，脾气乃绝”即酸味太过，致使肝气偏盛，横犯脾土（木乘土），导致脾气的运化受阻。“味过于咸，大骨气劳，短肌，心气抑”即咸味太过则伤肾，肾气受损而不养骨，故“大骨气劳”，肾水反侮脾土，脾失健运，故“短肌”，水气凌气，心气受抑，可有心悸等症。

“味过于苦，心气喘满，色黑，肾气不衡”即苦味入心，然太过则损伤心气，故心跳急促而烦闷，心火反侮肾水，则见面色黧黑。“味过于甘，脾气不濡，胃气乃厚”即甘味入脾，太过则可伤脾，脾气因滞碍而不能运化，脾与胃同居中焦，升降相因，脾气不能升运，胃气的纳降迟滞，则生胀满，此两段甘和苦调换更合理。

“味过于辛，筋脉沮弛，精神乃央”即辛味能散而入肺，辛味太过，一则可耗散肺气，二则可使肺气失常而偏盛，既能乘袭肝木，使肝之阴血受损，筋失濡养而败坏弛缓；又能反侮于心而殃及心神。

“阴之五宫，伤在五味”是《内经》作者在长期生活实践和临证经验基础上总结而成的理论，如果五味偏颇，可使单一脏的精气阴阳失调而发病，甚则也可破坏两个或多个脏之间的协调平衡而发生更严重、更复杂的疾病。

2. 谨道如法，长有天命 其主要针对“谨和五味”之论，当然，也包括顺应四时调养阴阳、调摄精神、勿过劳、节制房事等方面，但无论采用何种养生措施，都务必要固护阳气，协调阴阳。

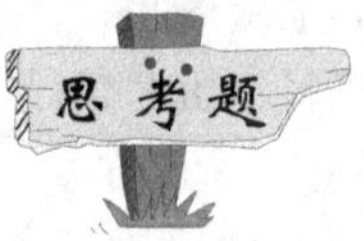

（1）试述煎厥、薄厥的病机和证候。

（2）本篇如何强调阳气的重要性及在阴阳平衡中的主导作用？

（3）本篇如何认识阴阳的相互作用？

（4）如何理解“阴之所生，本在五味，阴之五宫，伤在五味”？

（5）结合“阴阳应象大论”及“四气调神大论”谈谈对伏气致病的理解。

附 篇

素问·宣明五气

【题解】

宣明，阐明之意；五气，五脏之气，即五脏及其相关的生理、病理活动的泛称。本篇以五脏为中心，阐明人体生理、病理，故以名篇。文中论述五脏之气与五脏病、五脉、五恶、五液、五味、五禁、五乱等的关系，均按五脏来分类归纳，提供辨证和治疗的依据，也是五行学说在医学应用上较有代表性的篇章。

【原文】

五味所入：酸入肝，辛入肺，苦入心，咸入肾，甘入脾，是谓五入[1]。

五气所病[2]：心为噫[3]，肺为咳，肝为语[4]，脾为吞[5]，肾为欠[6]、为嚏[7]，胃为气逆、为哕[8]、为恐[9]，大肠小肠为泄，下焦溢为水[10]，膀胱不利为癃，不约为遗溺[11]，胆为怒[12]，是谓五病。

五精所并[13]：精气并于心则喜，并于肺则悲，并于肝则忧[14]，并于脾则畏[15]，并于肾则恐，是谓五并，虚而相并者也[16]。

五藏所恶[17]：心恶热，肺恶寒，肝恶风，脾恶湿，肾恶燥，是谓五恶。

五藏化液[18]：心为汗，肺为涕，肝为泪，脾为涎，肾为唾，是谓五液。

五味所禁[19]：辛走气，气病无多食辛[20]；咸走血，血病无多食咸[21]；苦走骨，骨病无多食苦[22]；甘走肉，肉病无多食甘[23]；酸走筋，筋病无多食酸[24]；是谓五禁，无令多食。

五病所发[25]：阴病发于骨，阳病发于血，阴病发于肉，阳病发于冬，阴病发于夏，是谓五发。

五邪所乱[26]：邪入于阳则狂，邪入于阴则痹，搏阳则为巅疾，搏阴则为瘖[27]，阳入之阴则静，阴出之阳则怒，是谓五乱。

五邪所见[28]：春得秋脉，夏得冬脉，长夏得春脉，秋得夏脉，冬得长夏脉，名曰阴出之阳，病善怒，不治[29]，是谓五邪。皆同命，死不治。

五藏所藏：心藏神，肺藏魄，肝藏魂，脾藏意，肾藏志，是谓五藏所藏。

五藏所主：心主脉，肺主皮，肝主筋，脾主肉，肾主骨，是谓五主。

五劳所伤[30]：久视伤血[31]，久卧伤气，久坐伤肉[32]，久立伤骨，久行伤筋[33]，是谓五劳所伤。

五脉应象[34]：肝脉弦，心脉钩，脾脉代[35]，肺脉毛，肾脉石，是谓五藏之脉。

【注释】

［1］五入：吴崑注："五味所入，各以类从，《易》所谓同气相求也。"

［2］五气所病：谓五脏六腑之气失调所发生的病变。

［3］噫：《说文解字》云："饱食息也"，即嗳气。噫本属脾胃病，而此为心病者，如《素问·脉解》所说："太阴所谓上走心而为噫者，阴盛而上走于阳明，阳明络属心，故曰上走心为噫也。"

［4］肝为语：姚止庵注："语者，所以畅中之郁也。肝喜畅而恶郁，故为语以宣畅气机之郁。"语，多言也。

［5］脾为吞：张志聪注："脾为胃行其津液，脾气病而不能灌溉于四脏，则津液反溢于脾窍之口，故为吞咽之证。"

［6］欠：呵欠。张琦注："阳未静而阴引之，则为欠，故阳衰者多欠。"

［7］为嚏：喷嚏，《灵枢·九针论》及《黄帝内经太素》无此二字。

［8］胃为气逆、为哕：张琦注："胃以下行为顺，不和则上逆，凡呕吐之属是也。哕为呃逆，有胃寒气逆者，有胃热上冲者，有胃绝败呃者，大约声高而长为实，轻微为虚，病甚者其声哕也。"

［9］为恐：恐惧，《灵枢·九针论》及《黄帝内经太素》无此二字。

［10］下焦溢为水：张介宾注："下焦为分注之所，气不化则津液不行，故溢于肌肉而为水。"

［11］膀胱不利为癃，不约为遗溺：吴崑注："膀胱为水注之腑，若邪实，膀胱不得通利，则谓之癃。若下焦气弱，不能约束膀胱以固津液，则为遗尿。"

［12］胆为怒：张琦注："胆性刚决，怒属肝而系胆者，肝胆同气也。"

［13］五精所并：马莳注："此言五脏既虚，故精气并之，则志不能禁也。"

［14］并于肝则忧：马莳注："肝虚而余脏精气并之，则善忧。夫《阴阳应象大论》曰'怒'而兹曰'忧'者，以肺气得以乘之也。"

［15］并于脾则畏：张介宾注："气并于脾，则脾实乘肾，故为畏。"畏，恐惧也。

［16］虚而相并者也：沈祖绵《读素问臆断》谓此句为注窜入正文，可参。

［17］恶：憎厌的意思。

［18］五藏化液：张志聪注："水谷入口，其味有五，津液各走其道，五脏受水谷之津淖注于外窍，而化为五液。"

［19］五味所禁：张志聪注："阴之所生，本在五味，阴之五宫，伤在五味，故禁多食。"

［20］辛走气，气病无多食辛：吴崑注："辛阳也，气亦阳也，同气相求，故辛走气，辛主发散，气弱者食之，故气益虚耗矣，故在所禁。"

［21］咸走血，血病无多食咸：《灵枢·五味》曰："血与咸相得则凝"，故血病禁食咸。

［22］苦走骨，骨病无多食苦：吴崑注："苦，阴也，骨亦阴也，气同则入，故苦走骨。骨得苦则阴益甚，骨重而难举矣。"

［23］甘走肉，肉病无多食甘：甘味入脾而走肉，易壅滞中焦之气，凡湿浊内盛，肌肉肿胀之病，禁食甘味。

［24］酸走筋，筋病无多食酸：酸入肝而走筋，酸主收敛，故筋病不宜多食酸。

［25］五病所发：马莳注："此言五脏之病，各有所发也。"

［26］五邪所乱：即五脏之气为邪气扰乱。

［27］瘖：指发音不扬或发音不出。

[28] 五邪所见：马莳注："此言五脏之邪，有所见之脉也。"

[29] 名曰阴出之阳，病善怒，不治：《新校正》云："文义不伦，必是古文错简也"。张琦注云："名曰十一字衍文"可从。

[30] 五劳所伤：泛指各种过度劳作对五脏之气的损害。

[31] 久视伤血：姚止庵注："目得血而能视，视久则目力竭而血伤。"

[32] 久卧伤气，久坐伤肉：张介宾注："久卧则阳气不伸，故伤气。久坐则血脉滞于四体，故伤肉。"

[33] 久立伤骨，久行伤筋：张志聪注："久立则伤腰肾膝胫，故伤骨。行走罢极，则伤筋。"

[34] 五脉应象：象，指脉象。张志聪注："五脏之脉，以应四时五行之象。"

[35] 代：代脉其义不一，有谓歇止者，有谓大小相间者，有谓四时更代者，皆谓之代，可参。

素问·金匮真言论（节选）

【题解】

"金匮"，古帝王藏书之所。"真言"，至真至要的言论。由于本篇是重点阐发"四时五脏阴阳"理论的重要篇章，须藏之于金匮，故篇名为"金匮真言论"。正如高世栻所说："然此真言者，非其人勿教，非其人勿授，藏之心意，不可轻泄，犹以此言，藏之金匮者然，故曰'金匮真言'也。"本篇论述了四时气候与五脏的关系及四时气候所致的病变，阐发了天之阴阳与人体脏腑组织的阴阳属性，进一步阐明了人之五脏应五行，合五方、五音、五味等五脏与四时各有收受的理论。

（一）

【原文】

东风生于春，病在肝，俞在颈项[1]；南风生于夏，病在心，俞在胸胁[2]；西风生于秋，病在肺，俞在肩背[3]；北风生于冬，病在肾，俞在腰股[4]；中央为土，病在脾，俞在脊[5]。故春气者，病在头[6]；夏气者，病在脏[7]；秋气者，病在肩背[8]；冬气者，病在四支[9]。

故春善病鼽衄[10]，仲夏善病胸胁[11]，长夏善病洞泄寒中[12]，秋善病风疟[13]，冬善病痹厥[14]。故冬不按蹻[15]，春不鼽衄，春[16]不病颈项，仲夏不病胸胁，长夏不病洞泄寒中，秋不病风疟，冬不病痹厥、飧泄，而汗出也[17]。夫精者，身之本也，故藏于精者，春不病温[18]；夏暑汗不出者，秋成风疟。此平人脉法也[19]。

【注释】

[1] 俞在颈项：俞，通"输"、"腧"，即腧穴。腧穴是经气输注之处，亦是邪气入侵的门户。张介宾注："春气发荣于上，故俞应颈项"。张琦注："肝胆之经，颈项皆无俞穴，下言春病在头，颈项即头之变文。"

[2] 俞在胸胁：张介宾注："火气应于心，心脉循胸出胁，而南方之气主于前，故俞在胸胁。"

[3] 俞在肩背：张介宾注："肺居上焦，近肩背，故俞应焉。"

[4] 俞在腰股：张介宾注："腰为肾之府，与股接近，故俞应焉。"

[5] 俞在脊：张介宾注："脊居体中，故应土也。"

[6] 春气者，病在头：王冰注："春气谓肝也，各随其藏气之所应。"

[7] 夏气者，病在脏：脏，指心脏。张介宾注："在藏言心，心通夏气，为诸脏之主也。"

[8] 秋气者，病在肩背：王冰注："肺之应也"。

[9] 冬气者，病在四支："支"，即肢。马莳注："上文言腰股，而此言四肢者，以四肢为末，如木之枝得寒而凋，故不但腰股为病，而且四肢亦受病也。"

[10] 鼽衄："鼽"，鼻塞流涕；"衄"，鼻出血。吴崑注："亦阳气上升之故。"

［11］仲夏善病胸胁：农历五月为夏季之中，称为仲夏。夏气者病在心脏，心之脉循胸胁，故仲夏善病胸胁。

［12］长夏善病洞泄寒中：洞泄，即泄泻无度。寒中，即内寒。中央为土，病在脾，脾主运化，脾阳衰微，故长夏善病洞泄寒中。

［13］秋善病风疟：风疟，疟疾病的一种。夏宜疏泄，逆之则汗不出，则暑邪内伏，遇秋风凄切，金寒火热相战成为疟。

［14］冬善病痹厥：痹厥，指关节痹痛、手足麻木、逆冷等症。张志聪注："四肢为诸阳之本，冬时阳气下藏，经气外虚，风入于经，故手足痹厥也。"

［15］按蹻：即按摩、气功、健身操等养生方法。王冰注："按，谓按摩。蹻，谓如蹻捷者之举动手足，是所谓导引也。"

［16］春：吴崑删。

［17］飧泄，而汗出也：《新校正》云："详'飧泄而汗出也'六字，上文疑剩"。

［18］藏于精者，春不病温：张介宾注："人身之精真阴也，为元气之本。耗精则阴虚，阴虚则阳邪冒犯，故善温病。此正谓冬不按蹻，则精气伏藏，阳不妄生，则春无温病，又何虑乎鼽衄颈项等病哉！"

［19］此平人脉法也：脉法，这里统指诊法而言。《新校正》认为："详此下（指夏暑汗不出以下三句）义与上文不接。"张琦亦说："此三句他经脱文"。

（二）

【原文】

故曰：阴中有阴，阳中有阳。平旦至日中，天之阳，阳中之阳也；日中至黄昏，天之阳，阳中之阴也；合夜[1]至鸡鸣[2]，天之阴，阴中之阴也，鸡鸣至平旦，天之阴，阴中之阳也，故人亦应之。夫言人之阴阳，则外为阳，内为阴。言人身之阴阳，则背为阳，腹为阴。言人身之脏腑中阴阳，则脏者为阴，腑者为阳。肝、心、脾、肺、肾，五脏皆为阴，胆、胃、大肠、小肠、膀胱、三焦，六腑皆为阳。

所以欲知阴中之阴，阳中之阳者，何也？为冬病在阴，夏病在阳[3]，春病在阴，秋病在阳[4]，皆视其所在，为施针石也。故背为阳，阳中之阳，心也[5]；背为阳，阳中之阴，肺也[6]；腹为阴，阴中之阴，肾也[7]，阴中之阳，肝也[8]；腹为阴，阴中之至阴，脾也[9]。此皆阴阳表里，内外雌雄，相输应[10]也。故以应天之阴阳也[11]。

【注释】

［1］合夜：日暮而合于夜也，即黄昏也。

［2］鸡鸣：指夜半。

［3］冬病在阴，夏病在阳：张志聪注："冬病在肾，肾为阴中之阴，故冬病在阴，夏病在心，心为阳中之阳，故夏病在阳。"

［4］春病在阴，秋病在阳：张志聪注："春病在肝，肝为阴中之阳，故春病在阴。秋病在肺，肺为阳中之阴，故秋病在阳。"

［5］阳中之阳，心也：王冰注："心为阳脏，位处上焦，以阳居阳，故为阳中之阳也。"

［6］阳中之阴，肺也：王冰注："肺为阴脏，位处上焦，以阴居阳，故谓阳中之阴。"

［7］阴中之阴，肾也：王冰注："肾为阴脏，位处下焦，以阴居阴，故谓阴中之阴。"

［8］阴中之阳，肝也：吴崑注："肝属木，位处下焦，以阳居阴，故为阴中之阳。"

［9］阴中之至阴，脾也：王冰注："脾为阴脏，位处中焦，以太阴居阴，故为阴中之至阴也。"

［10］雌雄，相输应：雌雄，指脏腑的属性；相输应，相互接受的意思。

［11］应天之阴阳也：张志聪注："盖脏腑之经脉，互相联络，表里内外，循环无端，与天之昼夜四时，出入相应，故以应天之阴阳也。"

（三）

【原文】

帝曰：五脏应四时，各有收受[1]乎？岐伯曰：有。东方青色，入通于肝，开窍于目，藏精于肝，其病发惊骇，其味酸，其类草木[2]，其畜鸡[3]，其谷麦[4]，其应四时，上为岁星[5]，是以春气在头也，其音角[6]，其数八[7]，是以知病之在筋也，其臭臊[8]。

南方赤色，入通于心，开窍于耳[9]，藏精于心，故病在五脏[10]，其味苦，其类火，其蓄羊，其谷黍，其应四时，上为荧惑星。是以知病之在脉也。其音徵。其数七。其臭焦。

中央黄色，入通于脾，开窍于口，藏精于脾，故病在舌本，其味甘，其类土，其畜牛，其谷稷，其应四时，上为镇星，是以知病之在肉也，其音宫，其数五，其臭香。

西方白色，入通于肺，开窍于鼻，藏精于肺，故病在背，其味辛，其类金，其畜马，其谷稻，其应四时，上为太白星，是以知病之在皮毛也，其音商，其数九，其臭腥。

北方黑色，入通于肾，开窍于二阴，藏精于肾，故病在谿[11]，其味咸，其类水，其畜彘[12]，其谷豆，其应四时，上为辰星，是以知病之在骨也，其音羽，其数六，其臭腐。

故善为脉[13]者，谨察五脏六腑，一逆一从，阴阳表里，雌雄之纪，藏之心意，合心于精[14]，非其人勿教，非其真勿授，是谓得道也。

【注释】

［1］收受：即通应的意思。张介宾注："收受者，言同气相求，各有所归也。"

［2］其类草木：类，比类也。马莳注："肝性柔而能曲直，故其类为草木。"

［3］其畜鸡：鸡，下文羊、牛、马、彘（猪），谓之五畜。张介宾注："《易》曰巽为鸡，东方木畜也。"鸡味辛，辛味走通发散，有助于肝气疏泄，肝以散为补，其畜为鸡。

［4］其谷麦：麦，下文黍、稷（稷俗称小米，粳者为黍）、稻、豆，共称为五谷。张志聪注："麦为五谷之长，故东方应之。"

［5］上为岁星：岁星，即木星，与下文荧惑星、镇星、太白星、辰星，合称五星。《五行大义》云："岁星，木之精，其位东方，主春，以其主岁，故名岁星"。

［6］其音角：角，与下文徵、宫、商、羽，合称五音。《礼记·月令》曰："孟春之月，其音角"。王冰注："角谓木音，调而直也"，"徵谓火音，和而美也"，"商为金音，轻而劲也"，"羽为水音，沉而深也"。古代的五音分别归属五行五脏，主要在于说明不同的音调，对于人体不同脏腑器官（包括情志）有着直接关系。

［7］其数八：八，与下文七、五、九、六，为五行之成数。《易·系辞》郑注云："天一生水于北，地二生火于南，天三生木于东，地四生金于西，天五生土于中。阳无偶，阴无配，未得相成。地六成水于北，与天一并；天七成火于南，与地二并；地八成木于东，与天三并；天九成金于西，与地四并；地十成土于中，与天五并。"

［8］臊：《新校正》云："详臊，《月令》作膻"，马莳注："膻与臊同"。与下文焦、香、腥、腐，合称五臭，亦称五气。王冰注："凡气因木变，则为臊"；"凡气因火变，则为焦"；"凡气因土变，则为香"；"凡气因金变，则为腥膻之气"；"凡气因水变，则为腐朽之气"。

［9］开窍于耳：王冰注："舌为心之官，当言于舌，舌用非窍，故云耳也。《缪刺论》曰：手太阴之络，会于耳中，义取此也。"

［10］故病在五脏：张介宾注云："心为五脏之君主，心病则五脏应之。"

［11］故病在谿：张志聪注："谿乃小分之肉，连于筋骨之间，是肾主骨，谿乃骨气所生之分肉也。"

［12］其畜彘：杨雄《方言》说："猪，北燕朝鲜之间谓之豭，关东而或谓之彘。"《易经》曰："坎为豕"。彘，即猪。

［13］善为脉者：脉，义同诊。马莳注：“此接上文而言，善脉者之必察脏腑之逆从及阴阳表里，雌雄相应之化。”

［14］精：即经纬深妙。高世栻注：“藏之心意，谓其理至微，难以语人也。合心于精，谓之心意，合心而归于精密也。”

素问·阴阳离合论（节选）

【题解】

本篇分别论述了三阴三阳六经虽然循行部位及其功能各不相同（即“离”），但六经彼此紧密联系，密切配合，共同支撑经脉系统的整体机能（即“合”），正如张介宾所注；“分而言之谓之离，阴阳各有其经也；并而言之谓之合，表里同归一气也”，故名“阴阳离合论”。主要内容包括：天地阴阳与人体经脉的三阴三阳关系，阴阳的广泛性和可分性，三阴三阳六经的离合关系及开、阖、枢，三阴三阳六经相互协调而“不得相失”。

【原文】

岐伯对曰：阴阳者，数[1]之可十，推[2]之可百，数之可千，推之可万，万之大，不可胜数，然其要一也[3]。天覆地载[4]，万物方生，未出地者，命曰阴处[5]，名曰阴中之阴[6]；则出地者[7]，命曰阴中之阳[8]。阳予之正，阴为之主[9]，故生因春，长因夏，收因秋，藏因冬，失常则天地四塞[10]。阴阳之变，其在人者，亦数之可数[11]。

【注释】

［1］数（shǔ）：考察；审；辨。《字汇·支部》：“数，辨也。”

［2］推：推演；寻求。《字汇·手部》：“推，寻绎也。”

［3］其要一也：言天地万事万物是千变万化、复杂纷繁的，但共同遵循的基本规律只有一个，即阴阳的对立统一法则。故姚止庵曰：“合而不离，则阴阳之气闭；离而不合，则阴阳之理乖；有离有合，千变万化，其至道之宗乎。”

［4］天覆地载：“覆”作“盖”解，“载”作“成”解。万物在天之下，地之上，所以说“天覆地载”。

［5］阴处：有潜伏于地下的意思。杨上善说：“人之于物，未生以前，含在阴中，未出地也。”

［6］阴中之阴：杨上善说：“未生为阴，在阴之中，故为阴中之阴。”

［7］则出地者：俞樾说：“则当为财”。《荀子·劝学》注：“则当为财，与才同。‘财出地，与上未出地’相对。”

［8］阴中之阳：万物出地为阳，根在地下为阴，故为阴中之阳。杨上善说：“所生已生曰阳，初生未离于地，故曰阴中之阳。”王冰注：“形动出者，是则为阳，以阳居阴，故曰阴中之阳。”

［9］阳予之正，阴为之主：万物的生长依赖阴阳二气，阳气主发生，阴气主成形。王冰注：“阳施正气，万物方生；阴为主持，群形乃立。”

［10］失常则天地四塞：失常：谓失去常道。天地四塞：谓天地间生长化收藏的变化停止。张介宾注：“四塞者，阴阳否膈，不相通也。”

［11］数之可数：王冰注：“天地阴阳虽不可胜数，在于人形之用者，则数可知之。”

本章课件

第三章　藏　　象

藏象是中医理论的重要组成，它蕴藏着中医理论独特的世界观和方法论，藏象学说的形成是中医认识论发展的体现。藏象包括人体器官的基本结构（形质）、经络系统及维系脏腑功能的各种物质，这些物质我们都可以把它称作“气”，而脏腑功能的联系、沟通与协调都是通过气的运行实现的。

脏腑经脉形体官窍的形态结构是指《内经》的解剖学，在这些结构和功能系统中，以五脏为中心，并逐层联系诸腑、经脉、形体、官窍等，于是形成了五脏（肝、心、脾、肺、肾）系统，各系统有各自的生理功能和特点。这五个系统都与自然界天地阴阳（四时）相联系，同时它们之间又互相联系，从结构、功能上相互影响、协调和配合，这就是人体藏象系统构成及功能的生理本质。

《内经》藏象理论的内容包括：形质藏象、系统功能藏象、神藏象、气藏象和应时藏象等。《内经》专论藏象的主要篇章有：《素问·灵兰秘典论》、《素问·六节藏象论》、《素问·五藏生成论》、《素问·五藏别论》、《素问·经脉别论》、《素问·太阴阳明论》、《素问·解精微论》、《灵枢·经脉》、《灵枢·本神》、《灵枢·骨度》、《灵枢·五十营》、《灵枢·营气》、《灵枢·脉度》、《灵枢·营卫生会》、《灵枢·决气》、《灵枢·肠胃》、《灵枢·平人绝谷》、《灵枢·海论》、《灵枢·五癃津液别》、《灵枢·本藏》、《灵枢·天年》、《灵枢·阴阳二十五人》、《灵枢·邪客》、《灵枢·通天》、《灵枢·卫气行》、《灵枢·大惑论》等。

素问·灵兰秘典论

【题解】

灵兰，灵台兰室，是古代藏书之所。秘典，即秘藏之典籍。本篇论述了人身十二脏腑的功能，说明各脏腑之间的相互联系，指出“心”是五脏六腑的主宰，并阐述了各个脏腑不同的生理功能。

【原文】

黄帝问曰：愿闻十二藏[1]之相使[2]，贵贱[3]何如？岐伯对曰：悉[4]乎哉问也，请遂言[5]之：心者，君主之官也，神明出焉。肺者，相傅之官，治节出焉。肝者，将军之官，谋虑出焉。胆者，中正之官，决断出焉。膻中者，臣使之官，喜乐出焉。脾胃者，仓廪之官，五味出焉。大肠者，传道之官，变化出焉。小肠者，受盛之官，化物出焉。肾者，作强之官，伎巧出焉。三焦者，决渎之官，水道出焉。膀胱者，州都[6]之官，津液藏焉，气化则能出矣。凡此十二官者，不得相失也，故主明则下安。以此养生则寿，殁世不殆[7]，以为天下则大昌。主不明则十二官危，使道闭塞而不通，形乃大伤。以此养生则殃，以为天下者，其宗大危[8]，戒之戒之！

【注释】

[1] 十二藏：张介宾注：“脏，藏也。六脏六腑，总为十二，分言之则阳为腑，阴为脏；合言

之，则皆可称脏。”

［2］相使：即相互使用之意。

［3］贵贱：即主从、轻重的意思。

［4］悉：详尽也。

［5］遂言：遂，尽也，遍也。遂言，即全面叙述之意。

［6］州都：州，通“洲”。《说文解字》云：“本作州，后人加水以别州县字。”《尔雅·释水》云：“水中可居曰洲，小洲曰都。”都，或作“渚”，古通用，并为蓄水之地。

［7］殁世不殆：殁世，犹言终身也。殆，《说文解字》云：“危也”。

［8］其宗大危：宗，指宗庙社稷。其宗大危，犹言统治地位有倾覆之危险。

【原文】

至道在微，变化无穷，孰知其原！窘乎哉[1]！消者瞿瞿[2]，孰知其要！闵闵之当[3]，孰者为良！恍惚[4]之数，生于毫厘[5]，毫厘之数，起于度量，千之万之，可以益大，推之大之，其形乃制[6]。黄帝曰：善哉！余闻精光之道[7]，大圣之业，而宣明大道，非斋戒[8]择吉日，不敢受也。黄帝乃择吉日良兆，而藏灵兰之室，以传保[9]焉。

【注释】

［1］窘乎哉：窘（jiǒng，音炯），困难的意思。吴崑注：“窘，穷也。乎哉，叹辞。”

［2］消者瞿瞿：瞿瞿，惊顾貌。张介宾注：“谓十二官相失则精神日消，瞿瞿然莫审其故。”

［3］闵闵之当：闵闵，忧愁貌。高世栻注：“当，切当也。深忧道之切当，而仍不知孰者之为良也。”

［4］恍惚：王冰注：“恍惚者，谓似有似无也。”张介宾注：“恍惚者，无形之始。”

［5］生于毫厘：喜多村直宽引《贾谊新书》云：“数度之始，始于微细；有形之物，莫细于毫。故立一毫以为度始，十毫为发，十发为厘，十厘为分。”

［6］推之大之，其形乃制：张介宾注：“积而不已，而形制益多矣。喻言大必由于小，著必始于微。”

［7］精光之道：张志聪注：“精，纯粹也。光，光明也。精光之道，言道之精纯光明。”

［8］斋戒：张介宾注：“洗心曰斋，远欲曰戒。”

［9］传保：高世栻注：“以传后世，而保守弗失焉。”

【经文分析】

本篇运用类比方法，用古代的职官比拟人体脏腑功能，论述了十二脏腑的主要生理功能及相互关系。

1. 十二脏的生理功能 心：君主之官。心主血脉，在十二脏腑中居主宰、领导地位，主持精神意识思维活动。

肺：相傅之官，治节出焉。“相傅”是协助“君主”治理国事的职官，反映了肺有协助心的职能。一方面，由于心肺同居膈上，心主血而肺主气，血行有赖于气，说明气与血的密切关系；另一方面，肺为诸脏华盖，是百脉所朝会，因此，肺通过其气机活动能够对全身脏腑组织起到调节作用。

肝：将军之官，主谋虑。肝藏血、血舍魂，性刚强，主升发、条达。肝气条达则升发正常，精神焕发，处理事物能够深谋远虑，故类比于将军之官。

胆：中正之官，主决断。“中正”是正确判断之意，胆气足才能敢于决断。肝主谋虑，但非胆不能断，胆气壮则决断准确，处事得体，不偏不倚，故谓之为“中正之官”。

膻中：臣使之官。“膻中”指心包络而言，其位近心脏，是心的外围组织，有保护心脏、代心受邪的作用，亦有代心宣达情志的功能，故谓其为“臣使之官，喜乐出焉”。

脾胃：仓廪之官。“仓廪之官”是专管粮食的职司，这一职能把脾脏和胃腑合在一起，因为脾胃互为表里，胃主受纳腐熟，脾主运化输布，脾升胃降，共同完成饮食物的消化和水谷精微的输布，供应全身之营养，故称其为“仓廪之官，五味出焉”。

大肠：传导之官。大肠能将食物残渣变化为粪便，并传出体外，故称为传导之官。

小肠：受盛之官。小肠接受经胃初步消化的饮食物，并进一步消化，化为精微被人体吸收；食物残渣则下输大肠。

肾：作强之官。“作强”指动作轻捷灵活，强于作用。“技巧”指精巧多能。肾藏精，主骨生髓，肾气充盛则骨髓得养，运动轻捷有力，动作精巧。肾为作强之官，可理解为肾对人体发育、生殖、智力等方面功能的概括。

三焦：决渎之官。“决渎”即疏通沟渠。三焦是最大一个腑，位于诸脏腑的外围，三焦是水液运行的道路；有疏通水道、运行水液的功能。全身的水液代谢，必须以三焦为通道，才能正常升降出入。

膀胱：州都之官。“州都”是指水液会聚之处。“津液”在此处是指尿液而言。“气化”是阳气对水液的蒸化作用。津液经肺的宣发输布、三焦的通调，布达全身之后，下归于膀胱，由于膀胱是体内水液归藏之处，故类比其为州都之官。藏于膀胱中之水液，经肾气化后，多余的浊液即化为尿液排出体外，故谓“气化则能出矣”。

2. 心为君主的重要地位 心主神明，人的健康与否，与心的功能密切相关。若心的功能失常，人体脏腑之间的“相使”关系遭到破坏，就会出现神志和气血失常，以致全身功能失调而发病，影响人体健康。

3. 十二官当相使 十二脏腑虽然各有功能，各具职司，但必须在心主的统率下各司其职而互相配合协调，整体机能才正常。“凡此十二官者，不得相失也”，强调了十二脏腑之间沟通协调的重要性，从藏象学说的角度突出了中医的整体观念。

思考题

（1）如何理解心神在人体生命活动中的重要作用？

（2）“十二官不得相失”、“主明则下安”的观点说明什么问题？

素问·六节藏象论

【题解】

古人以“天干甲子”记天度，甲子一周六十日，称为一节，六节而为一年。“藏”指藏于体内的脏器，“象”为见于体表之形征；脏居于内，象见于外，故曰藏象。本篇首论天度，继论藏象，以明人与自然天地相应之理，故篇名“六节藏象论”。篇中通过天度与藏象阐明人与天地相应之理，以表达整体的观念，前半部分概述日月运行的规律和成月成岁置闰的道理，属运气学说，最后说明天之五气、地之五味对人体的重要关系，重点论述脏腑的生理功能及其与四肢、皮肉、筋骨、血脉的关系，并和自然界、时令密切相关，提出了“凡十一脏取决于胆”的观点。

（一）

【原文】

黄帝问曰：余闻天以六六之节，以成一岁，人以九九制会[1]，计人亦有三百六十五节[2]，以为天地[3]久矣。不知其所谓也？岐伯对曰：昭[4]乎哉问也！请遂言之。夫六六之节、九九制会者，所以正天之度、气之数[5]也。天度者，所以制日月之行也；气数者，所以纪化生之用者也。天为阳，地为阴，日为阳，月为阴，行有分纪[6]，周有道理[7]。日行一度，月行十三度而有奇焉。故大小月三百六十五日而成岁，积气余而盈闰[8]矣。立端于始[9]，表正于中[10]，推余于终，而天度毕矣。

【注释】

［1］人以九九制会：制，正也。会，谓会通。九九，在人指九窍九脏。人以九九制会，言九窍

和九脏是相互联系的。

[2] 三百六十五节：节，指腧穴而言。《灵枢·九针十二原》云："节之交，三百六十五会"，又云："所言节者，神气之游行出入也。"

[3] 以为天地：即人与天地相应之意。

[4] 昭：明也。

[5] 气之数：高世栻注："气数，二十四气之常数也。"

[6] 分纪：即天体所划分的区域和度数。

[7] 周有道理：周，指环周。道理，指轨道。周有道理，言日月的环周运行有一定的轨道。

[8] 积气余而盈闰：气，指节气。闰，谓置闰。太阴历月份以朔望月计，但与太阳历并不一致，因此，太阴历必须置闰才能保持同步。

[9] 立端于始：立，确立也。端，岁首之义。《春秋左氏传·文公》云："先王之正时也，履端于始"，注："步历者以冬至之日为岁首"。立端于始，即确立冬至节为一年节气之开始。

[10] 表正于中：表，圭表也，为古代天文仪器之一。表正于中，即以圭表测量日影的长短变形，计算日月的运度，来校正时令节气。

【经文分析】

1. 六六之节、九九制会　本篇提出天之度以六为正数，日月的运行具有六十日为一个周期的特点，六个六十日为一个大周期（三百六十五日成岁）。地之气以九为正数，地之气由天气、人气和地气组成，故三三为九。地合九之数，可分九野，人合九之数有九脏、九窍。

六六之节、九九制会是宇宙天地关系的科学概括，是中国古代的天文学知识，它概括了宇宙运动变化的某些客观规律。

2. 二十四节气和积气盈闰　根据中国古代历法，5 日为一候，3 候为一气（节气），6 气为一时（季），4 时为一年，即：5 日一候×3=1 气×6=1 时×4=1 岁。也就是说一年分四季，四季分为 24 节气（立春、雨水、惊蛰、春分、清明、谷雨、立夏、小满、芒种、夏至、小暑、大暑、立秋、处暑、白露、秋分、寒露、霜降、立冬、小雪、大雪、冬至、小寒、大寒），24 节气分 72 个气候时间段，而各从其主治，随五运相袭的变化，终期之日，周而复始。

关于"积气盈闰"，古历月份以朔望月计，每月平均 29.5 日。节气以日行十五度左右计，一年二十四节气，正合周天 365.25 度，共 365.25 日，而一年十二个朔望月共得 354 日，因此，月份常不足，节气常有余，余气积满二十九日左右，即置一闰月，才能使节气与月份归一致。

（二）

【原文】

帝曰：余已闻天度矣，愿闻气数何以合之？岐伯曰：天以六六为节，地以九九制会，天有十日[1]，日六竟而周甲，甲六复而终岁，三百六十日法也。夫自古通天者，生之本，本于阴阳，其气九州、九窍，皆通乎天气，故其生五，其气三。三而成天，三而成地，三而成人，三而三之，合则为九，九分为九野[2]，九野为九藏。故形藏四，神藏五，合为九藏以应之也。

【注释】

[1] 天有十日：天，指天干。天干，即甲、乙、丙、丁、戊、己、庚、辛、壬、癸。古以天干纪日，故曰"天有十日"。

[2] 九野：谓九州之分野。

【经文分析】

形脏、神脏：形脏四，神脏五，形脏指胃、大肠、小肠和膀胱，神脏指肝、心、脾、肺、肾。

三五之数：其生五，指天地及人类自然界的所有变化都遵循五行生克的规律；其气三，即三而成天，三而成人，三而成地。

（三）

【原文】

帝曰：余已闻六六、九九之会也，夫子言积气盈闰，愿闻何谓气？请夫子发蒙解惑焉！岐伯曰：此上帝所秘，先师传之也。帝曰：请遂闻之。岐伯曰：五日谓之候，三候谓之气，六气谓之时，四时谓之岁，而各从其主治[1]焉。五运相袭，而皆治之[2]，终朞[3]之日，周而复始，时立气布，如环无端，候亦同法[4]。故曰：不知年之所加[5]，气之盛衰，虚实之所起，不可以为工也。

【注释】

［1］各从其主治：谓四时各有当令之主气。如春木、夏火之类。故张介宾注："岁易时更，故各有所主之气，以为时之治令焉。"

［2］五运相袭，而皆治之：五运，五行之气的运行。袭，承袭。张介宾注："此承上文而言岁时气候，皆五运相承，各治其时。"

［3］朞：音姬，一周称为朞，如一周年称为朞年。

［4］候亦同法：张介宾注："不惟周岁之气为然，即五日为候，气亦迭更，故曰候亦同法。"

［5］年之所加：马莳注："即《六元正纪大论》加临之加"。年之所加，即指各年主客气加临之期。

【经文分析】

1. 二十四节气决定一年气候，但还受五运加临的影响 本篇认为二十四节气是一年气候变化（阴阳运动消长）的基本规律，但也会因为当年主客之气的加临变化等而有所变化。

2. 五运、四时的相生相克关系 五运与五行的关系是：甲己化土，乙庚化金，丙辛化水，丁壬化木，戊癸化火。四时则是：春、夏、长夏、秋和冬。

3. 医者需谙熟天文历法和运气 本篇提出"不知年之所加，气之盛衰，虚实之所起，不可以为工也"。因为天文历法、运气研究的是自然阴阳、四时气候的变化规律，而人与自然相应，藏象通于天地自然之象，所以，强调医师需要懂得天文历法等医学的基础知识。

（四）

【原文】

帝曰：五运之始，如环无端，其太过不及何如？岐伯曰：五气更立[1]，各有所胜，盛虚之变，此其常也。帝曰：平气何如？岐伯曰：无过者也。帝曰：太过不及奈何？岐伯曰：在经[2]有也。帝曰：何谓所胜？岐伯曰：春胜长夏，长夏胜冬，冬胜夏，夏胜秋，秋胜春，所谓得五行时之胜，各以气命其藏[3]。帝曰：何以知其胜？岐伯曰：求其至[4]也，皆归始春[5]，未至而至，此谓太过，则薄所不胜，而乘所胜也，命曰气淫[6]，不分邪僻内生，工不能禁；至而不至，此谓不及，则所胜妄行，而所生受病，所不胜薄之也，命曰气迫[7]。所谓求其至者，气至之时也。谨候其时，气可与期，失时反候，五治不分[8]，邪僻内生，工不能禁也。

帝曰：有不袭乎？岐伯曰：苍天之气，不得无常也，气之不袭，是谓非常，非常则变矣。帝曰：非常而变奈何？岐伯曰：变至则病，所胜则微，所不胜则甚，因而重感于邪，则死矣。故非其时则微，当其时则甚也。

【注释】

［1］五气更立：谓五运六气，更迭主时。即上文"五运相袭"、"时立气布"之义。

［2］经：本指古医经而言。

［3］各以气命其藏：命，名也。张志聪注："春木合肝，夏火合心，长夏土合脾，秋金合肺，冬水合肾，各以四时五行之气，以名其脏焉。"

［4］至：张介宾注："至，气至也。如春则暖气至，夏则热气至是也。"

［5］始春：王冰注："谓立春之日也。"

[6] 气淫：王冰注："此皆五脏之气，内相淫并为疾，命曰气淫也"，"'不分邪僻内生，工不能禁'此上十字，文义不伦，应古人错简"。

[7] 气迫：张志聪注："为主气不及，而所胜所不胜之气，交相逼迫也。"

[8] 失时反候，五治不分：失，谓失误。反，为违背。五治，即五运主治之气。全文意谓历法不正，四时失误，气候颠倒，则五运之盛衰无法分别。

【经文分析】

1. 五运太过、不及 当五运太过，称为未至而至，则迫所不胜，而乘所胜；当五运不及时，称为至而不至，则所胜妄行，而所生受病，所不胜迫之。因此，把握五运太过、不及的意义在于：谨候其时，气可与期，失时反候，五治不分，则邪僻内生。

2. 五运相袭 五运相袭是苍天之气的运动变化规律，不相袭则变至为病，因而出现所胜则微，非其时则微，所不胜则甚，当其时则甚的异常气候变化。五运不袭，既包括五运的太过、不及所导致的生克失调，也包括五运与六气的相互关系，即所谓客主加临等气候异常的表现。

（五）

【原文】

帝曰：善，余闻气合而有形，因变以正名[1]，天地之运，阴阳之化，其于万物，孰少孰多，可得闻乎？岐伯曰：悉哉问也！天至广不可度，地至大不可量，大神灵问[2]，请陈其方。草生五色，五色之变，不可胜视，草生五味，五味之美，不可胜极，嗜欲不同，各有所通[3]，天食人以五气[4]，地食人以五味，五气入鼻，藏于心肺，上使五色修明，音声能彰；五味入口，藏于肠胃，味有所藏，以养五气，气和而生，津液相成，神乃自生。

【注释】

[1] 因变以正名：变，变化。正名，辨定其名称。吴崑注："气合而有形，谓阴阳二气交合，而生万物之有形者也。因变以正名，谓万物化生，各一其形，则各正其名而命之也。"

[2] 大神灵问：神灵，微妙难穷之意。大神灵问言黄帝所提的问题。

[3] 嗜欲不同，各有所通：谓五脏对五色五味的嗜欲各有不同，五色五味对五脏各有所通。如色青味酸入通于肝，色赤味苦入通于心，色黄味甘入通于脾，色白味辛入通于肺，色黑味咸入通于肾等。

[4] 天食人以五气：食，音义均同"饲"，以食与人也。吴崑注："五气，非徒臊、焦、香、腥、腐而已，此乃地气，非天气也。盖谓风气入肝，暑气入心，湿气入脾，燥气入肺，寒气入肾，当其不亢不害，则能养人，人在气交之中，以鼻受之而养五脏，是天食人以五气也。"

【经文分析】

本段阐述了自然界的五气和五味对人体的作用，指出其能使人体脏气充沛、神气健旺。自然界以五气供应人体呼吸，自鼻吸入后，不仅藏于肺，而且藏于心，此种说法类似于现代医学所述的氧气在肺部进行气体交换后，随血液进入心脏的功能，肺主气、主音，肺气充足则声音洪亮；心主血，其华在面，心血充足则面色红润明亮。自然界以五味（酸、苦、甘、辛、咸，泛指一切食物，是营养机体的物质来源）供给人体食用，通过脾胃的腐熟、运化功能而化生精微，滋养五脏，五脏之气调和，则营血、津液充盈，各脏腑功能正常，精神健旺。人体通过呼吸大气和摄取饮食物与自然界建立了密不可分的关系。

（六）

【原文】

帝曰：藏象何如？岐伯曰：心者，生之本[1]，神之变[2]也；其华在面，其充在血脉，为阳中之太阳，通于夏气。肺者，气之本，魄之处也；其华在毛，其充在皮，为阳中之太阴，通于秋气[3]。肾者，主蛰，封藏之本，精之处也；其华在发，其充在骨，为阴中之少阴，通于冬气[4]。肝者，罢极之本，魂之居也；其华在爪，其充在筋，以生血气，其味酸，其色苍，此为阳中之少阳[5]，通于春气。脾、胃、大肠、小肠、三焦、膀胱者，仓廪之本，营之居也。名曰器[6]，能化糟粕，转味而入出者也；其华在唇四白[7]，其充在肌，其味甘，其色黄，此至阴之类，通于土气。凡十一藏，取决于胆也[8]。

【注释】

［1］生之本：生谓生命，本谓根本。高世栻注："心为身之主，故为生之本。"

［2］神之变：吴崑注："变谓宰其变也"。林亿注："详神之变，全元起本并《太素》作'神之处'"。下文云"魄之处"、"精之处"、"魂之居"、"营之居"，则作"处"为是。处，即居处之义。

［3］阳中之太阴，通于秋气：肺气旺于秋，林亿注："按太阴，《甲乙经》并《太素》作'少阴'，当作少阴。肺在十二经虽为太阴，然在阳分之中，当为少阴也。"《灵枢·阴阳系日月》"太"亦作"少"。

［4］阴中之少阴，通于冬气：林亿注："按全元起本并《甲乙》、《太素》'少阴'作'太阴'，当作太阴。肾在十二经为少阴，然在阴分之中，当为太阴。"

［5］阳中之少阳：林亿注："按全元起本并《甲乙》、《太素》作'阴中之少阳'，当作阴中之少阳。"

［6］器：吴崑注："盛贮水谷，犹夫器物，故名曰器。"

［7］四白：口也。

［8］凡十一脏，取决于胆：王冰注："胆者，中正刚断无偏私，故十一脏取决于胆也。"

【经文分析】

1."藏象"的含义

藏：居于体内的脏腑；象：脏腑反映于外的征象及脏腑自身的实质形象。张介宾注："象，形象也。藏居于内，形见于外，故曰藏象。"故"藏象"的含义，既指藏于人体内的各脏腑组织器官，又指其显现于外所表现出的生理、病理征象，还包括了其与自然界通应的现象。"藏象"是中医认识人体生理活动的独特方法，是中医独特的生理学说。

2. 五藏的主要生理功能

（1）"心者，生之本，神之变也"：心是生命活动的根本，为藏神之所。这是因为心具有主血脉，主藏神的功能。即"心者，君主之官也，神明出焉"。

（2）"肺者，气之本，魄之处也"：肺为气的根本，是藏魄之处。肺主气而司呼吸，肺既主呼吸之气吸清吐浊，又主一身之气的生成输布，故肺为气之根本。肺为藏魄之处，魄，主要指形体的感觉和本能动作而言。故曰"附形谓之魄"。形，形体，由精而成，精由气而化，形由气而生，故魄以气为基础。肺为气之本，所以也是藏魄之处。

（3）"肾者，主蛰，封藏之本，精之处也"：肾为人体摄纳、封藏功能的根本，是藏精之处。精有先天之精和后天之精。先天之精禀受于父母，藏于肾；后天之精，为饮食水谷所化生，亦藏于肾。由于肾是全身精气归藏之所，故为"精之处"。精为肾之本，只宜封藏，不宜耗泄，是生长发育、繁衍后代的资源，故称之为"封藏之本"。

（4）"肝者，罢极之本，魂之居也"：肝是耐受疲劳的根本，为藏魂之所。肝藏血，血养筋，筋连属关节而主司运动，肝血充盈，筋膜濡润，运动灵活，能够耐受疲劳，所以说肝为罢极之本。肝为藏魂之处，魂是在神的支配下的无意识的精神活动或动作，以肝血为物质基础，肝血充盈，则魂有所舍、夜寐安和。

（5）"脾、胃、大肠、小肠、三焦、膀胱者，仓廪之本，营之居也"：上述脏腑均与饮食物的受纳、贮藏、消化吸收、传导排泄有关。饮食物被摄入后，必须经过胃的受纳腐熟、脾的运化输布、小肠的分清别浊、大肠的传导变化、三焦的气化作用、膀胱贮藏与排泄等，分工协作，共同完成对饮食物消化吸收排泄的全过程。既能受纳腐熟水谷，又是化生精微（营气）之处，所以称之为"仓廪之本，营之居也。”

3. 五脏与体表五华、五体（五充）的通应关系 五脏与五华、五体、五味、四时的通应关系（表 3-1）如下。

表 3-1 五脏与五华、五体、四时通应

五脏	身之本	居/处	五华	五体	五味	五色	阴阳属性	四时
心	生（命）	神	面	血脉	苦	赤	阳中之太阳	夏气
肺	气	魄	毛	皮	辛	白	阳中之少阴	秋气
肾	封藏	精	发	骨	咸	黑	阴中之太阴	冬气
肝	罢极	魂	爪	筋	酸	苍	阴中之少阳	春气
脾	仓廪	营	唇四白	肌	甘	黄	阴中之至阴	长夏（土）

意义：①诊法上由五体、五华可诊断内脏的病变；②调治五脏以治疗五体、五华病变；③五脏应时藏象理论，它不是将脏腑孤立于形体，更提出脏应四时，实现了人体与自然沟通交流的通路，体现了“五脏四时阴阳”整体观。

4.“凡十一藏取决于胆也” “凡十一脏取决于胆”是本篇所提出的独特理论。历代解释不一。有文献认为此句为衍文，也有认为“十一”为“土”字之误，不确。李东垣认为“胆者少阳春升之气，春气升则万化安。故胆气春升，则余脏从之，所以十一脏皆取决于胆”。张介宾则提出“足少阳为半表半里之经，亦曰中正之官，又曰奇恒之腑，所以能通达阴阳，而十一脏皆取决乎此也”。

（七）

【原文】

故人迎一盛病在少阳，二盛病在太阳，三盛病在阳明，四盛以上为格阳[1]。寸口一盛病在厥阴，二盛病在少阴，三盛病在太阴，四盛以上为关阴[2]。人迎与寸口俱盛四倍以上者为关格。关格之脉赢[3]，不能极于天地之精气，则死矣。

【注释】

[1] 格阳：谓气血盈溢于三阳，与三阴格拒、不相交通。

[2] 关阴：谓气血盈溢于三阴，与三阳隔绝、不相交通。

[3] 关格之脉赢：赢，通“盈”，有余之谓，全句谓关格之脉极度充盛也。

【经文分析】

本篇以脉象讨论脏腑三阴三阳之六气。从人迎寸口之脉象的异常亢盛，指出疾病所发生的经脉。人迎脉属阳明经，主外候阳，人迎盛病在三阳经，盛极则格阳于外，与三阴格拒而成格阳证。寸口脉属太阴经，主内候阴，寸口盛病在三阴经，盛极则格阴于内，与三阳格拒而成格阴证。人迎寸口脉俱盛亢极，则阴阳离决、不相荣运，发生关格的危象。

思考题

（1）简述五脏的主要生理功能。

（2）五脏与五华、五体有何通应关系？这一理论有何临床意义？

素问·五藏别论

【题解】

本篇论述奇恒之腑与五脏六腑总的功能及其区别。由于本篇的论述方法和内容与“六节藏象论”、“五藏生成”等篇均有所不同，所以称作“五藏别论”。篇中主要讨论了五脏、六腑、奇恒之腑的脏腑分类法及其划分标准，同时指出了“脏”与“腑”在功能和生理特点上的不同。

（一）

【原文】

黄帝曰：余闻方士[1]，或以脑髓为藏，或以肠胃为藏，或以为府，敢问更相反[2]，皆自谓是，不知其道，愿闻其说。岐伯对曰：脑、髓、骨、脉、胆、女子胞[3]，此六者，地气之所生也，皆藏于阴而象于地，故藏而不写[4]，名曰奇恒之府[5]。夫胃、大肠、小肠、三焦、膀胱，此五者，天气之所生也。其气象天，故写而不藏。此受五藏浊气，名曰传化之府。此不能久留，输写者也，魄门[6]亦为五藏使，水谷不得久藏。

【注释】

［1］方士：具有某一方面专门技能的人士，这里引申为医师。

［2］敢问更相反：敢，自谦之辞。更（去声），再、重的意思。敢问更相反，意即我冒昧地提出疑问，他们再一次说明了相反的看法。

［3］女子胞：即子宫，又名胞宫。

［4］写：此处与“泻”通，传泻、输泻的意思。

［5］奇恒之府：高世栻注：“奇，异也。恒，常也。言异于常府也。”

［6］魄门：魄与粕，古通用。魄门，即肛门。

（二）

【原文】

所谓五藏者，藏精气而不写也，故满而不能实[1]。六府者，传化物而不藏，故实而不能满也。所以然者，水谷入口，则胃实而肠虚；食下则肠实而胃虚。故曰：实而不满，满而不实也。

【注释】

［1］满而不能实：满，指精气盈满；实，指水谷充实。满而不能实，就是说五脏可为精气所充满，而不能被有形之水谷所充实。

（三）

【原文】

帝曰：气口[1]何以独为五藏主？岐伯曰：胃者，水谷之海，六府之大源也。五味入口，藏于胃，以养五藏气，气口亦太阴也。是以五藏六府之气味，皆出于胃，变见于气口，故五气入鼻，藏于心肺，心肺有病，而鼻为之不利也[2]。

【注释】

［1］气口：指两手桡动脉的诊脉部位，又称“脉口”、“寸口”。

［2］故五气入鼻，藏于心肺，心肺有病，而鼻为之不利也：张琦云：“此与上文义不属，有遗脱者也”。五气，指自然界的清气，即《素问・六节藏象论》中“天食人以五气”。

（四）

【原文】

凡治病，必察其下，适其脉，观其志意，与其病也[1]。拘[2]于鬼神者，不可与言至德[3]；恶于针石者，不可与言至巧[4]；病不许治者，病必不治，治之无功矣。

【注释】

［1］凡治病，必察其下，适其脉，观其志意，与其病也：《太素・人迎脉口诊》云：“故曰：凡

治病者，必察其上下，适其脉候，观其志意，与其病能。”张介宾注：“适，测也”。

[2] 拘：拘执，这里是迷信的意思。

[3] 至德：至，极或最的意思。至德，这里引申为精确的医学理论。

[4] 至巧：巧，技巧、技术。至巧，这里指针石治疗的技术。

【经文分析】

本篇讨论了中医脏腑的分类依据及奇恒之腑、五脏、六腑的生理功能特点。

1. 脏腑的分类及其依据

（1）脏（五脏）：其特点是藏于阴而象于地，多为实体性脏器，藏精气神而不泻，满而不能实，属阴。

（2）腑（五腑，不包括胆，又称“传化之腑”）：其特点是其气象天（空腔性脏器），泻而不藏（受五脏浊气，传化物而不藏），实而不能满，属阳。

（3）奇恒之腑（脑、髓、骨、脉、胆、女子胞）：其特点主要有以下 3 点。①外形似腑——多为空腔性脏器（非绝对）；②功能似脏——藏于阴而象于地，藏而不泻（藏精气但不藏神）；③多数无表里配合、经脉络属关系（原文未言及，胆除外）。

2. 脏腑的不同生理功能特点

脏：藏（精气）而不泻，满而不能实；腑：泻（传化物）而不藏，实而不能满（表 3-2）。

表 3-2　五脏、六腑和奇恒之腑的功能特点

脏腑	属性	应象	功能	生理特点	形态
五脏	阴	地	藏精气	藏而不泻，满而不实	中满
六腑	阳	天	传化物	泻而不藏，实而不满	中空
奇恒之腑	阴	地	藏精为主，时有泻	藏而不泻，满而不实	中空

意义：五脏的生理功能特点是藏精气而不泻，人体贵在精气盈满，病机上提示脏病多虚，养生治疗上提示，必须注重保养五脏精气。六腑的生理功能特点是泻而不藏，六腑主要功能是受纳水谷，输泻水谷糟粕，不是不藏，是不得久藏，病机上提示腑病多实；治疗上六腑则“以通为用”。

3. 脏腑藏泻满实的临床意义　五藏以藏为主，藏中有泻（“此受五脏浊气”，浊气当泻）；六腑以泻为主，泻中有藏（“不得久藏”）。故五藏失藏致精气亏虚，治疗上以补虚为治；六腑失泻则水谷失其通降，治疗以泻实为治。提示病机上脏腑虚实相关，治疗上脏实泻腑，腑虚补脏。脏实则泻其腑，如痰热壅肺，可以通泻大肠；腑虚则补其脏，如膀胱气虚，应该温补肾气。

4. 魄门为五脏使　魄门，即肛门，为六腑的末端。肛门启闭功能，赖五脏之气调节，其启闭正常与否，又影响脏腑气机升降，故为五脏使。若魄门久藏不泻，则见腑气不通；门户不约，洞泄不止，则为脾肾阳虚；临床很多内科疾病也可以通过开魄门来治疗，如脑病、肾病可以灌肠治疗。

5. 气口独为五脏主　气口又称“寸口”（脉长一寸九分）、“脉口”（脉会太渊），为手太阴肺经的动脉，是“独取寸口诊脉法”的诊脉部位。寸口属手太阴肺经，肺脉起于胃中，脾胃为脏腑气血营养之源，气口亦太阴也，脾胃水谷精气变见于气口，故全身脏腑经脉气血情况及胃气的有无盛衰可反映于寸口。

6. 全面诊察　“凡治病必查其下”提示全面诊察的重要性。全面诊察（上下窍、气口、志意精神、症状、体征）是对疾病做出正确诊断的基础，也是治疗疾病的前提。此外，诊治疾病还必须取得患者的合作。

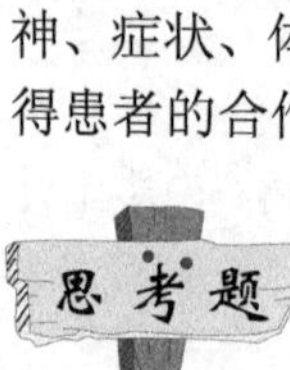

（1）脏和腑各有哪些不同的生理功能和特点？这一理论有何临床指导意义？

（2）为什么“魄门亦为五藏使”？这一理论有何临床意义？

（3）为什么“气口独为五藏主”？

素问·经脉别论（节选）

【题解】

别，另外的意思。本篇所论，皆为经脉的生理和病理，但它与《灵枢·经脉》等专论经脉的循行及各经脉生理病理的内容不同，故名“经脉别论”。本篇从惊、恐、恚、劳等因素对经脉的影响，饮食水谷消化及吸收后由经脉输布于全身的过程，以及三阴三阳经气独至的脉象、病候和针刺治疗等三方面阐明与经脉的有关问题，是对经络学说的补充阐述。

（一）

【原文】

黄帝问曰：人之居处动静勇怯，脉亦为之变乎？岐伯对曰：凡人之惊恐恚[1]劳动静，皆为变也。是以夜行则喘出于肾[2]，淫气病肺[3]；有所堕恐，喘出于肝[4]，淫气害脾[5]；有所惊恐，喘出于肺，淫气伤心[6]；度水跌仆，喘出于肾与骨[7]。当是之时，勇者气行则已，怯者则著而为病也。故曰：诊病之道，观人勇怯，骨肉皮肤，能知其情，以为诊法也。

故饮食饱甚，汗出于胃[8]；惊而夺精，汗出于心[9]；持重远行，汗出于肾[10]；疾走恐惧，汗出于肝[11]；摇体劳苦，汗出于脾[12]。故春秋冬夏，四时阴阳，生病起于过用，此为常也。

【注释】

[1] 恚：恨也，郁怒也。

[2] 夜行则喘出于肾：张志聪注：“肾属亥子，而气主闭藏，夜行则肾气外泄，故喘出于肾。”

[3] 淫气病肺：淫气即气之妄行为逆者。张介宾注：“肺肾为母子之脏，而少阴之脉上入肺中，故喘出于肾，则病苦于肺。”

[4] 有所堕恐，喘出于肝：张介宾注：“有所堕坠而恐者，伤筋损血，故喘出于肝。”

[5] 淫气害脾：王冰注：“肝木妄淫，害脾土也。”

[6] 有所惊恐，喘出于肺，淫气伤心：张介宾注：“惊恐则神气散，肺藏气，故喘出于肺，心藏神，故淫气伤之。”

[7] 度水跌仆，喘出于肾与骨：张介宾注：“水气通于肾，跌仆伤于骨，故喘出焉。”

[8] 饮食饱甚，汗出于胃：张介宾注：“饮食饱甚，则胃满而液泄，故汗出于胃。”

[9] 惊而夺精，汗出于心：因惊恐而扰乱人之精神，心神外越，故汗出于心。

[10] 持重远行，汗出于肾：王冰注：“骨劳气越，肾复过疲，故持重远行，汗出于肾也。”

[11] 疾走恐惧，汗出于肝：吴崑注：“肝主筋而藏魂，疾走而伤筋，恐惧则伤魂。肝受其伤，故汗出于肝。”

[12] 摇体劳苦，汗出于脾：张介宾注：“摇体劳苦，则肌肉四肢皆动，脾所主也，故汗出于脾。”

【经文分析】

本段讨论了惊、恐、恚、劳等过用，导致经脉失常、五脏功能紊乱而致的喘、汗等病变。论述了人体经脉血气受其居住环境、情志劳逸、体质等内外因素的影响，突出了体质与疾病发生的关系。

1. 体质与发病的关系 惊恐、恚劳、动静或饮食等是人们生活中不可避免的活动，正常情况下，它对人体没有危害，但如果超出了一定的度，或体质较弱，对刺激的反应超出了生理的耐受能力，诸多因素就会成为人体发病的外在条件，并有可能通过气机，或皮肤、经脉、气血等途径，引起脏腑功能失调，出现相应的病证。因此，本段提出“勇者气行则已，怯者则著而为病”的观点，它强调了体质在发病过程中的重要意义，即病与不病、病之轻重，取决于人体的体质强弱。

2. 生病起于过用 其是中医病因学的重要观点，所谓“过用”即指超越常度。情志、劳逸、饮食、起居、气候环境、针药等过度，皆可成为致病因素，危害身体健康。《内经》将“过用”视为人体致病的基本原因，这种“生病起于过用”的观点不论对养生防病还是临床治疗，都有重要意义。

情志精神是人生存与生活的基本表达，饮食、劳逸、环境更是人生存不可或缺的条件，因此，这些因素在通常情况下不但对人体无害，而且每个人都离不了，但如果这些因素超过了一定的度，它就会成为危害我们身体的重要发病因素。从人与自然相应的观点来说，人体的各种疾病无不是过用的结果。因此，人类要注意生存的环境，个体的各种行为，包括饮食、起居等，这些最普通的因素往往是导致我们生病的重要原因。

（二）

【原文】

食气入胃，散精于肝，淫气[1]于筋。食气入胃，浊气[2]归心，淫精于脉，脉气流经，经气归于肺，肺朝百脉，输精于皮毛。毛脉合精[3]，行气于府[4]，府精神明，留于四脏，气归于权衡[5]。权衡以平，气口成寸，以决死生。

饮入于胃，游溢精气，上输于脾，脾气散精，上归于肺，通调水道，下输膀胱。水精四布，五经[6]并行。合于四时五藏阴阳，揆度[7]以为常也。

【注释】

［1］淫气：浸淫滋养的意思，下“淫精”同。

［2］浊气：张志聪注：“受谷者浊，胃之食气，故曰浊气。”

［3］毛脉合精：张志聪注：“夫皮肤主气，经脉主血，毛脉合精者，血气相合也。”

［4］行气于府：王冰注：“腑为气之所聚，是为气海，在两乳间，名曰膻中。”一说：“脉者，血之府也。”故此处之“府”指经脉而言。

［5］留于四脏，气归于权衡：李念莪注：“四脏之精，咸得其平，而归于权衡矣。”四脏，指心、肝、脾、肾。

［6］五经：五脏之经脉也，此处泛指全身经脉。

［7］揆度：古医经名，此处指掂量、对比。

【经文分析】

上述两段论述了饮食物的消化吸收、精气的传输、津液的输布及寸口诊病等内容。

1. 食气入胃后的输布过程 食气入胃后，消化吸收，经两条通路输布（图 3-1）。

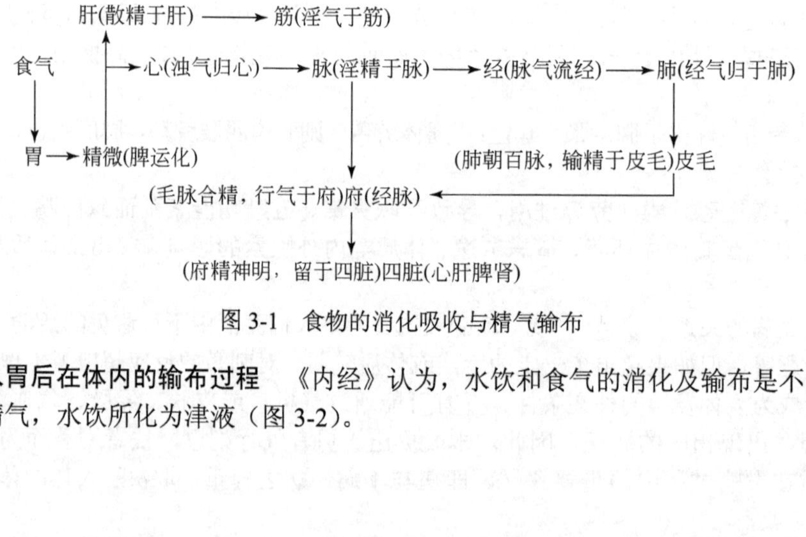

图 3-1 食物的消化吸收与精气输布

2. 水饮入胃后在体内的输布过程 《内经》认为，水饮和食气的消化及输布是不同的，食气所化为血，为精气，水饮所化为津液（图 3-2）。

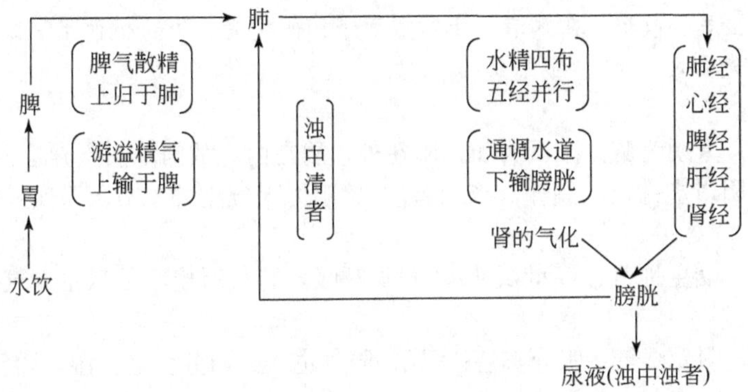

图 3-2 水饮入胃后在体内的输布过程

意义：原文指出“脾气散精”及“通调水道”在水液代谢过程中的作用，突出肺、脾、肾三脏在水液代谢中尤为重要，后世由此提出“肺为水之上源，肾为水之主，脾为水之制”，如宣肺气以行水的“提壶揭盖”法、健脾益气的“实脾制水”法、温补肾阳的“温阳行水”法等，都是以此为理论而确立的治水方法。“水精四布，五经并行”，是对津液的生成、输布和排泄过程的概括，也是后世论述有关津液代谢问题的理论依据。

3. 气口成寸，以决死生 “寸口”是手太阴肺经的动脉，气口成寸（长一寸九分），由于肺朝百脉，气口为脉之大会，所以，气口的脉象可以反映全身脏腑的功能和气血盛衰的情况。该原文和《素问・五藏别论》从不同的方面来论证独取寸口诊脉法，为《难经》及后世寸口诊脉临床应用的理论基础。

思考题

（1）为什么“四时阴阳，生病起于过用”？

（2）说明饮、食气入胃后在体内的输布过程，并说明这一理论的临床意义。

（3）结合《素问・五藏别论》说明“独取寸口”诊脉法的原理。

素问・太阴阳明论

【题解】

本篇论述了足太阴脾与足阳明胃在生理上的联系及它们的病变规律，所以篇名称为“太阴阳明论”，内容包括：脾与胃阴阳表里的配合，胃为五脏六腑之海，而脾为胃行其津液的生理功能；脾与胃生病的不同病因与发病特点，“阳道实、阴道虚”的病变原理；脾治中央，脾不主时而又主四时的观点，提示脾胃的重要性。

（一）

【原文】

黄帝曰：太阴阳明为表里，脾胃脉也，生病而异者，何也？岐伯对曰：阴阳异位[1]，更虚更实，更逆更从，或从内，或从外，所从不同，故病异名也。

帝曰：愿闻其异状也。岐伯曰：阳者，天气也，主外；阴者，地气也，主内。故阳道实，阴道虚[2]。故犯贼风虚邪者，阳受之；食饮不节，起居不时者，阴受之。阳受之则入六府，阴受之则入五藏。入六府则身热，不时卧，上为喘呼。入五藏则䐜满闭塞，下为飧泄，久为肠澼。故喉主天气，咽主地气[3]，故阳受风气，阴受湿气[4]。故阴气从足上行至头，而下行循臂至指端；阳气从手上行至头，而下行至足。故曰：阳病者，上行极而下；阴病者，下行极而上。故伤于风者，上先受之；伤于湿者，下先受之。

【注释】

[1] 阴阳异位：太阴为脏，阳明为腑，阳在外，阴在内，故曰“阴阳异位”。

[2] 阳道实，阴道虚：道，规律。杨上善注：“阳为天气主外，故阳道实。阴为地气主内，故阴道虚也。”

[3] 喉主天气，咽主地气：高世栻注：“喉司呼吸，肺气所出，故喉主天气；咽纳水谷，下通于胃，故咽主地气。”

[4] 阳受风气，阴受湿气：张介宾注：“风，阳气也，故阳分受之；湿，阴气也，故阴分受之，各从其类也。”

【经文分析】

上述原文以太阴、阳明为例，阐述了阴、阳经（脏腑）病变不同之理。

（1）生理上：阴阳异位，互为表里。

太阴（阴经）：（足太阴）从足上行至头而（手太阴）下行循臂至指端。脾（脏，阴）：属里，主内，通于地气。

阳明（阳经）：（手阳明）从手上行至头而（足阳明）下行至足。胃（腑，阳）：属表，主外，通于天气。

（2）病理上：生病而异。太阴、阳明为表里经，由于经络、脏腑功能特点及阴阳属性的不同，因此，生病也不同，上述原文提出阳经（腑）病多实，阴经（脏）病多虚的论点。

外感天之六淫邪气（贼风虚邪）属阳，故伤人阳经六腑；内伤饮食起居之病因属阴，故伤人五脏阴经。阳经病以“身热，不时卧，上为喘呼”为特征，阴经病以“䐜满闭塞，下为飧泄，久为肠澼”为特征。腑病多实证，脏病多虚证，故“阳道实，阴道虚”。但脏腑病又会相互影响，阴经“从足上行至头（胸），而下行循臂至指端”，阳经“从手上行至头，而下行至足”（由手至足），说明阳经、六腑之病“上行极而下”，阴经五脏之病“下行极而上”的不同发展变化趋势。

（二）

【原文】

帝曰：脾病而四支不用，何也？岐伯曰：四支皆禀气于胃，而不得至经[1]，必因于脾，乃得禀也。今脾病不能为胃行其津液[2]，四支不得禀水谷气，气日以衰，脉道不利，筋骨肌肉，皆无气以生，故不用焉。

帝曰：脾不主时[3]，何也？岐伯曰：脾者土也，治中央，常以四时长四藏，各十八日寄治[4]，不得独主于时也。脾藏者，常著胃土之精也[5]，土者生万物而法天地，故上下至头足，不得主时也。

帝曰：脾与胃以膜相连耳，而能为之行其津液，何也？岐伯曰：足太阴者，三阴也，其脉贯胃属脾络嗌，故太阴为之行气于三阴[6]。阳明者，表也，五藏六府之海也，亦为之行气于三阳。藏府各因其经而受气于阳明，故为胃行其津液。四支不得禀水谷气，日以益衰，阴道不利，筋骨肌肉无气以生，故不用焉。

【注释】

[1] 至经：《黄帝内经太素》作“径至”，于义为胜。

[2] 津液：此指水谷之精气。

[3] 脾不主时：此言脾不单独主一时令。

[4] 寄治：寄，借。治，主也。

[5] 脾藏者，常著胃土之精也：高世栻注：“著，昭著也。胃土水谷之精，昭著于外，由脾藏

之气运行，故脾藏者，常著胃土之精也。”

［6］为之行气于三阴：吴崑注：“为之，为胃也。脾为胃行气于三阴，运阳明之气，入于诸阴也。”

【经文分析】

1. 脾胃的联系 解剖位置上脾与胃以膜相连，经络循行脾脉贯胃络咽，两者互为表里，生理功能上胃为五脏六腑之海，脾主运化，胃所化生的水谷精微依靠脾的传输到达全身上下内外，故称脾为胃行其津液。其运行的途径是经络，即“太阴为之行气于三阴”、“亦为之行气于三阳”。强调脾与胃两者互相配合，相互为用，共同完成对饮食物的消化吸收输送，病理情况下，若脾病不能运化水谷精气、营养四肢，筋骨肌肉得不到水谷精微滋养，则肢体不能随意运动。

2. 脾不主时 “脾不主时”，但又“常以四时长四脏”。脾土居中央，以灌四旁，各脏无论何时，均需要脾转输的精气，四季各有十八日为脾主，故脾不独主一时而旺于四季。脾运化水谷，化生气血，如同自然界之土，得长夏湿气而能生长、滋养万物一样。脾虽不独主一时，但却一年四季，无时不主，任何脏腑组织器官在任何时令中，都不能离开脾胃所运化的水谷精微的滋养。故脾不主时，实际是无时不主，突出脾为后天之本的重要生理作用，也是脾胃为“后天之本”的理论渊源。

思考题

（1）如何理解“阳道实，阴道虚”。

（2）为什么“脾病而四肢不用”？

（3）为什么“脾不主时”？说明脾胃为后天之本的意义。

灵枢·本神

【题解】

“神”指人体精、神、魂、魄、心、意、志、思、智、虑等精神活动而言。本篇提出“凡刺之法，先必本于神”，故名“本神”。篇中主要论述了“神”的概念和作用及其与养生的关系，具体指出七情太过，会使精神活动发生变异，伤及五脏，形成各种病变。因此，在刺治时，应善于观察患者的神志变化，并根据这些变化，施以相应的治疗。最后讨论了神、魂、魄、意、志与五脏的关系。

（一）

【原文】

黄帝问于岐伯曰：凡刺之法，先必本于神。血脉营气精神，此五藏之所藏也。至其淫泆[1]离藏[2]则精失，魂魄飞扬，志意恍乱，智虑去身者，何因而然乎？天之罪与？人之过乎？何谓德、气、生、精、神、魂、魄、心、意、志、思、智、虑？请问其故。

【注释】

［1］淫泆：淫，水势溢满横流称淫；泆（yì，音亦），水势奔放之意。淫泆在此是指七情太过，任意放恣之意。

［2］离藏：谓五脏所藏之精气离散失守。

【原文】

岐伯答曰：天之在我者德也，地之在我者气也[1]，德流气薄而生者也[2]。故生之来谓之精，两精相搏谓之神，随神往来者谓之魂，并精而出入者谓之魄。所以任物者谓之心，心有所忆谓之意，意之所存谓之志，因志而存变谓之思，因思而远慕谓之虑，因虑而处物谓之智。故智者之养生也，必顺四时而适寒暑，和喜怒而安居处，节阴阳而调刚柔。如是，则僻邪不至，长生久视[3]。

【注释】

[1] 天之在我者德也，地之在我者气也：张介宾注："人禀天地之气以生，天地者，阴阳之道也。《易》曰：'天地之大德曰生。'《宝命全形论》曰：'人生于地，悬命于天。'然则阳先阴后，阳施阴受。肇生之德本乎天。成形之气本乎地。故天之在我者德也，地之在我者气也。"

[2] 德流气薄而生者也：言天德下流，地气上交（薄，"交"的意思），阴阳相错，升降相因，始有生化之机。所谓天有肇生之德，地有成形之气，即此之义。

[3] 长生久视：是寿命延长，不易衰老的意思。《吕氏春秋・重己》注："视，活也"。

【经文分析】

1. 神的概念和生成　《内经》神的概念包括：自然界事物的运动变化及规律，人体生命活动及现象，人的精神、意识、思维、情志活动等三个层次。人的生命是由父母之精结合，孕育而成，"两精相搏谓之神"，此"神"即生命活动的开始，指人具有生命力，生生不息之气，当胎儿降生后，神与形俱生，而神的发展、消亡与形体生长壮老已同步，此即广义之神。而魂、魄、意、志、思、虑、智则主要指精神意识活动，为狭义之神，人生活于自然社会之中，接触外界各种各样的事物，产生正常的感知和处理能力，这也是神的活动表现。

2. 凡刺之法，先必本于神　神是人身之根本，是生命活力的表现，亦是生命活动的主宰，因此无论针药，要发挥治疗作用一方面就必须通过调动神机，得神机之应方起效。另一方面，针刺必须配合调神，一定要注意观察患者之神，达到用神而治。因为本篇重点论述人的精神情志，因此，调神应针是其本于神治疗的重点。

3. 精神魂魄意志思虑智的含义

（1）精：生之来（先天之精）——生命的来源和根本（构成生命的物质基础）。

（2）神：两精相搏（形成生命）——生命之活力。

精和神的关系：精是物质基础，神是生命活动的外在表现。

（3）魂：随神往来——主知觉、有意识的动作、睡眠。

（4）魄：并精而出入——本能的感觉及动作。

魂与魄均是精神活动中有关感觉及反应的部分，魂随神属阳，魄并精属阴。

（5）心：所以任物（心理活动，大脑的活动）——接受外界刺激并做出反应。

（6）意：心有所忆——对事物的表象认识（意念）。

（7）志：意之所存——形成明确固定的认识（深刻认识）。

（8）思：因志而存变——思考、思维。

（9）虑：因思而远慕——更深入的考虑、分析（推测未来可能发生的情况）。

（10）智：因虑而处物——形成处理事物的策略方案。

人的血、脉、营、气、精、神皆藏于五脏，故各种精神活动皆离不开五脏，而心又主司从"任物"到"处物"的整个认知（包括思维）活动。这一活动，原文用意→志→思→虑→智这连续的步骤来概括。

4. 养生法则

养生的目的：保养精气神，僻邪不至——疾病减少；长生久视——延长寿命。

养生的方法：顺四时而适寒暑，顺应自然，外避虚邪贼风；和喜怒而安居处，调适情志，起居有常；节阴阳而调刚柔，节制房事以保持阴阳（刚柔）平衡。

（二）

【原文】

是故怵惕[1]思虑者则伤神，神伤则恐惧，流淫而不止[2]。因悲哀动中者，竭绝而失生[3]。喜乐者，神惮散[4]而不藏。愁忧者，气闭塞而不行。盛怒者，迷惑而不治。恐惧者，神荡惮而不收。

心怵惕思虑则伤神，神伤则恐惧自失，破䐃脱肉，毛悴色夭，死于冬。脾愁忧而不解则伤意，意伤则悗乱[5]，四肢不举，毛悴色夭，死于春。肝悲哀动中则伤魂，魂伤则狂忘不精，不精则不正[6]，当人阴缩而挛筋，两胁骨不举，毛悴色夭，死于秋。肺喜乐无极则伤魄，魄伤则狂，狂者意不存人[7]，皮革焦，毛悴色夭，死于夏。肾盛怒而不止则伤志，志伤则喜忘其前言，腰脊不可以俛仰屈伸，毛悴色夭，死于季夏。恐惧而不解则伤精，精伤则骨酸痿厥，精时自下。是故五藏主藏精者也，不可伤，伤则失守而阴虚，阴虚则无气，无气则死矣。是故用针者，察观病人之态，以知精神魂魄之存亡得失之意，五者以伤[8]，针不可以治之也。

【注释】

［1］怵惕：怵（chù，音触），张介宾注："怵，恐也。惕，惊也。"

［2］流淫而不止：张介宾注："流淫，谓流泄淫溢，如下文所云恐惧而不解则伤精，精时自下者是也。"

［3］竭绝而失生：谓内脏之气竭绝而丧失生命。张介宾注："悲则气消。悲哀太甚则胞络绝，故致失生。竭者绝之渐，绝者尽绝无余矣。"杨上善注："人之悲哀动中，伤于肝魂，肝魂泪竭，筋绝失生也。"

［4］惮散：惮（dàn，音但），惊畏也；散，涣散也。惮散，形容神气耗散。

［5］悗乱：悗（mán，音蛮），烦闷；乱，胸膈苦闷烦乱。

［6］魂伤则狂忘不精，不精则不正：张介宾注："肝藏魂，悲哀过甚则伤魂，魂伤则为狂为忘而不精明，精明失则邪妄不正。"按：《脉经》、《针灸甲乙经》"忘"均作"妄"。"忘"、"妄"古通。

［7］意不存人：张介宾注："意不存人者，傍若无人也。"

［8］五者以伤：《黄帝内经太素》作"五脏已伤"。

【经文分析】

1. 情志过激，先伤心神　"是故怵惕思虑则伤神……神荡惮而不收"整段说明情志所伤首先伤心，但由于情志伤是直接扰乱气机，因此，不同的情志由于其受脏腑功能升降出入等气机的不同影响，而表现为不同的病证，如伤于恐惧，则气下行，因而流淫不止；伤于悲哀，则气收，因而胞络绝，精气竭，故失生；伤于喜乐，则气涣散不收，神不能藏舍；伤于怒，则气上逆，故神迷惑不治。

2. 既伤心神，亦伤他脏　"心怵惕思虑则伤神……精时自下"一段说明由于情志内伤先伤精神，心神既伤累及形体，因此，情志内伤所表现出的形体症状很多，而且情志伤往往一脏既伤常累及他脏，其传导效应甚广甚速，这些都是情志伤的病理特点。

3. 伤神至伤形（精气）的过程　情志过激—伤神—伤五脏—精气亏损（阴虚）—化源枯绝（无气）—死（死于五行相克之时）；毛悴色夭—精血亏损枯绝，故死。这种思想也反映出情志伤的病变发展速度快，危害性较大。

4. 五者以伤，针不可治　本句呼应本篇篇首"凡刺之法，先必本于神"，指出许多疾病的治疗，必须以解除精神致病因素为主，精神意志不治，则徒用针药，亦即《素问·汤液醪醴论》所说"神不使"。

（三）

【原文】

肝藏血，血舍魂，肝气虚则恐，实则怒。脾藏营，营舍意，脾气虚则四肢不用，五藏不安，实则腹胀经溲不利[1]。心藏脉，脉舍神，心气虚则悲，实则笑不休。肺藏气，气舍魄，肺气虚则鼻塞不利，少气，实则喘喝胸盈仰息[2]。肾藏精，精舍志，肾气虚则厥，实则胀，五藏不安。必审五藏之病形，以知其气之虚实，谨而调之也。

【注释】

［1］经溲不利：经，《针灸甲乙经》经作"泾"。张介宾注："经，当作'泾'"。泾，指小便而

言。溲，大小便之总称，在此指大便而言。

[2] 喘喝胸盈仰息：张介宾注："喘喝者，气促声粗也。胸盈，胀满也。仰息，仰面而喘也。"

【经文分析】

1. 五脏藏五神（五脏与气血精神的关系） 神藏象是藏象理论的重要组成，神生于精，五脏所藏精气是神志活动的基础，神的活动又能调节内脏功能而化生精气，五脏通过自身藏舍的物质而实现对精神的藏舍，故将五脏称为"五神脏"。六腑因不藏神，而称为形脏（表 3-3）。

表 3-3 五脏藏五神

五脏	肺	肾	肝	脾	心
精气	气	精	血	营	脉
神	魄	志	魂	意	神

2. 五脏虚实病候 五脏虚实既是精气的病变，又会影响到精神情志。若不知调摄，情志过度，可导致五脏功能失调，气机紊乱，产生不同的情志症状和形体症状。反之，任何一脏功能失常，又可以影响神志活动，产生神的病证（表 3-4）。

表 3-4 五脏虚实病候

五脏	虚	实
肝	恐	怒
脾	四肢不用，五脏不安	腹胀，经（泾）溲不利
心	悲	笑不休
肺	鼻塞不利，少气	喘喝胸盈仰息
肾	厥	胀，五脏不安

注意：脾虚和肾实均有"五脏不安"病候，腹胀、二便不利、五脏不安皆是一脏病而祸及全身。五脏之虚实病变，突出脾肾两脏的影响，强调脾为后天之本和肾为先天之本的重要性及对他脏的影响，对后世重视脾肾的学术思想有启发意义。

思考题

（1）为什么"凡刺之法，先必本于神"？

（2）试述对"精神魂魄"等概念的理解，并从"意志思虑智"的含义说明思维的过程。

（3）简述情志过激的致病特点。

（4）说明五脏所藏舍的精气神及五脏虚实病候。

灵枢·营卫生会

【题解】

营，营气；卫，卫气；生，生成；会：会合。本篇主要论述营气和卫气的生成、分布、性质、功能与运行规律，所以篇名叫"营卫生会"。文中还论述了三焦的部位和功能，以及卫气失常所致的一些病证等内容。

（一）

【原文】

黄帝问于岐伯曰：人焉受气？阴阳焉会？何气为营，何气为卫？营安从生？卫于焉会？老壮不同气，阴阳异位，愿闻其会。岐伯答曰：人受气于谷，谷入于胃，以传与肺，五藏六府，皆以受气，其清者为营，浊者为卫，营在脉中，卫在脉外，营周不休，五十而复大会。阴阳相贯，如环无端。卫气行于阴二十五度，行于阳二十五度，分为昼夜，故气至阳而起，至阴而止[1]。故曰：日中而阳陇为重阳，夜半而阴陇为重阴。故太阴主内，太阳主外[2]，各行二十五度，分为昼夜。夜半为阴陇，夜半后而阴衰，平旦阴尽而阳受气矣。日中为阳陇，日西为阳衰，日入阳尽而阴受气矣。夜半而大会，万民皆卧，命曰合阴[3]。平旦阴尽而阳受气，如是无已，与天地同纪。

【注释】

［1］气至阳而起，至阴而止：止谓睡眠，起谓醒寤。张志聪注：“气至阳，则卧起而目张，至阴则休止而目瞑。”

［2］太阴主内，太阳主外：张介宾注：“太阴，手太阴也。太阳，足太阳也。内言营气，外言卫气。营气始于手太阴，而复会太阴，故太阴主内。卫气始于足太阳，而复会于太阳，故太阳主外。”

［3］夜半而大会，万民皆卧，命曰合阴：张介宾注：“大会，言营卫阴阳之会也。营卫之行，表里异度，故尝不相值。惟于夜半子时，阴气已极，阳气将生，营气在阴，卫气亦在阴，故万民皆瞑而卧，命曰合阴。”

【经文分析】

1. 营卫的生成和性质 营气与卫气皆由水谷精微所化生。肺的宣发作用使营卫二气布散周身。清者为营，营气柔顺；浊者为卫，卫气刚悍。即水谷精气中富有营养、性质比较精专柔和者为营气，水谷精气中性质比较滑利剽悍者为卫气。

2. 营卫的分布 营气行于脉中，组成血液、营养全身；卫气行于脉外，温煦肌肤、抗御外邪，亦散于胸腹腔中，温养内脏。

3. 营卫的运行与会合 营卫二气各走其道而行于脉中和脉外，营气按十二经脉次序运行于脉中，起于手太阴而终于手太阴，昼夜运行五十周次；卫气则昼行于阳（体表六阳经）二十五度（周次），夜行阴（体内五脏）二十五度，昼夜共五十周次于身，然后在夜半时两者大会于手太阴肺经，是为营卫气在人身运行的一个昼夜周期。大会之后，又分别再按前述方式各自运行（见图 3-3、图 3-4）。

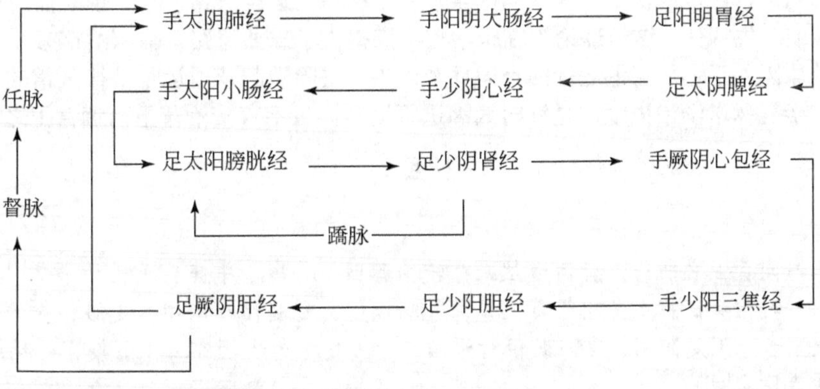

图 3-3 营气运行图

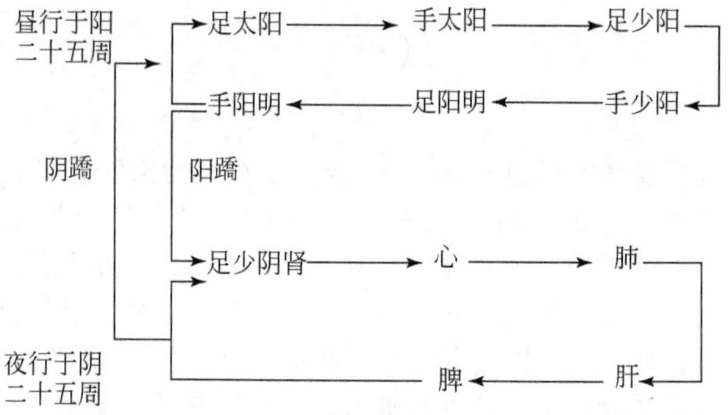

图 3-4 卫气运行图

（二）

【原文】

黄帝曰：老人之不夜瞑者，何气使然？少壮之人不昼瞑者，何气使然？岐伯答曰：壮者之气血盛，其肌肉滑，气道通，营卫之行，不失其常，故昼精[1]而夜瞑。老者之气血衰，其肌肉枯，气道涩，五藏之气相搏[2]，其营气衰少而卫气内伐[3]，故昼不精，夜不瞑。

【注释】

［1］精：指精神清爽的意思。

［2］五藏之气相搏：谓五脏的功能不相协调。相搏，相互搏击，不相调和。

［3］营气衰少而卫气内伐：营气衰少，指营卫俱衰。卫气内伐，指卫气内扰而营卫运行紊乱。

【经文分析】

本段经文主要讨论营卫之气与睡眠的关系。《内经》认为营卫之气的运行，特别是卫气的出表入里，决定人的醒寤与睡寐。营卫二气在人体内运行，卫气昼行于阳，则阳气充盛，阳主动，故白天精力旺盛而少寐；其气夜行于阴，则阴气充盛，阴主静，故夜间目瞑安寐。

本段以少壮者“昼精夜瞑”和老者“昼不精，夜不瞑”的原因说明卫气运行节律与寤寐的关系：少壮之人，气血充盛，肌肉滑利，营卫运行通畅流利，气血营卫运行能够按照各自的规律正常循行，所以夜晚卫气能正常入里，就能熟睡，白天卫气出表，精神充沛，不用睡眠。老年人，气血不足，肌肉枯瘦，营卫运行不畅，气血营卫运行不能按照各自的规律正常循行，所以，白天卫气不能全部出行于体表，精力不充沛，夜晚卫气不能尽入于里，就不能正常入眠。

无论外感六淫，还是内伤七情等致病因素使营卫失调，运行失常，营气虚衰而卫气内伐，则可影响睡眠，甚或产生病变。这一理论为临床治疗不寐提供了重要思路，临床治疗必须从解决引起营卫运行失常的原因入手，从营卫运行的不同环节入手，去除引起营卫运行节律失常的原因，如《灵枢·邪客》的半夏秫米汤治失眠，是针对病因进行调节，虽不直接治营卫而调营卫之理寓于其中。

（三）

【原文】

黄帝曰：愿闻营卫之所行，皆何道从来？岐伯答曰：营出于中焦，卫出于下焦[1]。黄帝曰：愿闻三焦之所出。岐伯答曰：上焦出于胃上口，并咽以上，贯膈而布胸中，走腋，循太阴之分而行，还至阳明，上至舌，下足阳明，常与营俱行于阳二十五度，行于阴亦二十五度，一周也。故五十度而复大会于手太阴矣[2]。

黄帝曰：人有热饮食下胃，其气未定，汗则出，或出于面，或出于背，或出于身半，其不循卫气之道而出，何也？岐伯曰：此外伤于风，内开腠理，毛蒸理泄，卫气走之，固不得循其道。此气慓悍滑疾，见开而出，故不得从其道，故命曰漏泄[3]。

黄帝曰：愿闻中焦之所出。岐伯答曰：中焦亦并胃中，出上焦之后，此所受气者，泌糟粕，蒸津液，化其精微，上注于肺脉，乃化而为血，以奉生身，莫贵于此，故独得行于经隧，命曰营气。

黄帝曰：夫血之与气，异名同类，何谓也？岐伯答曰：营卫者，精气也；血者，神气也。故血之与气，异名同类焉。故夺血者无汗，夺汗者无血。故人生有两死，而无两生[4]。

黄帝曰：愿闻下焦之所出。岐伯答曰：下焦者，别回肠，注于膀胱，而渗入焉。故水谷者，常并居于胃中，成糟粕而俱下于大肠，而成下焦，渗而俱下，济泌别汁，循下焦而渗入膀胱焉。

黄帝曰：人饮酒，酒亦入胃，谷未熟而小便独先下，何也？岐伯答曰：酒者熟谷之液也，其气悍以清[5]，故后谷而入，先谷而液出焉。

黄帝曰：善。余闻上焦如雾，中焦如沤，下焦如渎，此之谓也。

【注释】

［1］营出于中焦，卫出于下焦：张介宾注："营气者，由谷入于胃，中焦受气取汁，化其精微而上注于肺，乃自手太阴始，周行于经隧之中，故营气出于中焦。卫气者，出其悍气之慓疾，而先于四肢分肉皮肤之间，不入于脉，故于平旦阴尽阳气出于目，循头项下行，始于足太阳膀胱经，而行于阳分，日西阳尽，则始于足少阴肾经而行于阴分，其气自膀胱与肾，由下而出，故卫气出于下焦。"但《黄帝内经太素》、《备急千金要方》并作"卫出上焦"，疑"下"字为"上"字之误。

［2］常与营俱行于阳二十五度，行于阴亦二十五度，一周也。故五十度而复大会于手太阴矣：张介宾注："上焦者，肺之所居，宗气之所聚。营气者，随宗气以行于十四经脉之中。故上焦之气，常与营气俱行于阳二十五度，阴亦二十五度。阴阳者，言昼夜也。昼夜周行五十度，至次日寅时复会于手太阴肺经，是为一周。然则营气虽出于中焦，而施化则由于上焦也。"

［3］漏泄：马莳注："此热饮食之气，慓悍滑疾，见腠理之开，而遂出为汗，不得从卫气之道也，名之曰漏泄耳。"

［4］人生有两死，而无两生：两，指夺血、夺汗两者而言。有两死，谓既夺其血，又夺其汗，故是死症。无两生，谓夺血而不夺汗，夺汗而不夺血，尚有回生之机。

［5］清：《黄帝内经太素》、《针灸甲乙经》、《备急千金要方》均作"滑"。

【经文分析】

1. 三焦的部位划分及功能 三焦的部位划分、特点及功能如表3-5所述。

表3-5 三焦的部位与功能

三焦	部位	功能	特点
上焦	出胃上口，并咽以上，贯膈布胸中	将水谷精微像雾露一样敷布全身	如雾
中焦	并胃中，出上焦之后	腐熟水谷，化生精微，上注肺脉	如沤
下焦	别回肠，注于膀胱而渗入	分别清浊，形成二便，像沟渠一样排泄	如渎

2. 三焦与营卫的关系 上焦如雾，即卫气经上焦心肺宣发输布于体表。中焦如沤，指中焦受纳、腐熟水谷，其所化生的精专之气为营气，又为血的组成成分。下焦如渎，强调了下焦的气化功能，因此，张介宾曰："卫气属阳，乃出于下焦，下者必升，故其气自下而上，亦犹地气上为云也。营本属阴，乃有中焦而出于上焦，上者必降，故营气自上而下，亦犹天气降为雨也。"这实际说的是卫气的根在下焦，它源于肾间动气，下焦的气化是全身气的动力。

3. 夺血者无汗，夺汗者无血 从病理而言，营卫津血皆由水谷精微所化，津渗入脉中即为血，津出肌表则为汗，故后世有"津血同源"、"血汗同源"之说。因此，失血不仅营气津液亏耗，进而亦会影响卫气，故而无以出汗。同理，当汗出过多，则不仅耗损津液，亦因卫气亏耗而致营气虚，故生成血的来源减少，所以"夺血者无汗，夺汗者无血"，此"无"字，作"没有"理解。

从治疗禁戒而言，夺血者因血虚而营卫、津液已亏，不可再发其汗，因发汗会耗损卫气、津液，进而影响营气而使血耗伤更甚。同理，夺汗者，卫气与津液已亏，不可用放血、破血等方法再夺耗其血，否则（营卫）气、血、津液亦更虚少。此“无”字又作“不可”理解。

“夺血者无汗、夺汗者无血”既说明了失血和脱汗患者的病理特点，又指出了临床上对失血和脱汗患者的治疗禁戒，这一原则对于临床实践有重要的指导意义。如《伤寒论》第86条：“衄家不可汗”；第87条：“亡血家，不可发汗”；第83条：“咽喉干燥者，不可发汗”。刘河间立有产后“不可汗、不可下、不可利小便”之法，皆以伤血而不可更失津液为原则，均源于这一理论。

思考题

（1）何气为营，何气为卫？两者的分布与会合怎样？

（2）试述三焦的部位和功能。

（3）如何理解“夺血者无汗、夺汗者无血”。

灵枢·决气

【题解】

“决”，区别的意思。“气”，指精、气、津、液、血、脉而言。此虽名为六，而总由一气所化，即本于先天真元之气，而生于后天水谷之气，是一气而辨为六名，故名“决气”。本篇主要论述六气的来源、性质及其作用，以及在虚衰不足的情况下所发生的病变。

（一）

【原文】

黄帝曰：余闻人有精、气、津、液、血、脉，余意以为一气耳，今乃辨为六名，余不知其所以然。岐伯曰：两神相搏，合而成形，常先身生，是谓精。何谓气？岐伯曰：上焦开发，宣五谷味，熏肤充身泽毛，若雾露之溉，是谓气。何谓津，岐伯曰：腠理发泄，汗出溱溱[1]，是谓津。何谓液？岐伯曰：谷入气满，淖泽[2]注于骨，骨属[3]曲伸，泄泽[4]补益脑髓，皮肤润泽，是谓液。何谓血？岐伯曰：中焦受气取汁[5]，变化而赤，是谓血。何谓脉？岐伯曰：壅遏[6]营气，令无所避，是谓脉。

【注释】

［1］溱溱（zhēn）：形容汗出很多状。

［2］淖（nào）泽：淖，满而外溢；泽，作濡润解。

［3］骨属：骨所附属的组织，指关节及所附属的部分。

［4］泄泽：即渗出汁液，滋润补益脑髓。

［5］受气取汁：受气，此处“气”指水谷而言；取汁，即吸取水谷的精华，是为生成血液的最基本物质。

［6］壅遏：阻挡，遏制。

【经文分析】

气，此处泛指构成人体，维持生命活动的基本物质，包括精、气、津、液、血、脉等。本文通过叙述六者的概念以说明其生成和生理功能（表3-6）。

表3-6　六气的功能

六气	功能
精	构成胚胎，产生新的生命
气	温煦肌肤，充养脏腑，敷布全身

续表

六气	功能
津	滋润肌肤，化生汗液
液	充盈骨髓，补益脑髓，滑润关节
血	营养全身，维持生命活动
脉	约束控制血液的运行

六气同源而异名，相互依存，相互转化，为临床治疗六气亏损病证从六气相互关系角度分清主次，审因施治，提供了依据。

（二）

【原文】

黄帝曰：六气者，有余不足，气之多少，脑髓之虚实，血脉之清浊，何以知之？岐伯曰：精脱[1]者，耳聋；气脱者，目不明；津脱者，腠理开，汗大泄；液脱者，骨属屈伸不利，色夭，脑髓消，胫痠，耳数鸣；血脱者，色白，夭然不泽，其脉空虚，此其候也。

【注释】

［1］脱：脱失、失去，此言虚。

【经文分析】

六气虚耗的证候特点：脱，脱失，指“六气”的虚衰不足，与后世所言之“脱证”不同。

（1）精脱：肾藏精，肾精亏虚，耳窍失养，故耳聋、耳鸣，治宜补肾填精法，可用六味地黄丸、左右归、耳聋左慈丸等。

（2）气脱：《灵枢·大惑论》云：“五藏六府之精气，皆上注于目而为之精。”目之视觉功能全赖五脏六腑精气上奉濡养，气虚不上荣，故目不明，治疗宜补气升阳为法，方取补中益气汤加减。

（3）津脱：津为体内水液之清者，行于肌肤分肉间，在卫气的作用下，腠理张开，阳气蒸腾津液而使津液外出，汗出太过必致津脱，津伤临床多表现为口渴、唇裂、尿短赤、皮肤干燥等。

（4）液脱：液耗损后不能充养骨髓，则骨失所养而胫痠；脑失充养则“脑髓消”而“耳数鸣”；关节失其润滑而见“骨属屈伸不利”。

（5）血脱与脉脱：血为心所主，而充养于面。如果失血，不能上荣于面，就会面色苍白无华。文中缺“脉脱”病候，有认为“其脉空虚”为其病候。血行脉中，血虚则脉道不充，故“血脱”亦致“脉脱”。

（三）

【原文】

黄帝曰：六气者，贵贱[1]何如？岐伯曰：六气者，各有部主[2]也，其贵贱善恶[3]，可为常主[4]，然五谷与胃为大海也。

【注释】

［1］贵贱：主要和次要之意。

［2］各有部主：这里是指六气各有它们的分布部位和所主脏器。

［3］善恶：善，是指六气相互资生的正常现象；恶，是指六气亏虚、不足的反常现象。

［4］可为常主：谓六气各有所主的脏气。因此，根据其生理病理现象，可以测知其所主脏腑的情况。

【经文分析】

1. 六气各有部主 所谓“六气者，各有部主”，是指六气各有它们的分布部位，气分布于全身各处但以皮肤肌肉为主；津行于肌肉腠理间；液注于骨腔、关节、颅脑；脉循行于脏腑身形。“可为常主”是指六气为各脏所主，如肾主精、肺主气、脾主津液、肝主血、心主脉。因此，如面色苍白，夭然不泽当考虑血虚，从补心脾入手；如精衰者补肾，津亏者滋润肺、胃等，均为临床所常用。

2. 五谷与胃为大海 精、气、津、液、血、脉六者，虽然其特性、功能及分布的部位各有不同，名称有别，但是从其化源上讲，都是以脾胃消化吸收的水谷精微转化来的。这种观点，体现了整体观思想及脾胃为后天之本的精神，强调了胃与饮食水谷在生命活动中的重要性。其为临床治疗六气亏损的病证从补益脾胃、资其化源角度着手提供了理论依据。

思考题

（1）说明“六气”的概念。

（2）说明“六气”不足的病候及其机制。

（3）如何理解“六气不分贵贱”和“六气源于一气”的观点。

附 篇

灵枢·海论

【题解】

海，是百川汇聚之处，又是生物赖以生存的水源。本篇以人体的胃、膻中、冲脉、脑等器官组织比拟于地理之四海，故篇名“海论”。篇中主要论述人体四海的命名、作用及输穴所在，进一步阐述了四海在有余、不足情况下所出现的证候和调治方法。

【原文】

黄帝问于岐伯曰：余闻刺法于夫子，夫子之所言，不离于营卫血气。夫十二经脉者，内属于府藏，外络于肢节，夫子乃合之于四海乎？岐伯答曰：人亦有四海、十二经水[1]。经水者，皆注于海。海有东西南北，命曰四海。黄帝曰：以人应之奈何？岐伯曰：人有髓海，有血海，有气海，有水谷之海，凡此四者，以应四海也。黄帝曰：远乎哉！夫子之合人天地四海也，愿闻应之奈何？岐伯答曰：必先明知阴阳表里荥输之所在，四海定矣。黄帝曰：定之奈何？岐伯曰：胃者，水谷之海，其输上在气街，下至三里；冲脉者，为十二经之海，其输上在于大杼，下出于巨虚之上下廉[2]；膻中者，为气之海，其输上在于柱骨之上下[3]，前在于人迎；脑为髓之海，其输上在于其盖[4]，下在风府。

【注释】

［1］十二经水：《灵枢·经水》云：“经水者受水而行之”，又云：“经脉者外合于十二经水，而内属于五脏六腑”。

［2］其输上在于大杼，下出于巨虚之上下廉：大杼，经穴名，属足太阳膀胱经，在第一胸椎下旁开三寸。巨虚之上下廉，即足阳明经之上巨虚穴（膝下六寸）及下巨虚穴（膝下九寸）。张介宾注：“冲脉起于胞中，其前行者，并足少阴之经，挟脐上行，至胸中而散；其后行者，上行背里，为经络之海。其上行者出于颃颡，下行者出于足。故其输上在于足太阳之大杼，下在于足阳明之巨虚上下廉。”

［3］柱骨之上下：柱骨，即项骨。柱骨上指哑门穴，下指大椎穴。

［4］盖：张志聪注：“盖，谓督脉之百会”。

【原文】

黄帝曰：凡此四海者，何利何害？何生何败？岐伯曰：得顺者生，得逆者败；知调者利，不知调者害。黄帝曰：四海之逆顺奈何？岐伯曰：气海有余者，气满胸中，悗息面赤[1]；气海不足，则气少不足以言。血海有余，则常想其身大，怫然不知其所病；血海不足，亦常想其身小，狭然不知其所病。水谷之海有余，则腹满；水谷之海不足，则饥不受谷食。髓海有余，则轻劲多力，自过其度；髓海不足，则脑转耳鸣，胫痠眩冒，目无所见，懈怠安卧。

黄帝曰：余已闻逆顺，调之奈何？岐伯曰：审守其输[2]，而调其虚实，无犯其害[3]，顺者得复，逆者必败。黄帝曰：善。

【注释】

［1］气满胸中，悗息面赤：《针灸甲乙经》于前加“则”，《针灸甲乙经》及《黄帝内经太素》于“息”前加“急”。“则气满胸中悗，急息面赤”。

［2］审守其输：言谨守与四海相通的上下腧穴。输，同“腧”。

［3］无犯其害：张介宾注：“无犯其害，无盛盛，无虚虚也。”

灵枢·五癃津液别

【题解】

五，指溺、汗、泣、唾、髓五种由津液泌别的液体。癃，膀胱不利为癃，即小便不通利。津液，人体的体液。别，泌别，津液代谢过程的分化、衍生。本篇论述津液代谢的生理过程，各走其道，泌别为五；代谢失常则癃闭不通而发生水胀病，故篇名为“五癃津液别”，实即“津液五别及癃”之意。

【原文】

黄帝问于岐伯曰：水谷入于口，输于肠胃，其液别为五。天寒衣薄，则为溺与气。天热衣厚，则为汗。悲哀气并，则为泣。中热胃缓，则为唾。邪气内逆，则气为之闭塞而不行，不行则为水胀。余知其然也，不知其何由生，愿闻其道。

岐伯曰：水谷皆入于口，其味有五，各注其海[1]。津液各走其道，故三焦出气[2]，以温肌肉，充皮肤，为其津，其流而不行者为液。

天暑衣厚，则腠理开，故汗出，寒留于分肉之间，聚沫则为痛[3]。天寒则腠理闭，气湿[4]不行，水下留[5]于膀胱，则为溺与气[6]。

【注释】

［1］各注其海：张介宾注：“各注其海者，人身有四海，脑为髓海，冲脉为血海，膻中为气海，胃为水谷之海也。五脏四海，各因经以受水谷之气味。故津液随化而各走其道。”

［2］三焦出气：张介宾注：“此津液之有辨也。宗气积于上焦，营气出于中焦，卫气出于下焦。”三焦，《针灸甲乙经》、《黄帝内经太素》俱作“上焦”。

［3］聚沫则为痛：《黄帝内经太素》“聚”、“沫”二字互倒，义同。杨上善注：“寒留分肉之间，津液聚沫，迫裂分肉，所以为痛。”

［4］湿：《针灸甲乙经》、《黄帝内经太素》均作“涩”。

［5］留：古通“流”字，《针灸甲乙经》、《黄帝内经太素》均作“流”。

［6］则为溺与气：张志聪注：“气者，膀胱为州都之官，津液藏焉，气化而出者为溺，藏于膀胱者，化生太阳之气。”

【原文】

五藏六府，心为之主，耳为之听，目为之候[1]，肺为之相，肝为之将，脾为之卫[2]，肾为之主外[3]。故五藏六府之津液，尽上渗于目。心悲气并，则心系急，心系急则肺举，肺举则液上溢。夫心系与肺，不能常举，乍上乍下，故咳而泣出矣[4]。

中热则胃中消谷，消谷则虫上下作[5]。肠胃充郭[6]，故胃缓，胃缓则气逆[7]，故唾出。

【注释】

［1］心为之主，耳为之听，目为之候：候，伺望也，即视察之意。张介宾注："心总五脏六腑，为精神之主，故耳目肺肝脾肾，皆听命于心。是以耳之听，目之视，无不由乎心也。"

［2］脾为之卫：张介宾注："脾主肌肉而护养脏腑，故为心之卫。"

［3］肾为之主外：《黄帝内经太素》"外"作"水"。《灵枢・师传》云："肾者主为外，使之远听"，是言肾开窍于耳、能使远听。张志聪注："肾主外者，肾主藏津液，所以灌精濡孔窍者也"，于义亦通。

［4］故呿而泣出矣：呿，又作咳。张介宾注："当其气举而上，则为咳为泣也。凡人之泣甚而继以嗽者，正以气并于上，而奔迫于肺耳。"

［5］虫上下作：作，动作。张介宾注："胃热则消谷中空，虫行求食，故或上或下，动作于肠胃之间。"

［6］肠胃充郭：郭，同"廓"，扩张之意。张介宾注："充郭者纵满之谓"。

［7］故胃缓，胃缓则气逆：《黄帝内经太素》无二"胃"字。肠胃之气以下行为顺，故肠胃扩充弛纵，则令气上逆也。

【原文】

五谷之津液，和合而为膏者[1]，内渗入于骨空，补益脑髓，而下流于阴股[2]。阴阳不和，则使液溢而下流于阴[3]，髓液皆减而下，下过度则虚，虚故腰背痛而胫痠。阴阳气道不通，四海闭塞，三焦不泻，津液不化，水谷并行肠胃之中，别于回肠，留于下焦，不得渗膀胱，则下焦胀，水溢则为水胀。此津液五别之逆顺也[4]。

【注释】

［1］和合而为膏者：张介宾注："此津液之为精髓也。膏，脂膏也。"

［2］而下流于阴股：阴股指大腿内侧。《黄帝内经太素》无"股"，注："下流阴中，补益于精"。

［3］阴阳不和，则使液溢而下流于阴：张介宾注："阴阳不和则精气俱病，气病则不摄，精病则不守；精气不相统摄，故液溢于下，而流泄于阴窍。"

［4］津液五别之逆顺：五别，指由津液所分别出之溺、汗、泣、唾、髓五液而言。津液五别为顺，若津液之道瘾闭不通而水胀，则为逆。

灵枢・五味论

【题解】

本篇专论五味偏食、多食引起的病证，并据以论证"五味各有所走"的理论，所以篇名为"五味论"。

【原文】

黄帝问于少俞曰：五味入于口也，各有所走，各有所病：酸走筋，多食之令人癃；咸走血，多食之令人渴；辛走气，多食之令人洞心[1]；苦走骨，多食之令人变呕；甘走肉，多食之令人悗心。余知其然也，不知其何由，愿闻其故。

少俞答曰：酸入于胃，其气涩以收，上之两焦，弗能出入也，不出即留于胃中，胃中和温，则下注膀胱，膀胱之胞[2]薄以懦[3]，得酸则缩绻，约而不通，水道不行，故癃。阴者，积筋之所终也[4]，故酸入而走筋矣。

黄帝曰：咸走血，多食之令人渴，何也？少俞曰：咸入于胃，其气上走中焦，注于脉，则血气走之。血与咸相得则凝，凝则胃中汁注之。注之则胃中竭，竭则咽路焦，故舌本干而善渴。血脉者，中焦之道也，故咸入而走血矣[5]。

黄帝曰：辛走气，多食之令人洞心，何也？少俞曰：辛入于胃，其气走于上焦。上焦者，受气而营诸阳者也。姜韭之气薰之，营卫之气不时受之，久留心下，故洞心[6]。辛与气俱行，故辛入而与汗俱出。

黄帝曰：苦走骨，多食之令人变呕，何也？少俞曰：苦入于胃，五谷之气，皆不能胜苦[7]，苦入下脘，三焦之道，皆闭而不通，故变呕。齿者，骨之所终也，故苦入而走骨。故入而复出，知其走骨[8]也。

黄帝曰：甘走肉，多食之令人悗心，何也？少俞曰：甘入于胃，其气弱小[9]，不能上至于上焦，而与谷留于胃中者，令人柔润者也。胃柔则缓，缓则虫动，虫动则令人悗心。其气外通于肉，故甘走肉。

【注释】

［1］洞心：马莳注："洞心者，心内空也。"

［2］胞：与"脬（pāo，音抛）"通。《说文解字》曰："胞，膀胱也。"

［3］懦：《针灸甲乙经》作"耎"，《黄帝内经太素》作"濡"。"耎"与"濡"，古字通，即"软"也。懦（rú，音儒），柔弱之意。

［4］阴者，积筋之所终也：《针灸甲乙经》"终"下有"聚"字。张介宾注："阴者，阴器也。积筋者，宗筋之气聚也。肝主筋，其味酸，故内为膀胱之癃而外走肝经之筋也。"杨上善注："人阴器，一身诸筋终聚之处。"

［5］故咸入而走血矣：张介宾注："血为水化，咸亦属水。咸与血相得，故走注血脉……然血脉必化于中焦，故咸入中焦而走血。"杨上善注："肾主于骨，咸味走骨，言走血者，以血为水也。"

［6］久留心下，故洞心：马莳注："姜韭之气，久留心下，则物在心下而气熏于上焦，上焦气凑，心内似空，故多食辛，必洞心也。"张介宾注："过于辛则开窍而散，故洞心。"

［7］五谷之气，皆不能胜苦：张介宾注："味过于苦，则抑遏胃中阳气，不能运化。故五谷之气不能胜之。"

［8］故入而复出，知其走骨也：夫肾主骨，肾为寒水之脏，苦性寒，故走骨，然苦乃火味，其性既下泄又上涌，故入于下，而复出于上。

［9］其气弱小：《针灸甲乙经》"小"作"少"，《黄帝内经太素》同。"小"、"少"义同。张介宾注："甘性柔缓，故其气弱小，不能至于上焦。"

灵枢·大惑论

【题解】

"惑"，迷乱眩晕之谓。"大"，言其甚也。本篇论述了登高俯视则惑的道理，以及善忘、善饥而不嗜食、不得卧、不得视、多卧、少卧等病证。而对于"惑"的讨论尤为详尽，故篇名为"大惑论"。

（一）

【原文】

黄帝问于岐伯曰：余尝上于清冷之台[1]，中阶而顾，匍匐而前，则惑[2]。余私异之，窃内怪之，独瞑独视，安心定气，久而不解。独搏[3]独眩，披发长跪，俛而视之，后久之不已也。卒然自上，何气使然？岐伯对曰：五藏六府之精气，皆上注于目而为之精。精之窠为眼，骨之精为瞳子，筋之精为黑眼，血之精为络，其窠气之精为白眼，肌肉之精为约束，裹撷筋骨血气之精而与脉并为系，上属于脑，后出于项中。故邪中于项，因逢其身之虚，其入深，则随眼系以入于脑，入于脑则脑转，脑转则引目系急，目系急则目眩以转矣。邪其精，其精所中不相比也[4]，则精散，精散则视歧，视歧则见两物。目者，五藏六府之精也，营卫魂魄之所常营也，神气之所生也。故神劳则魂魄散，志意乱。是故瞳子黑眼法于阴，白眼赤脉法于阳[5]也。故阴阳合传[6]而精明也。目者，心使也；心者，神之舍也。故神精乱而不转[7]，卒然见非常处，精神魂魄，散不相得，故曰惑也。

黄帝曰：余疑其然。余每之东苑[8]，未曾不惑，去之则复，余唯独为东苑劳神乎？何其异也？岐伯曰：不然也。心有所喜，神有所恶，卒然相惑[9]，则精气乱，视误，故惑，神移，乃复。是故间者为迷，甚者为惑。

【注释】

［1］清冷之台：张志聪注："清冷之台，东苑之台名也。"张介宾注："台之高者，其气寒，故曰清冷之台。"

［2］匍匐而前，则惑：以手伏地而行，谓之匍匐。惑，谓眩惑，目眩神荡之意。

［3］搏：《黄帝内经太素》"搏"作"转"。周学海《内经评文》中当作"转"。

［4］邪其精，其精所中不相比也：《黄帝内经太素》作"邪中其精，所中不相比也"。杨上善注："五精合而为眼，邪中其精，则五精不相比和，别有所见，故歧视见于两物。"一说，邪，同"斜"，如张介宾注："目系急则目眩睛斜。故左右之脉，互有缓急，视歧失正，则两睛之所中于物者，不相比类，而各异其见。"

［5］瞳子黑眼法于阴，白睛赤脉法于阳：瞳子黑眼，为肝肾之精气所注，故为阴；白眼赤脉，为肺心之所注，故为阳。法，言目之精明，亦法象于阴阳之理。

［6］传：古"传"与"抟"、"团"通。抟，聚也。

［7］神精乱而不转：《针灸甲乙经》、《黄帝内经太素》及《备急千金要方》均认为"神"后脱一"分"字，可参。转：抟、抟也。

［8］东苑：养禽兽植林木之处称"苑"。《说文解字》段注："古谓之囿，汉谓之苑"，杨上善注："清冷之台在东苑"。

［9］卒然相惑：《黄帝内经太素》"惑"作"感"。张介宾、马莳、张志聪注本皆同，作"感"为是。

（二）

【原文】

黄帝曰：人之善忘者，何气使然？岐伯曰：上气不足，下气有余，肠胃实而心肺虚，虚则营卫留于下，久之不以时上，故善忘也。黄帝曰：人之善饥而不嗜食者，何气使然？岐伯曰：精气并于脾，热气留于胃，胃热则消谷，消谷故善饥。胃气逆上，则胃脘寒[1]，故不嗜食也。

黄帝曰：病而不得卧者，何气使然？岐伯曰：卫气不得入于阴，常留于阳，留于阳则阳气满，阳气满则阳蹻盛[2]，不得入于阴则阴气虚，故目不瞑矣。黄帝曰：病目而不得视者，何气使然？岐伯曰：卫气留于阴，不得行于阳，留于阴则阴气盛，阴气盛则阴蹻满[2]，不得入于阳则阳气虚，故目闭也。

黄帝曰：人之多卧者，何气使然？岐伯曰：此人肠胃大而皮肤湿[3]，而分肉不解焉。肠胃大则卫气留久[4]，皮肤湿则分肉不解，其行迟。夫卫气者，昼日常行于阳，夜行于阴，故阳气尽则卧，阴气尽则寤。故肠胃大则卫气行留久，皮肤湿，分肉不解则行迟，留于阴也久，其气不清[5]，则欲瞑，故多卧矣。其肠胃小，皮肤滑以缓，分肉解利，卫气之留于阳也久，故少瞑焉。黄帝曰：其非常经[6]也，卒然多卧者，何气使然？岐伯曰：邪气留于上焦，上焦闭而不通，已食若饮汤，卫气留久于阴而不行，故卒然多卧焉。

黄帝曰：善。治此诸邪，奈何？岐伯曰：先其藏府，诛其小过[7]，后调其气，盛者写之，虚者补之，必先明其形志之苦乐，定乃取之[8]。

【注释】

[1] 胃脘寒：《针灸甲乙经》"寒"作"塞"。丹波元简注："岂有胃热而胃脘寒之理乎，当以《甲乙》'塞'字为正。"

[2] 阳蹻盛，阴蹻满：阳蹻、阴蹻均属奇经八脉，"盛"与"满"义同。张介宾注："卫气昼行于阳，夜行于阴，行阳则寤，行阴则寐，此其常也。若病而失常，或留于阴，或留于阳，留则阴阳有所偏胜，有偏胜则有偏虚，而寤寐亦失常矣。"

[3] 湿：《针灸甲乙针》、《黄帝内经太素》均作"涩"（下同）。

[4] 肠胃大则卫气留久：张介宾注："人之脏腑在内，内者阴也。皮肤分肉在外，外者阳也。肠胃大则阴道迂远，肉理湿滞不利，则阳道舒达，故卫气留于阴分者久，行于阳分者少，阳气不精，所以多瞑卧也。今人有饱食之后，即欲瞑者，正以水谷之悍气，暴实于中，则卫气盛于阴分，而精阳之气有不能胜之耳。世俗但呼为脾倦，而不知其所由然也。"

[5] 不清：浊滞也。卫气久留于阴，故其气不清。《针灸甲乙经》、《黄帝内经太素》作"精"，可参。

[6] 常经：即经常。

[7] 先其藏府，诛其小过：《针灸甲乙经》"先"下有"视"字。诛，伐也，犹驱除之意。张志聪注："先其脏腑者，先调其五脏六腑之精气神志；诛其小过者，去其微邪也。后调其气者，调其营卫也。"

[8] 定乃取之：张介宾注："然人之致此，各有所由，故于形志苦乐，尤所当察。盖苦者忧劳，多伤心肺之阳；乐者纵肆，多伤脾肾之阴，必有定见，然后可以治之。"

素问·五藏生成（节选）

【题解】

本篇主要说明了五藏、五味、五色、五脉之间的相生相克、相反相成的关系，阐述了色诊、脉诊在临证上的应用。张志聪谓"色以应天，脉以应地，天主生，地主成"。故此篇以"五藏生成"为名。

【原文】

心之合脉也，其荣[1]色也，其主[2]肾也。肺之合皮也，其荣毛也，其主心也。肝之合筋也，其荣爪也，其主肺也。脾之合肉也，其荣唇也，其主肝也。肾之合骨也，其荣发也，其主脾也。

诸脉者，皆属于目；诸髓者，皆属于脑；诸筋者，皆属于节；诸血者，皆属于心；诸气者，皆属于肺，此四肢八溪[3]之朝夕[4]也。故人卧血归于肝，肝受血而能视，足受血而能步，掌受血而能握，指受血而能摄。

夫脉之小大，滑涩浮沉，可以指别[5]。五脏之象，可以类推。五脏相音，可以意识。五色微诊[6]，可以目察。能合脉色，可以万全。

凡相五色之奇脉，面黄目青，面黄目赤，面黄目白，面黄目黑者，皆不死也。面青目赤，面赤目白，面青目黑，面黑目白，面赤目青，皆死也。

【注释】

[1] 荣：指荣华。

[2] 主：含有克制之意。姚止庵注："主者，仆之所畏，心火畏肾水，故以肾为主。"

[3] 八溪：指上肢的肘腕，下肢的膝踝。

[4] 朝夕：即"潮汐"，形容气血的灌注像潮水一样。

[5] 指别：杨上善注："寸口六脉之形，指下得之，故曰指别。"

[6] 微诊：指色诊极其精微。

灵枢·本输（节选）

【题解】

本篇主要论述脏腑腧穴，指出井、荥、腧、原、经、合各穴的名称和部位，脏腑配合的关系及四时取穴常法，由于重点讨论了腧穴，所以以“本输”名篇。

【原文】

肺合大肠，大肠者，传道之腑。心合小肠，小肠者，受盛之腑。肝合胆，胆者中精之腑。脾合胃，胃者五谷之腑。肾合膀胱，膀胱者津液之腑也。少阳属肾，肾上连肺，故将两脏[1]。三焦者，中渎[2]之腑也，水道出焉，属膀胱，是孤之腑也[3]，是六腑之所与合者。

【注释】

［1］将两脏：“将”有行之义。将两脏指少阴经脉，归属于肾而上连于肺，因此，肾之经气行于肺与膀胱。《素问·水热穴论》云：“少阴者，冬脉也，故其本在肾，其末在肺。”其义可参。

［2］渎（dú）：《说文解字·水部》云：“渎、沟也”，指水沟、水渠。

［3］孤之腑也：指六腑之中只有三焦无脏与之相配，所以说是孤独之腑。

灵枢·脉度（节选）

【题解】

本篇主要介绍了手、足三阴三阳经脉和蹻脉、督脉、任脉的长度，故名篇为“脉度”。此外还介绍了脏腑经脉的部分生理病理情况。

【原文】

五藏常内阅于上七窍[1]也。故肺气通于鼻，肺和则鼻能知臭香矣；心气通于舌，心和则舌能知五味矣；肝气通于目，肝和则目能辨五色矣；脾气通于口，脾和则口能知五谷矣；肾气通于耳，肾和则耳能闻五音矣。五脏不和，则七窍不通；六腑不合则留为痈[2]。

【注释】

［1］五脏常内阅于上七窍：五脏藏于内，其精气通过所属的经脉上通于七窍。阅，经历之意，在此引申为相通。上七窍，指两目、两耳、鼻、口、舌。

［2］六腑不和则留为痈：张介宾注：“六腑属阳主表，故其不利，则肌腠留为痈疡。”

灵枢·本藏（节选）

【题解】

本篇首先论述了脏腑、经脉、志意、魂魄的功能，而病变的发生，主要在于脏腑。五脏有小大高下坚脆端正偏颇之不同，六腑亦有小大长短厚薄曲直缓急之各异，脏腑不同，病变也不同，这是古人进行类比观察脏腑所得的结论，故以“本藏”为篇名。

【原文】

黄帝问于岐伯曰：人之血气精神者，所以奉生而周于性命[1]者也；经脉者，所以行血气而营阴阳[2]，濡筋骨，利关节者也；卫气者，所以温分肉，充皮肤，肥腠理，司开阖者也；志意者，所以御精神，收魂魄，适寒温，和喜怒者也。是故血和则经脉流行，营复阴阳[3]，筋骨劲强，关节清利矣；卫气和则分肉解利[4]，皮肤调柔，腠理致密矣；志意和则精神专直[5]，魂魄不散，悔怒不起，五脏不受邪矣；寒温和则六腑化谷，风痹不作[6]，经脉通利，肢节得安矣，此人之常平也。

【注释】

［1］奉生而周于性命：奉养身体，健全生命活动。奉，养也；周，周全、保全。张介宾注："人身以血气为本，精神为用，合是四者以奉生，而性命周全矣。"

［2］营阴阳：营运气血于三阴三阳之经。营，营运。

［3］营复阴阳：指血脉运行，往复于周身。营，营运。复，往复。阴阳，内外。

［4］分肉解（xiè）利：意指肌肉滑润，通利无滞。

［5］精神专直：精神集中而无杂念。张介宾注："专直，如易系所谓其静也专，其动也直，言其专一而正也。"

［6］风痹不作：指人体外不受风邪之犯，内不生气血闭阻之证。风，指风邪；痹，指气血闭阻不通。

灵枢·邪客（节选）

【题解】

本篇首先以邪气客人，能令人发生不眠之证，来说明卫气、营气、宗气的循行和作用并提出治疗不眠证的有效方剂。此外用取象比类的方法，将人之身形肢节，与日月星辰、山川草木相互比拟，说明了天人相应的道理，叙述了手太阴、手厥阴之屈折循行及手少阴无输的道理；最后详述持针纵舍及针刺宜忌等。因为先论邪气客人故以"邪客"为篇名。

【原文】

五谷入于胃也，其糟粕津液宗气，分为三隧[1]。故宗气积于胸中，出于喉咙，以贯心脉，而行呼吸焉。营气者，泌其津液，注之于脉[2]，化以为血，以荣四末，内注五脏六腑，以应刻数[3]焉。卫气者，出其悍气之慓疾，而先行于四末分肉皮肤之间，而不休者也。昼日行于阳，夜行于阴，常从足少阴之分间[4]，行五脏六腑。

心者，五脏六腑之大主也，精神之所舍也，其脏坚固，邪弗能容也。容之则心伤，心伤则神去，神去则死矣。故诸邪之在于心者，皆在于心之包络。包络者，心主之脉[5]也，故独无俞[6]焉。

【注释】

［1］三隧：指水谷入胃后，其精微糟粕输布的三条途径。张介宾注："隧，道也。糟粕之道出于下焦，津液之道出于中焦，宗气之道出于上焦，故分为三隧。"

［2］脉：《针灸甲乙经》、《黄帝内经太素》、《诸病源候论》、《外台秘要》作"肺"可参。

［3］应刻数：指营气运行节律。昼夜一百刻、营气一昼夜运行人身五十周，即营气运行人身一周为二刻。

［4］从足少阴之分间：卫气夜行于阴分（五脏），是从足少阴肾经开始。足少阴之分间，指足少阴肾经和足太阳膀胱经的交接处。

［5］心主之脉：包络为心之外卫，而受心所主宰，所以称之为心主之脉。

［6］独无俞：张介宾注："手少阴，心经也；手厥阴，心包络经也。经虽分二，脏实一原。凡治病者，但治包络之俞，即所以治心也。故少阴一经，所以独无俞焉。"

本章课件

第四章 经 络

经络学说是研究人体经络系统的循行分布、生理功能、病理变化及其与脏腑关系的学说。经络学说是中医独特的生理病理学说，不仅是针灸学的重要依据，也是中医其他各科明理、取法、治则的指针，对中医临床各科具有普遍的指导意义和实用价值。《灵枢·经别》指出："十二经脉者，人之所以生，病之所以成，人之所以治，病之所以起，学之所始，工之所止也，粗之所易，上之所难也"，充分说明了学习经络和研究经络的重要意义。

经络学说，是《内经》理论的重要组成部分，它不但是《黄帝内经·灵枢》的主要内容，在《黄帝内经·素问》八十一篇中，论及经络的也有六十余篇，其中还有不少是专论。《内经》的问世，标志着经络学说已成为系统的理论。《内经》的经络研究包括：经络的概念及组成、经络生理功能、病理变化和临床运用等几个方面。

灵枢·经脉（节选）

【题解】

经，径也，犹言路径；脉，流通气血之道路。本篇主要阐述了十二经脉和十五别络的起止点、循行路线、发病证候及治疗原则，故以"经脉"名篇。本篇主要论述了十二经脉的循行及其分布，经脉在生理、病理、诊断和治疗等方面的作用，叙述了五阴经气绝的证候，说明了十五络脉的名称、径路和虚实证候。节选经文主要讨论了十二经脉的循行及病候，经脉和络脉的区别，以及诊络脉及十五别络。

（一）

【原文】

雷公问于黄帝曰：《禁脉》[1]之言，凡刺之理，经脉为始，营其所行，制[2]其度量，内次五藏，外别六府[3]，愿尽闻其道。黄帝曰：人始生，先成精，精成而脑髓生，骨为干，脉为营，筋为刚，肉为墙[4]，皮肤坚而毛发长。谷入于胃，脉道以通，血气乃行。雷公曰：愿卒闻经脉之始生。黄帝曰：经脉者，所以能决死生，处百病，调虚实，不可不通。

【注释】

［1］禁脉：指《灵枢·禁服》。脉，《类经》作"服"，形似之误。

［2］制：《灵枢·禁服》作"知"，为是。

［3］内次五藏，外别六府：指经脉与内在五脏依次相系，与外在六腑分别联属。张介宾注："五脏属里，故言内次。六腑属表，故言外别。"

［4］骨为干，脉为营，筋为刚，肉为墙：指骨、脉、筋、肉的功能。骨骼能支撑人体故为干；脉能运行气血以营养周身故为营；筋能约束骨骼，使人刚劲有力故为刚；肉能保护内脏组织，如同

墙垣故为墙。

【经文分析】

本段论述了人体经脉在诊断、治疗等方面的重要性。一方面，阐述了经脉是人体生命活动重要的组织系统。人体生命源于先天之精，赖后天水谷的营养。另一方面，由于经脉运行气血，联络脏腑，沟通上下表里内外，所以掌握经脉是医师诊治疾病的根本。医师诊治疾病必须掌握经脉的循行、气血的多少及其与五脏六腑的关系。一般疾病发生后，多以经络为传变的途径，或由表入里，或由里出表；在传变过程中所产生的证候，又常循着经络的通路反映到体表，所以经络系统能比较有规律地反映出若干病候。可见，经脉对于人体生命活动、疾病的诊断与治疗至关重要，受到历代医家的重视。正如原文所说："经脉者，所以能决死生，处百病，调虚实，不可不通。"明代李梴在《医学入门》中指出："医者不明经络，犹人夜行无烛"。

（二）

【原文】

肺手太阴之脉，起于中焦[1]，下络大肠，还循胃口[2]，上膈属肺，从肺系[3]横出腋下，下循臑[4]内，行少阴心主之前，下肘中，循臂内上骨下廉[5]，入寸口，上鱼，循鱼际，出大指之端；其支者，从腕后直出次指内廉，出其端。

是动则病[6]肺胀满，膨膨而喘咳，缺盆中痛，甚则交两手而瞀[7]，此为臂厥。是主肺所生病[8]者，咳，上气，喘渴[9]，烦心，胸满，臑臂内前廉痛厥，掌中热。气盛有余，则肩背痛，风寒汗出中风，小便数而欠；气虚则肩背痛寒，少气不足以息，溺色变。为此诸病，盛则泻之，虚则补之，热则疾之，寒则留之，陷下则灸之，不盛不虚，以经取之。盛者，寸口大三倍于人迎，虚者，则寸口反小于人迎也。

【注释】

[1] 中焦：指中脘部位。

[2] 胃口：指胃的上下口（贲门、幽门）。

[3] 肺系：肺的系脉，即与肺相连接的气管、喉咙等组织器官。

[4] 臑：指上臂肩至肘处。

[5] 臂内上骨下廉：臂，指前臂；上骨，指桡骨；廉，边缘的意思。

[6] 是动则病：指该经经气受扰动时可能出现的病候。

[7] 瞀：指视物模糊不清。

[8] 是主肺所生病：指针刺该经脉上的腧穴可治疗肺所发生的病变。

[9] 渴：为喝，指喘声喝喝。

【原文】

大肠手阳明之脉，起于大指次指之端，循指上廉，出合谷两骨之间，上入两筋之中，循臂上廉，入肘外廉，上臑外前廉，上肩，出髃骨之前廉，上出于柱骨之会上，下入缺盆，络肺，下膈，属大肠；其支者，从缺盆上颈贯颊，入下齿中，还出挟口，交人中，左之右，右之左，上挟鼻孔。

是动则病齿痛，颈肿。是主津液所生病者，目黄，口干，鼽衄[1]，喉痹[2]，肩前臑痛，大指次指痛不用。气有余则当脉所过者热肿，虚则寒慄不复[3]。为此诸病，盛则泻之，虚则补之，热则疾之，寒则留之，陷下则灸之，不盛不虚，以经取之。盛者，人迎大三倍于寸口；虚者，人迎反小于寸口也。

【注释】

[1] 鼽衄：鼻塞称鼽，鼻出血称衄。

[2] 喉痹：为声音嘶哑喉肿的病证。

[3] 寒慄不复：寒慄，寒战；不复，寒战而难得温暖。

【原文】

胃足阳明之脉，起于鼻之交頞中[1]，旁纳[2]太阳之脉，下循鼻外，入上齿中，还出挟口环唇，下交承浆[3]，却循颐[4]后下廉，出大迎，循颊车，上耳前，过客主人，循发际，至额颅[5]；其支者，从大迎前下人迎，循喉咙，入缺盆，下膈，属胃，络脾；其直者，从缺盆下乳内廉，下挟脐，入气街中；其支者，起于胃口，下循腹里，下至气街中而合，以下髀关，抵伏兔，下膝膑中，下循胫外廉，下足跗，入中指内间；其支者，下廉三寸而别，下入中指外间；其支者，别跗上，入大指间，出其端。

是动则病洒洒振寒[6]，善呻，数欠，颜黑，病至则恶人与火，闻木声则惕然而惊，心欲动，独闭户塞牖[7]而处。甚则欲上高而歌，弃衣而走，贲响[8]腹胀，是为骭厥[9]。是主血所生病者，狂疟温淫，汗出，鼽衄，口喎，唇胗[10]，颈肿，喉痹，大腹水肿，膝髌肿痛，循膺乳、气街、股、伏兔、骭外廉、足跗上皆痛，中指不用。气盛则身以前皆热，其有余于胃，则消谷善饥，溺色黄；气不足则身以前皆寒慄，胃中寒则胀满。为此诸病，盛则泻之，虚则补之，热则疾之，寒则留之，陷下则灸之，不盛不虚，以经取之。盛者，人迎大三倍于寸口；虚者，人迎反小于寸口也。

【注释】

［1］頞中：頞，即鼻梁。頞中，是指鼻梁的凹陷处。

［2］纳：《针灸甲乙经》作“约”，缠束之意。

［3］承浆：穴名，位于下唇中央下方凹陷处，属任脉。

［4］颐：口角后，腮的下方。

［5］额颅：即前额骨部，在发下眉上处。

［6］洒洒振寒：形容寒冷发抖的样子。

［7］牖：窗户。

［8］贲响：肠鸣。

［9］骭厥：病证名。骭，胫骨的古称。足胫部之气上逆，称骭厥。

［10］唇胗：胗，同疹。唇胗，即口唇部的疱疹。

【原文】

脾足太阴之脉，起于大指之端，循指内侧白肉际，过核骨[1]后，上内踝前廉，上踹[2]内，循胫骨后，交出厥阴之前，上膝股内前廉，入腹，属脾，络胃，上膈，挟咽，连舌本，散舌下；其支者，复从胃，别上膈，注心中。

是动则病舌本强，食则呕，胃脘痛，腹胀，善噫，得后与气，则快然如衰，身体皆重。是主脾所生病者，舌本痛，体不能动摇，食不下，烦心，心下急痛，溏瘕泄，水闭，黄疸，不能卧，强立，股膝内肿厥，足大指不用。为此诸病，盛则泻之，虚则补之，热则疾之，寒则留之，陷下则灸之，不盛不虚，以经取之。盛者，寸口大三倍于人迎；虚者，寸口反小于人迎也。

【注释】

［1］核骨：是足大趾本节后内侧凸出的圆骨，形如果核，故名。

［2］踹：《说文解字》云：“踹，腓肠也”，即腓肠肌部，俗名小腿肚。

【原文】

心手少阴之脉，起于心中，出属心系，下膈，络小肠；其支者，从心系[1]，上挟咽，系目系[2]；其直者，复从心系却上肺，下出腋下，下循臑内后廉，行太阴心主之后，下肘内，循臂内后廉，抵掌后锐骨[3]之端，入掌内后廉，循小指之内，出其端。

是动则病嗌干[4]，心痛，渴而欲饮，是为臂厥。是主心所生病者，目黄，胁痛，臑臂内后廉痛厥，掌中热痛。为此诸病，盛则泻之，虚则补之，热则疾之，寒则留之，陷下则灸之，不盛不虚，以经取之。盛者，寸口大再倍于人迎；虚者，寸口反小于人迎也。

【注释】

［1］心系：指心与其他四脏联系之脉络。

［2］目系：指眼球与脑相联系的脉络。

[3] 锐骨：掌后小指侧的高骨。

[4] 嗌干：咽部干燥感。《针灸甲乙经》中，嗌作“咽”讲。

【原文】

小肠手太阳之脉，起于小指之端，循手外侧，上腕，出踝[1]中，直上循臂骨下廉，出肘内侧两筋之间，上循臑外后廉，出肩解，绕肩胛，交肩上，入缺盆，络心，循咽，下膈，抵胃，属小肠；其支者，从缺盆循颈上颊，至目锐眦，却入耳中；其支者，别颊上䪼[2]，抵鼻，至目内眦，斜络于颧。

是动则病嗌痛，颔[3]肿，不可以顾，肩似拔，臑似折。是主液所生病者，耳聋，目黄，颊肿，颈、颔、肩、臑、肘、臂外后廉痛。为此诸病，盛则泻之，虚则补之，热则疾之，寒则留之，陷下则灸之，不盛不虚，以经取之。盛者，人迎大再倍于寸口；虚者，人迎反小于寸口也。

【注释】

[1] 踝：此指锐骨，即尺骨茎突。

[2] 䪼（zhuō，拙）：眼眶下部，包括颧骨内连及上牙床的部位。

[3] 颔：即下巴部。

【原文】

膀胱足太阳之脉，起于目内眦，上额，交巅；其支者，从巅至耳上循；其直者，从巅入络脑，还出别下项，循肩髆[1]内，挟脊，抵腰中，入循膂[2]，络肾，属膀胱；其支者，从腰中下挟脊，贯臀，入腘中；其支者，从髆内左右，别下贯胛，挟脊内，过髀枢[3]，循髀外，从后廉下合腘中，以下贯踹内，出外踝之后，循京骨至小指外侧。

是动则病冲头痛，目似脱，项如拔，脊痛，腰似折，髀不可以曲，腘如结[4]，踹如裂，是为踝厥[5]。是主筋所生病者，痔，疟，狂，癫疾，头囟项痛，目黄，泪出，鼽衄，项、背、腰、尻[6]、腘踹、脚皆痛，小指不用。为此诸病，盛则泻之，虚则补之，热则疾之，寒则留之，陷下则灸之，不盛不虚，以经取之。盛者，人迎大再倍于寸口；虚者，人迎反小于寸口也。

【注释】

[1] 肩髆：即肩胛骨。

[2] 膂：夹脊两旁的肌肉。

[3] 髀枢：股骨上端的关节（大转子）部，为髀骨嵌入处，有转枢作用，故称髀枢。

[4] 腘如结：指腘部筋脉有捆绑感，不能随意运动。腘，即膝屈处，俗称膝弯。

[5] 踝厥：指腘如结等症，是因本经经气失常，从外踝部向上厥逆所致，故称踝厥。

[6] 尻：脊骨的末端，尾骶骨部的统称。

【原文】

肾足少阴之脉，起于小指之下，邪走足心，出于然谷之下，循内踝之后，别入跟中，以上踹内，出腘内廉，上股内后廉，贯脊，属肾，络膀胱。其直者，从肾上贯肝膈，入肺中，循喉咙，挟舌本；其支者，从肺出络心，注胸中。

是动则病饥不欲食，面如漆柴[1]，咳唾则有血，喝喝[2]而喘，坐而欲起，目䀮䀮[3]如无所见，心如悬若饥状。气不足则善恐，心惕惕如人将捕之，是为骨厥[4]。是主肾所生病者，口热，舌干，咽肿，上气，嗌干及痛，烦心，心痛，黄疸，肠澼，脊股内后廉痛，痿厥，嗜卧，足下热而痛。为此诸病，盛则泻之，虚则补之，热则疾之，寒则留之，陷下则灸之，不盛不虚，以经取之。灸则强食生肉，缓带披发[5]，大杖重履而步。盛者，寸口大再倍于人迎；虚者，寸口反小于人迎也。

【注释】

[1] 面如漆柴：形容患者面色如漆黑而无光泽，消瘦如柴。

[2] 喝喝：形容喘声迫促。

[3] 目䀮䀮：（huāng，荒），《玉篇·目部》云："䀮，目不明"，指视物不清。
[4] 骨厥：肾主骨，肾经经气上逆而出现的病称骨厥。
[5] 缓带披发：指宽松衣带，散披头发，以使气血流畅。

【原文】

心主手厥阴心包络之脉，起于胸中，出属心包络，下膈，历络三焦[1]；其支者，循胸出胁，下腋三寸，上抵腋，下循臑内，行太阴、少阴之间，入肘中，下臂，行两筋之间，入掌中，循中指，出其端；其支者，别掌中，循小指次指，出其端。

是动则病手心热，臂肘挛急，腋肿，甚则胸胁支满，心中憺憺大动[2]，面赤，目黄，喜笑不休。是主脉所生病者，烦心，心痛，掌中热。为此诸病，盛则泻之，虚则补之，热则疾之，寒则留之，陷下则灸之，不盛不虚，以经取之。盛者，寸口大一倍于人迎；虚者，寸口反小于人迎也。

【注释】

[1] 历络三焦：这里是指自胸至腹依次联络上中下三焦。历，有经历的意思。
[2] 心中憺憺大动：形容心跳剧烈，心悸不宁。憺，震撼。张介宾注："动而不宁貌"。

【原文】

三焦手少阳之脉，起于小指次指之端，上出两指之间，循手表腕[1]，出臂外两骨之间，上贯肘，循臑外，上肩，而交出足少阳之后，入缺盆，布膻中，散落心包，下膈，循属三焦；其支者，从膻中上出缺盆，上项系耳后，直上出耳上角，以屈下颊至䪼；其支者，从耳后入耳中，出走耳前，过客主人前，交颊，至目锐眦。

是动则病耳聋浑浑焞焞[2]，嗌肿，喉痹。是主气所生病者，汗出，目锐眦痛，颊痛，耳后、肩、臑、肘、臂外皆痛，小指次指不用。如此诸病，盛则泻之，虚则补之，热则疾之，寒则留之，陷下则灸之，不盛不虚，以经取之。盛者，人迎大一倍于寸口；虚者，人迎反小于寸口也。

【注释】

[1] 手表腕：指手腕的背面。
[2] 浑浑焞（tūn，吞）焞：形容听觉模糊，听不清楚的意思。

【原文】

胆足少阳之脉，起于目锐眦，上抵头角下耳后，循颈行手少阳之前，至肩上却交出手少阳之后，入缺盆；其支者，从耳后入耳中，出走耳前，至目锐眦后；其支者，别锐眦，下大迎，合于手少阳，抵于䪼，下加颊车，下颈，合缺盆以下胸中，贯膈，络肝，属胆，循胁里，出气街，绕毛际横入髀厌[1]中；其直者，从缺盆下腋，循胸，过季胁，下合髀厌中，以下循髀阳[2]出膝外廉，下外辅骨之前，直下抵绝骨之端，下出外踝之前，循足跗上，入小指次指之间；其支者，别跗上，入大指之间，循大指歧骨内，出其端，还贯爪甲，出三毛。

是动则病口苦，善太息，心胁痛，不能转侧，甚则面微有尘，体无膏泽[3]，足外反热，是为阳厥。是主骨所生病者，头痛，颔痛，目锐眦痛，缺盆中肿痛，腋下肿，马刀侠瘿[4]，汗出振寒，疟，胸、胁、肋、髀、膝外至胫、绝骨、外踝前及诸节皆痛，小指次指不用。为此诸病，盛则泻之，虚则补之，热则疾之，寒则留之，陷下则灸之，不盛不虚，以经取之。盛者，人迎大一倍于寸口；虚者，人迎反小于寸口也。

【注释】

[1] 髀厌：即髀枢。环跳部，俗称大转子部。
[2] 髀阳：外为阳，内为阴，髀阳就是大腿的外侧。
[3] 体无膏泽：指全身肌肤失去濡润而无光泽。
[4] 马刀侠瘿：即瘰疬，生于颈及腋下等部位。

【原文】

肝足厥阴之脉，起于大指丛毛之际，上循足跗上廉，去内踝一寸，上踝八寸，交出太阴之后，上腘内廉，循股阴[1]，入毛中，过阴器，抵小腹，挟胃，属肝，络胆，上贯膈，布胁肋，循喉咙之后，上入颃颡[2]，连目系，上出额，与督脉会于巅；其支者，从目系下颊里，环唇内；其支者，复从肝，别贯膈，上注肺。

是动则病腰痛不可以俛仰，丈夫㿉疝[3]，妇人少腹肿，甚则嗌干，面尘，脱色。是主肝所生病者，胸满，呕逆，飧泄，狐疝[4]，遗溺，闭癃。为此诸病，盛则泻之，虚则补之，热则疾之，寒则留之，陷下则灸之，不盛不虚，以经取之。盛者，寸口大一倍于人迎；虚者，寸口反小于人迎也。

【注释】

[1] 股阴：即大腿的内侧。

[2] 颃颡：指咽后壁上的后鼻道。杨上善注："喉咙上孔名颃颡"。

[3] 㿉疝：病名，指睾丸肿大坠胀而痛的病证。

[4] 狐疝：病名，是因小肠坠入阴囊，平卧或用手推时肿物缩入腹腔，站立时又坠入阴囊，时上时下，如狐之出入无常，故名。类于腹股沟疝。

【经文分析】

本篇是《内经》中比较全面而又系统地论述十二经脉的篇章，对十二经脉的起止、循行、络属和交接做了详细的讨论，同时也论及了十二经脉的病候和治疗等内容。文中对十二经脉的记载，是几千年前我们祖先的重要发现，是祖国医学的重要组成部分，至今一直有效地指导着临床实践。

以手太阴肺经为例（余按此类推），首先，肺手太阴之脉，起于中焦，下络大肠，还循胃口，上膈属肺，从肺系横出腋下，下循臑内，行少阴心主（心包络）之前，下肘中，循臂内上骨下廉，入寸口，上鱼，循鱼际，出大指之端（少商穴）；其支者，从腕后（列缺穴）直出次指内廉，出其端（商阳穴）。

其次，"是动病"指外邪侵袭经脉而发生的病证，手太阴肺经"是动病"："肺胀满，膨膨而喘咳，缺盆中痛，甚则交两手而瞀，此为臂厥"。外邪侵袭肺之经脉，肺气不宣，则肺胀满，膨膨而喘咳；缺盆为手阳明大肠经所过，手太阴阳明相表里，肺气不宣，气伤则痛，故见缺盆中痛；外邪束表，经气不畅，逆而致两手交叉按于胸前及头昏眼花视物不清。

最后，"是主所生病"为本病发生影响到本经的病证，实际上其意思可以理解为：经脉上的腧穴可以主治该经脉所属脏腑及相关脏腑的病证，手太阴肺经可以主治其所属的肺的病证："咳，上气，喘渴，烦心，胸满，臑臂内前廉痛厥，掌中热。"其他如手阳明大肠经上的腧穴可以主治津液失常所致的各种病证；足阳明胃经上的腧穴则可以主治血失常所致的各种病证等。

关于"是动病"和"所生病"，历代医家注释不一，但其经脉辨证的方法和纲领对临床有一定指导意义，能将经络辨证和其他辨证方法灵活地结合起来，运用于临床，可以提高诊治水平。

（三）

【原文】

经脉十二者，伏行于分肉[1]之间，深而不见；其常见者，足太阴过于外踝之上，无所隐故也。诸脉之浮而常见者，皆络脉也。六经络，手阳明少阳之大络，起于五指间，上合肘中。饮酒者，卫气先行皮肤，先充络脉，络脉先盛。故卫气已平，营气乃满，而经脉大盛。脉之卒然动者，皆邪气居之，留于本末，不动则热，不坚则陷且空，不与众同，是以知其何脉之动也。

雷公曰：何以知经脉之与络脉异也？黄帝曰：经脉者，常不可见也，其虚实也，以气口知之。脉之见者，皆络脉也。

雷公曰：细子[2]无以明其然也。黄帝曰：诸络脉皆不能经大节之间，必行绝道而出入，复合于皮中，其会皆见于外。故诸刺络脉者，必刺其结上甚血者。虽无结，急取之，以泻其邪而出其血。留之发为痹也。凡诊络脉，脉色青，则寒且痛，赤则有热。胃中寒，手鱼之络多青矣；胃中有热，鱼际络赤。其暴黑者，留久痹也。其有赤、有黑、有青者，寒热气也。其青短者，少气也。凡刺寒热者，皆多血络，必间日而一取之，血尽而止，乃调其虚实。其小而短者少气，甚者写之则闷，闷甚则仆，不得言，闷者急坐之也。

【注释】

［1］分肉：张介宾注："分肉，言肉中之分理也。"

［2］细子：自谦之称。

【经文分析】

上述原文主要论述了络脉和经脉的区别及络脉的诊法。经脉与络脉的区别如下：经脉是"深而不见"，络脉是"浮而常见者"。经脉部位较深，不易看到，有病从寸口察知；络脉部位表浅，显露于外易见，有病直接观察其色以断之。络脉虽然有异于经脉，但与经脉有着不可分割的联系。在生理上，络脉能补充十二经脉之不足，起着重要的枢纽作用，从而使人体气血通畅和内脏上下各组织器官的相贯。

文中所述诊络脉之色可以察病的方法，尤其是诊手鱼际络脉法，不仅可以作为诊断寒热、气血痹阻等的体征，而且还可以诊察胃气的盛衰，对临床有一定的指导意义。最后原文所说的"其小而短者少气，甚则泻之则闷，闷甚者仆，不得言，闷者急坐之"是提示临床时凡遇体质素虚、元气亏损的患者，不能冒然针刺，以针泻后其气更虚，可发生闷甚仆不能言的晕针现象。若发生闷仆现象则应立即停针，使之安静，或扶之静坐（最好使之平卧）。对此，临床针刺时，应予足够的重视。

（四）

【原文】

手太阴之别，名曰列缺。起于腕上分间，并太阴之经，直入掌中，散入于鱼际。其病实则手锐掌热；虚则欠𠲿[1]，小便遗数。取之去腕半寸。别走阳明也。

手少阴之别，名曰通里。去腕一寸半，别而上行，循经入于心中，系舌本，属目系。其实则支膈[2]，虚则不能言。取之掌后一寸，别走太阳也。

手心主之别，名曰内关。去腕二寸，出于两筋之间，循经以上，系于心包，络心系。实则心痛，虚则为头强。取之两筋间也。

手太阳之别，名曰支正。上腕五寸，内注少阴；其别者，上走肘，络肩髃。实则节弛肘废；虚则生肬，小者如指痂疥。取之所别也。

手阳明之别，名曰偏历。去腕三寸，别入太阴；其别者，上循臂，乘肩髃，上曲颊偏齿；其别者，入耳，合于宗脉[3]。实则龋聋[4]；虚则齿寒痹隔[5]。取之所别也。

手少阳之别，名曰外关。去腕二寸，外绕臂，注胸中，合心主。病实则肘挛，虚则不收。取之所别也。

足太阳之别，名曰飞扬。去踝七寸，别走少阴。实则鼽窒[6]，头背痛；虚则鼽衄。取之所别也。

足少阳之别，名曰光明。去踝五寸，别走厥阴，下络足跗。实则厥，虚则痿躄，坐不能起。取之所别也。

足阳明之别，名曰丰隆。去踝八寸，别走太阴；其别者，循胫骨外廉，上络头项，合诸经之气，下络喉嗌。其病气逆则喉痹瘁喑[7]。实则狂巅，虚则足不收，胫枯。取之所别也。

足太阴之别，名曰公孙。去本节之后一寸，别走阳明；其别者，入络肠胃。厥气上逆则霍乱，实则肠中切痛；虚则鼓胀。取之所别也。

足少阴之别，名曰大钟。当踝后绕跟，别走太阳；其别者，并经上走于心包，下外贯腰脊。其病气逆则烦闷，实则闭癃[8]，虚则腰痛。取之所别者也。

足厥阴之别，名曰蠡沟。去内踝五寸，别走少阳；其别者，经胫上睾，结于茎。其病气逆则睾肿卒疝。实则挺长，虚则暴痒。取之所别也。

任脉之别，名曰尾翳[9]。下鸠尾，散于腹。实则腹皮痛，虚则痒搔。取之所别也。

督脉之别，名曰长强。挟膂上项，散头上，下当肩胛左右，别走太阳，入贯膂。实则脊强，虚则头重，高摇之，挟脊之有过者。取之所别也。

脾之大络，名曰大包。出渊腋下三寸，布胸胁。实则身尽痛，虚则百节尽皆纵。此脉若罗络之血者，皆取之脾之大络脉也。

凡此十五络者，实则必见，虚则必下。视之不见，求之上下。人经不同，络脉异所别也。

【注释】

[1] 欠㰦：欠，呵欠；㰦，张开口。

[2] 支膈：胸膈间有支撑不舒的感觉。

[3] 宗脉：泛指经脉汇集之处。

[4] 龋聋：即龋齿耳聋。

[5] 痹隔：指膈间闭塞不畅之意。

[6] 鼽窒：指鼻塞不通。

[7] 瘁喑：突然失音。

[8] 闭癃：闭指大便不通，癃指小便不利。

[9] 尾翳：即鸠尾穴，位于心前蔽骨下端。

【经文分析】

上述原文论述了十五络脉的名称、部位，循行经路和虚实病证，亦是经络辨证的内容之一。文中所论十五别络，是以从经脉别出处的络穴命名的，它不同于十二经别，主要分布于肢端，加强了表里经之间的密切联系。此为十四经脉别出的络脉加脾之大络，合称“十五别络”，与一般的络脉不同，在生理上有其特殊的作用，是阴阳经脉表里之间的枢纽，主要作用是传注经络之气。文末所论“人经不同，络脉异所别也”，提示我们对经络生理、病理的认识，乃至临床辨证和治疗，必须遵循“因人而异”的原则。

思考题

（1）经络学说在中医学理论体系中有何意义？

（2）十二经的名称、起止点及其循行路线如何？

（3）经脉和络脉如何区别？病证特点怎样？临床上有何意义？

（4）试述十五别络的名称及分布。

灵枢·营气

【题解】

营气，是水谷化生、营运于脉中的精微物质。本篇主要讨论了营气的形成及其循行的规律，故名“营气”。全篇经文主要讨论了营气的生成、性质、输布及其功能，还指出了营气运行于十二经脉的规律。

（一）

【原文】

黄帝曰：营气之道，内谷为宝[1]，谷入于胃，乃传之肺，流溢于中，布散于外。精专[2]者行于经隧[3]，常营无已，终而复始，是谓天地之纪[4]。

【注释】

[1] 营气之道，内谷为宝：内，音义同纳，即受纳之意。营气乃受纳水谷精气所生成，是维持生命的最宝贵的物质，所以称“内谷为宝”。

［2］精专：指饮食物中化生出的最精纯的部分。

［3］经隧：隧，隧道。经隧，气血运行的道路。因经脉位置较深，伏而不见，故称经隧。

［4］天地之纪：自然规律。

【经文分析】

本段主要讨论了营气的生成、性质、输布及其功能。营气的生成，正如经文所指出的“营气之道，内谷为宝”，说明营气的来源，主要由水谷精微之气所化生，是由水谷入胃，经人体的气化作用，中焦脾胃的吸收转输，上注于肺脉，成为血脉的组成部分，并按照十四经（十二经脉、督脉、任脉）常道，运行于经脉之中。营气是水谷精微中最精纯的部分，其功能是“常营无已，终而复始”，运行于经脉之中，通达全身，以营养四肢百骸、五脏六腑，为人体生命活动中不可缺少的基本物质。本段论点也为临床治疗营血不足从调理脾胃着眼，提供了理论根据。

（二）

【原文】

故气从太阴出，注手阳明，上行注足阳明，下行至跗上，注大指间，与太阴合。上行抵髀，从髀注心中。循手少阴，出腋下臂，注小指。合手太阳，上行乘腋，出䪼内，注目内眦。上巅下项，合足太阳，循脊下尻，下行注小指之端，循足心，注足少阴。上行注肾，从肾注心，外散于胸中。循心主脉，出腋下臂，出两筋之间，入掌中，出中指之端，还注小指次指之端。合手少阳，上行注膻中，散于三焦。从三焦注胆，出胁，注足少阳。下行至跗上，复从跗注大指间。合足厥阴，上行至肝，从肝上注肺。上循喉咙，入颃颡之窍[1]，究于畜门[2]。其支别者，上额循巅下项中，循脊入骶，是督脉也。络阴器，上过毛中，入脐中，上循腹里，入缺盆。下注肺中，复出太阴。此营气之所行也，逆顺[3]之常也。

【注释】

［1］颃颡之窍：指软腭与鼻相通处。

［2］畜门：外鼻道。

［3］逆顺：张志聪注：“谓经脉内外之血气，交相逆顺而行也”。马莳注：“此营气之所行，或逆数，或顺数，皆合常脉。”

【经文分析】

本段讨论了营气运行于十二经脉的循行规律。本段经文所论述的营气在人体中的循行规律，与十二经脉的流注顺序是基本一致的，即始于手太阴肺经，传递到足厥阴肝经后又复入手太阴肺经，如此循行不息。而营气的别行路径是从肝别出，向上经额、巅，下项入督脉，再绕阴器而交任脉，由任脉流注于肺，再开始新的循环。这就是营气在十四经流注的次序。

关于营气的生成、功能及运行规律，还可以参考《内经》中的《素问·痹论》、《灵枢·营卫生会》、《灵枢·邪客》等篇。

思考题

（1）如何理解“营气之道，内谷为宝”。

（2）营气在人体中的循行规律是怎样的？

素问·骨空论（节选）

【题解】

骨空即骨孔。本篇所论骨空乃腧穴所在之处，文中虽论及风病、经脉等多种不同疾病，但治疗时所取穴位每在骨孔之中，故名“骨空论”。节选经文主要讨论了任、冲、督三脉循行及病候。

【原文】

任脉者，起于中极之下，以上毛际，循腹里上关元至咽喉，上颐循面入目。冲脉者，起于气街，并少阴之经，侠脐上行，至胸中而散。任脉为病，男子内结七疝[1]；女子带下瘕聚[2]。冲脉为病，逆气里急[3]。督脉为病，脊强反折。督脉者，起于少腹以下骨中央，女子入系廷孔[4]，其孔，溺孔之端也，其络循阴器合篡间[5]，绕篡后，别绕臀，至少阴与巨阳中络者，合少阴上股内后廉，贯脊属肾，与太阳起于目内眦，上额交巅上，入络脑，还出别下项，循肩髆内，侠脊抵腰中，入循膂络肾；其男子循茎下至篡，与女子等；其少腹直上者，贯脐中央，上贯心，入喉，上颐还唇，上系两目之下中央。此生病，从少腹上冲心而痛，不得前后，为冲疝，其女子不孕，癃痔遗溺嗌干。督脉生病治督脉，治在骨上，甚者在脐下营。其上气有音者，治其喉中央，在缺盆中者，其病上冲喉者，治其渐，渐者上侠颐也。

【注释】

［1］内结七疝：腹内结为七疝。马莳注："乃五脏疝及狐疝、癞疝也"。

［2］带下瘕聚：带下，统言带脉以下的各种病变，泛指各种妇科病变。瘕聚，此处总言腹部的癥瘕积聚。

［3］逆气里急：逆气，指气逆上冲；里急，指腹内拘急疼痛。

［4］廷孔：指阴道口。

［5］篡间：前后二阴之间，即会阴部。

【经文分析】

本篇节选经文主要论述了任脉、冲脉、督脉三条奇经的循行路线及其所主病证。三脉均起于少腹，出于会阴，上行于腹正中、腹两侧及背正中，一源而三歧，由此说明它们在生理上、病理上有着必然的密切联系，并指出任、冲、督各脉经气失常的病证，如"男子内结七疝，女子带下瘕聚"的任脉病证、"逆气里急"的冲脉病证，以及"脊强反折"、"从少腹上冲心而痛，不得前后，为冲疝，其女子不孕，癃痔遗溺嗌干"的督脉病证。后世据此而有"冲为血海、任主胞胎"的说法，为临床内科、妇科"久发"、"频发"的疑难杂证从奇经辨证治疗提供了根据，尤其是常见妇科疾病，如月经病、带下病等，常由冲任气血失调所致，故调补冲任为治疗妇科疾病的最常用的方法，对临床辨证论治有一定的指导意义。

关于任、冲、督三脉的循行部位，除本篇外，还可以参考《内经》的其他篇章，如《素问·痿论》、《灵枢·五音五味》、《灵枢·逆顺肥瘦》、《灵枢·动输》、《灵枢·海论》等均有说明，但各篇所载，不尽一致，故应互参。

思考题

（1）任、冲、督三脉是怎样循行的？

（2）说明任、冲、督三脉为病的病候。

附　篇

灵枢·九针十二原（节选）

【题解】

九针：九种不同的针具；十二原：论人体十二原穴的意义。本篇主要论述九种不同形态的针具的名称、功用，十二原穴在人体的重要意义及十二原穴的治疗意义。本篇以九针引申针法理论，以十二原引申腧穴理论，重点是论述针灸的基本理论观点，故取名"九针十二原"。节选经文主要论述了编撰《针经》之目的等重要意义，用针（针刺治疗）的基本原则，针刺补泻的应用原则和操作方法，针刺操作的基本要求，九种不同形状和用途的针具，以及人体十二原穴的分布和主要作用，注重针刺治病的效应，论述针刺可治久病。

【原文】

黄帝问于岐伯曰：余子万民，养百姓，而收其租税。余哀其不给，而属有疾病。余欲勿使被毒药[1]，无用砭石[2]，欲以微针[3]通其经脉，调其血气，营其逆顺出入之会[4]。令可传于后世，必明为之法，令终而不灭，久而不绝，易用难忘，为之经纪[5]。异其章[6]，别其表里，为之终始[7]，令各有形[8]，先立针经[9]，愿闻其情。

岐伯答曰：臣请推而次之，令有纲纪，始于一，终于九焉，请言其道。小针[10]之要[11]，易陈而难入[12]，粗守形[13]，上守神[14]，神乎神，客在门[15]，未睹其疾，恶知其原[16]。刺之微，在速迟[17]，粗守关，上守机[18]，机之动，不离其空[19]，空中之机，清静而微[20]，其来不可逢，其往不可追[21]。知机之道者，不可挂以发[22]，不知机道，叩之不发[23]，知其往来，要与之期[24]，粗之暗[25]乎，妙哉。工独有之。往者为逆，来者为顺[26]，明知逆顺，正行无问[27]。逆而夺之[28]，恶得无虚，追而济之[29]，恶得无实，迎之随之，以意和之，针道毕矣。

【注释】

［1］毒药：一方面，是指古代对一般药物的统称。《素问·五常政大论》将药物分为大毒、常毒、小毒、无毒四类。汪机云："以能攻病，皆谓之毒。"另一方面，指药性剧烈的药物。岳美中云："涤固之疾，服药中病则瞑眩，瞑眩愈剧，奏效愈宏。"《尚书·说命》曰："若药弗瞑眩，厥疾弗瘳"。

［2］砭石：为最早的针具，又称为"石针"，是我国最早医疗工具之一，为楔形石块，用于砭刺患部以治疗各种疼痛及排脓放血等，约起源于新石器时代。

［3］微针：《灵枢识》注："微针小针，盖谓九针中之毫针。"《灵枢集注》云："微针，九针之外，又立小针也。"又说，微针指九针。可参。

［4］营其逆顺出入之会：营，管理、调节。《诗·小雅》云："召伯营之"，郑玄笺："营，治也。"逆顺，经脉的不同走向。出入，经气由外入内或由内出外。

［5］经纪：秩序，引申为条理。

［6］异其章：分别篇章。《太素》补遗本作"异其篇章"，为四言句，前后文则一致。

［7］别其表里，为之终始：使《黄帝内经·灵枢》内容层次清晰，有始有终。

［8］令各有形：形，此指针具的形状。意为使九针各有不同的形态。

［9］针经：即《黄帝内经·灵枢》。《类经·针刺类》注："《灵枢》即名《针经》，义本诸此。"

［10］小针：九针。

［11］要：要领。

［12］易陈而难入：陈，陈述。入，深入。《类经·针刺类》注："易陈者，常法易言也。难入者，精微难及也。"

［13］粗守形：粗，指技术低劣的医师。形，指所能看到的皮、肉、关节、腧穴及医师施术时的操作形式。《类经·针刺类》注："粗工守形迹之见在也。"《黄帝内经灵枢注证发微》注："下工泥于形迹，徒守刺法。"《灵枢·小针解》注："粗守形者，守刺法也。"

［14］上守神：上，指技术高明的医师。神，精神气血的内在变化。《灵枢·小针解》注："上守神者，守人之血气有余不足，可补泻也……神者，正气也。"《黄帝内经灵枢注证发微》注："所谓神者，人之正气也"。

［15］神乎神，客在门：前一"神"，感叹词，后一"神"，神气、经气、正气。客，外来邪气。门，指腧穴。全句意为正气的变化是很微妙的，当仔细分析；邪气侵入，当识其出入之处，即腧穴。

［16］未睹其疾，恶知其原：睹，同睹，视也。《黄帝内经灵枢注证发微》注："若未能先睹何经之疾，则恶知其病源所在，自有所治之处哉？"

［17］刺之微，在速迟：速迟，为用针快慢，此指手法而言。《黄帝内经灵枢注证发微》注："刺

之微妙，在于速迟。速迟者，即用针有徐疾之意也。”

［18］粗守关，上守机：关，四肢关节的腧穴。机，经气至的动静时机。《类经·针刺类》注：“粗守关，守四肢之关节也。上守机，察气至之动静也”。

［19］空：同孔，指腧穴。

［20］清静而微：清静而微，经气活动变化是微妙而不易觉察的。《类经·针刺类》注：“言察宜详慎也”。

［21］其来不可逢，其往不可追：其来，指邪气方盛；逢，补法。其往，指邪气渐衰；追，泻法。《黄帝内经灵枢集注》注：“如其气方来，乃邪气正盛，邪气盛则正气大虚。不可乘其气来，即迎而补之，当避其邪气之来……不可乘其气往，追而泻之，恐伤其正气。”

［22］不可挂以发：挂，差也。发，毫发。不可差于毫发之间，指应及时施行针刺补泻。《黄帝内经灵枢集注》张志聪注：“静守于来往之间而补泻之，少差毫发之间则失矣。”

［23］叩之不发：发，发针，指不能及时掌握施行补泻时机，如箭在弦，应发射而不射。《黄帝内经灵枢集注》注：“叩之不发，补泻失时。”

［24］要与之期：要，通“约”。《灵枢·小针解》注：“要与之期者，知气之可取之时也。”

［25］暗：愚昧不明。

［26］往者为逆，来者为顺：指经气盛衰情况。《灵枢·小针解》注：“往者为逆者，言气之虚而小，小者逆也。来者为顺者，言形气之平，平者顺也。”《类经·针刺类》注：“往，气之去也，故为之逆；来，气之至也，故为之顺。”

［27］正行无问：正行，依据法则治疗。问，疑问。《类经·针刺类》注：“知往来之逆顺，则正法行之，而不必疑而更问也。”

［28］逆而夺之：夺，泻法。经气虚小反用泻法，使其更虚。

［29］追而济之：追，随也，顺也。济，补法。经气平顺反用补法，使其变实。

【原文】

凡用针者，虚则实之，满则泄之，宛陈则除之，邪胜则虚之。大要[1]曰：徐而疾则实，疾而徐则虚[2]。言实与虚，若有若无[3]，察后与先[4]，若存若亡[5]，为虚与实，若得若失[6]。虚实之要，九针最妙，补泻之时，以针为之。泻曰，必持内之，放而出之，排阳得针，邪气得泄[7]。按而引针，是谓内温[8]，血不得散，气不得出也。补曰随之，随之，意若妄之[9]，若行若按，如蚊虻止[10]，如留如还，去如弦绝[11]，令左属右，其气故止[12]，外门已闭，中气乃实，必无留血，急取诛之[13]。持针之道，坚者为宝[14]，正指直刺[15]，无针左右，神在秋毫[16]，属意病者[17]，审视血脉者，刺之无殆[18]。方刺之时，必在悬阳，及与两卫[19]，神属勿去，知病存亡。血脉者，在腧横居[20]，视之独澄，切之独坚[21]。

【注释】

［1］大要：古医书名。

［2］徐而疾则实，疾而徐则虚：徐、疾，指针刺的速度慢与快。实，补法，虚，泻法。全句意为：慢进针快出针为补法，快进针慢出针为泻法。《灵枢·小针解》云：“徐而疾则实者，言徐内而疾出也。疾而徐则虚者，言疾内而徐出也。”

［3］言实与虚，若有若无：针下有气的为实，针下无气的为虚。《灵枢·小针解》说：“言实者有气，虚者无气也。”《类经·针刺类》注：“实之与虚，在有气无气耳。气本无形，故若有若无，善察之者，神悟于有无之间也。”《素问·针解》云：“言实与虚者，寒温气之多少也。若有若无者，疾不可知也。”

［4］察后与先：分清疾病的缓急，而决定治疗的先后次序。《类经·针刺类》注：“求病所急，而治分先后也。”

［5］若存若亡：根据气之虚实，而决定是否留针及留针的久暂。

[6] 为虚与实，若得若失：实证，泻而祛之，使患者若有所失。虚证，补而实之，使患者若有所得。《灵枢·小针解》：“言补者佖（bì 必）然若有得也，泻则怳然若有失也。”

[7] 泻曰，必持内之，放而出之，排阳得针，邪气得泄：《针灸甲乙经》“泻曰”下有“迎之，迎之意”五字，“得针”作“出针”，义长。全句意为：泻法要持针快速刺入，得气后，慢慢出针，摇大针孔，排开表阳，使邪气有其出路，随针外泄。放而出之：摇大针孔，使邪气得出之意。排阳得针：阳，表阳。排阳，排开表阳，以去邪气。

[8] 按而引针，是谓内温：引针，即出针。“温”当读“蕴”。内温：指气血蕴蓄于内。“按而引针，是谓内温”意为泻法出针若按闭针孔，邪气就会蕴积于内而不得外泄。

[9] 补曰随之，随之，意若妄之：《针灸甲乙经》“妄”作“忘”。谓补则随，随亦当刺法轻巧，使患者有若无其事的感觉。

[10] 如蚊虻止：谓进针、捻转，针处犹如蚊虻叮咬皮肤的感觉。

[11] 去如弦绝：针刺气至后，迅速出针，其速度之快，如箭离弓弦。

[12] 令左属右，其气故止：指左右手配合协调，右手出针，左手随即快速按闭，使针孔闭合，经气留止。

[13] 必无留血，急取诛之：补法不应有留血，若留有瘀血，应迅速去除，《黄帝内经灵枢注证发微》注：“如有留血，当急取以责之。但此补法，必无留血者也。”

[14] 坚者为宝：强调持针坚强稳定。杨上善注：“持针不坚，则气散不从针”，《黄帝内经灵枢集注》注：“坚者，手如握虎也。”另一方面，针刺时，持针须坚定有力。《类经·针刺类》注：“坚而有力，则直达病所。”

[15] 正指直刺：手指持针要端正，对准穴位直接准确刺入。《类经·针刺类》注：“正而不斜，则必中气穴。”

[16] 神在秋毫：指医者必须聚精会神，明察细微的变化。《类经·针刺类》注：“医之神见，在悉秋毫，必精必确。”神，指医师的神志。秋毫，鸟兽在秋天新生的细毛，比喻极纤细之事物。

[17] 属意病者：全神贯注地观察患者。属，专注，指精神集中于患者。

[18] 无殆：没有危险。殆：危险。

[19] 必在悬阳，及与两卫：《针灸甲乙经》“卫”作“衡”，卫繁体字与“衡”相似，故疑为“衡”。两卫即两衡，指两眉。悬阳，阳，通“扬”，即眉之上下。在此指眉间及面部。“必在悬阳，及与两衡”，意为医者的精神注意力应集中在患者的两目、眉间及面部的神色变化。

[20] 在腧横居：腧，腧穴。血络由于经脉痹阻不通，而显现于腧穴上的现象。《黄帝内经灵枢集注》注：“一经上实下虚而不通者，此必有横络盛加于大经，令之不通。”

[21] 视之独澄，切之独坚：澄，清晰。痹阻之血络横居显露，视之颜色分明，按之坚硬。《黄帝内经灵枢集注》注：“故有血络横在于经腧者，当视之独清，切之独确而去之也。”

【原文】

九针之名，各不同形：一曰镵针，长一寸六分；二曰员针，长一寸六分；三曰鍉针，长三寸半；四曰锋针，长一寸六分；五曰铍针，长四寸，广二分半；六曰员利针，长一寸六分；七曰毫针，长三寸六分；八曰长针，长七寸；九曰大针，长四寸。镵针者，头大末锐，去泻阳气。员针者，针如卵形，揩摩分间，不得伤肌肉，以泻分气。鍉针者，锋如黍粟之锐，主按脉勿陷，以致其气。锋针者，刃三隅，以发痼疾。铍针者，末如剑锋，以取大脓。员利针者，大如氂，且员且锐，中身微大，以取暴气。毫针者，尖如蚊虻喙，静以徐往，微以久留之而养，以取痛痹。长针者，锋利身薄，可以取远痹。大针者，尖如梃，其锋微员，以泻机关之水也。九针毕矣。

黄帝曰：愿闻五藏六府所出之处。岐伯曰：五藏五腧，五五二十五腧；六府六腧，六六三十六腧。经脉十二，络脉十五，凡二十七气以上下，所出为井，所溜为荥，所注为腧，所行为经，所入为合，二十七气所行，皆在五腧也。节之交，三百六十五会，知其要者，一言而终，不知其要，流散无穷，所言节者，神气之所游行出入也，非皮肉筋骨也。

五藏有六府，六府有十二原，十二原出于四关[1]，四关主治五藏。五藏有疾，当取之十二原，十二原者，五藏之所以禀三百六十五节气味也[2]。五藏有疾也，应出十二原，而原各有所出，明知其原，睹其应[3]，而知五藏之害矣。阳中之少阴，肺也，其原出于太渊，太渊二。阳中之太阳，心也，其原出于大陵，大陵二。阴中之少阳，肝也，其原出于太冲，太冲二。阴中之至阴，脾也，其原出于太白，太白二。阴中之太阴，肾也，其原出于太溪，太溪二。膏之原，出于鸠尾，鸠尾一。肓之原，出于脖胦，脖胦一。凡此十二原者，主治五藏六府之有疾者也。胀取三阳，飧泄取三阴。

今夫五藏之有疾也，譬犹刺也，犹污也，犹结也，犹闭也[4]。刺虽久，犹可拔也；污虽久，犹可雪[5]也；结虽久，犹可解也；闭虽久，犹可决也。或言久疾之不可取者，非其说也。夫善用针者，取其疾也，犹拔刺也，犹雪污也，犹解结也，犹决闭也。疾虽久，犹可毕[6]也。言不可治者，未得其术也。刺诸热者，如以手探汤；刺寒清者，如人不欲行。阴有阳疾者，取之下陵三里，正往无殆，气下乃止，不下复始也。疾高而内者，取之阴之陵泉；疾高而外者，取之阳之陵泉也。

【注释】

［1］四关：两膝和两肘关节的合称。《类经·经络类》注："四关者，即两肘两膝，乃周身骨节之大关也。故凡井荥输原经合穴，皆手不过肘，足不过膝。"

［2］十二原者，五藏之所以禀三百六十五节气味也：十二原穴，是全身经脉三百六十五气穴经气所输注的地方，即经气集中之处。禀：给予。气味：水谷之气味。《类经·经络类》注："此十二原者，乃五藏之气所注，三百六十五节气味之所生也。"

［3］睹其应：应，反应。睹其应，意指观察脏腑病变在腧穴上的反应。

［4］犹刺也，犹污也，犹结也，犹闭也：比喻人体患病，就好似肌肉扎了刺，物体染上污点，绳子打了结，河道淤阻不通一样。《黄帝内经灵枢集注》注："夫风雨寒暑，大惊卒恐，犹刺犹污，病从外入者也；阴阳喜怒，饮食居处，犹结犹闭，病由内生者也……污在皮毛，刺在肤肉，结在血脉，闭在筋骨。"

［5］雪：洗涤。《灵枢识》注："雪，洗也"。

［6］毕：结束，引申为疾病治愈。

素问·宝命全形论（节选）

【题解】

宝，通"保"，宝命，即保护生命，珍惜生命的意思；全形，保全形体。宝命全形，即保养生命之意，又称摄生、养生。本篇开篇云："天覆地载，万物悉备，莫贵于人。"说明人的生命是宝贵的；又云："君王众庶，尽欲全形"，凡是人类，都希望保全形体健康，故名"宝命全形论"。本篇首先论述了人体气血虚实与自然界阴阳五行变化的密切关系，指出人类要保护自己的形体和生命，就必须遵循自然界阴阳五行的运行规律来养生与预防疾病，方能保全形体，健康长寿。其次，又论述了五行生克的关系及针刺法则和行针候气的要求。节选经文主要论述了人命至贵，指出生命衰败时坏腑的表现；论人与天地统一的关系；针刺治病的五个基本法则，医师在针刺时必须具备的临床态度，应该细察病情、全神贯注、谨慎用针。

【原文】

黄帝问曰：天覆地载，万物悉备，莫贵于人。人以天地之气生，四时之法成，君王众庶，尽欲全形，形之疾病，莫知其情，留淫日深，著于骨髓，心私虑之。余欲针除其疾病，为之奈何？岐伯曰：夫盐之味咸者，其气令器津泄；弦绝者，其音嘶败；木敷者，其叶发[1]；病深者，其声哕[2]。

夫人生于地，悬命于天，天地合气，命之曰人。

木得金而伐，火得水而灭，土得木而达[3]，金得火而缺，水得土而绝。万物尽然，不可胜竭[4]。针有悬布[5]天下者五，黔首共余食[6]，莫知之也。一曰治神[7]，二曰知养身[8]，三曰知毒药为真[9]，四曰制砭石小大，五曰知府藏血气之诊。

岐伯曰：凡刺之真，必先治神，五藏已定，九候[10]已备，后乃存针[11]，众脉不见，众凶弗闻[12]，外内相得[13]，无以形先[14]，可玩往来[15]，乃施于人。人有虚实，五虚勿近，五实勿远[16]，至其当发，间不容瞚[17]。手动若务[18]，针耀而匀[19]，静意视义[20]，观适之变，是谓冥冥[21]，莫知其形，见其乌乌，见其稷稷[22]，从见其飞，不知其谁[23]，伏如横弩[24]，起如发机[25]。

岐伯曰：刺虚者须其实，刺实者须其虚，经气已至，慎守勿失，深浅在志[26]，远近若一[27]，如临深渊，手如握虎，神无营于众物[28]。

【注释】

[1] 木敷者，其叶发：树木久陈、衰老，其叶凋落。

[2] 病深者，其声哕（huì）：邪气深入，日久病情危重者，气逆发出的声音浊恶不善。

[3] 土得木而达：达，于鬯《香草续校书·内经素问》云：“《说文·辵部》云：‘达，行不相遇也。’行不相遇为达字本义，则达之本义竟是不通之谓……土得木者，木克土也。土受木克而曰达，非行不相遇之意乎？上文云木得金而伐，火得水而灭，下文云金得火而缺，水得土而绝。达字与伐，灭、缺、绝等于同一韵，义亦一类。”张志聪注：“此得所胜之气而为制化也。”

[4] 不可胜竭：竭，《说文解字·立部》注：“竭，负举也。”段注：“凡手不能举者，负而举之。”王冰注：“言物类虽不可竭尽而数，要之皆如五行之气，而有胜负之性分尔。”即数之不尽或不胜枚举之义。

[5] 悬布：悬，吊挂。布，宣告。

[6] 黔首共余食：黔首，战国及秦代对民众的称谓。《说文解字》注：“黔，黎也。秦谓民为黔首，谓黑色也。”张介宾注：“黔首，黎民也。共，皆也。余食，犹食之弃余，皆不相顾也。”

[7] 治神：治，治理，调理。神，一指患者的精神状态，二指医师精神专一，以达针刺治病而调治患者的神志。《类经·针刺类》注：“医必以神，乃见无形，病必以神，血气乃行，故针以治神为首务。”《素问吴注》云：“专一精神，心无他务，所谓神无营于众物是也。”

[8] 知养身：懂得养生的道理。《类经·针刺类》注：“不知养身，置针于无用之地，针家不可不知，如终始篇云：新刺勿内，已刺勿醉，已刺勿怒，已刺勿劳，已刺勿饱，已刺勿饥，已刺勿渴之类皆是也。”

[9] 知毒药为真：真，有正之意，即正确。谓掌握药物的性味、功效。《黄帝内经素问集注》注：“毒药所以攻邪者也，如知之不真，用之不当，则反伤其正气矣。”

[10] 九候：三部九候的脉象。

[11] 存针：存意于针刺之法，即考虑施用针刺之法。马莳注：“盖惟神气既肃，而后可以专心用针也。”

[12] 众脉不见，众凶弗闻：众目视之如不见，众口喧闹如不闻。脉，视；凶，通“讻”，喧闹之声。

[13] 外内相得：外表证候应与内在病机相符合。

[14] 无以形先：不能把外表证候作为诊断的首要依据。

[15] 可玩往来：玩，王冰注：“言精熟也”。往来，指经脉气血运行往来情况。

[16] 五虚勿近，五实勿远：《素问·玉机真藏论》云：“脉盛、皮热、腹胀、前后不通、闷瞀，此谓五实。脉细、皮寒、气少、泄利前后、饮食不入，此谓五虚。”张介宾认为：“虚病不利于针，故五虚勿近。实邪最所当用，故五实勿远”，意指对于五虚不可草率针刺治疗，对于五实不可轻易放弃针刺治疗。又有释义为：五虚勿近，对虚证患者不能急于攻下。近，接近，此指采用泻法刺。五实勿远：对实证患者不能迟缓不泻。远，远离，此指迟缓不泻。可参。

［17］间不容瞚：瞚，“瞬”的异体字，一眨眼，指准确地把握针刺时机而不可有瞬息的延误。《素问吴注》云：“瞚，瞬也。言施针有时不可以瞬息误也。”《黄帝内经太素·知针石》注：“至其气至机发，不容眴目也，容于眴目即失机，不得虚实之中。”

［18］手动若务：运用针刺手法时要专心致志。务，专一。

［19］针耀而匀：指针具应洁净，针刺手法应均匀一致。王冰注：“谓针形光净而上下匀平。”张介宾注：“耀，精洁也。匀，举措从容也。”

［20］静意视义：义，通“仪”，仪容，指医者针刺时专心致志、仔细观察患者的面部神色变化。

［21］冥冥：幽隐，无影无形之意，形容经气运行变化的玄妙。《类经·针刺类》云：“冥冥，幽隐也。莫知其形，言血气之变不形于外，惟明者能察有于无，既所谓观于冥冥焉。”

［22］见其乌乌，见其稷稷：言气之往来。气至之时，如鸟一样云集；气盛之时，如稷一样繁茂。《类经·针刺类》云：“乌乌，言气至如鸟之集也。稷稷，言气盛如稷之繁也。”

［23］从见其飞，不知其谁：《黄帝内经素问注证发微》注：“但见其气有往来，如鸟之飞，并不知谁为之主而然也。”

［24］伏如横弩：指留针候气时，如张弓待发，屏息静气。伏：指留针候气。横弩：张弓。弩，一种利用机械力量发射箭的弓。

［25］起如发机：起，指起针时。

［26］深浅在志：强调医者应根据情况选择正确的针刺深浅。深浅，指针刺深浅。志，思想、意念。

［27］远近若一：强调针刺时得气是最基本的要求。吴崑注：“穴在四肢者为远，穴在腹背者为近，取气一也。”

［28］神无营于众物：指针刺时精神专注，不为其他事物所干扰。营，通“荧”，惑乱。众物，外界事物。

素问·八正神明论（节选）

【题解】

八正：八节正气。神明：形容诊治技术的灵验精通，神妙无穷。本篇介绍了天地八正等自然变化对人体气血阴阳的影响，强调顺应八正之气、调理人体气血可取得神奇的疗效，故篇名为“八正神明论”。节选经文主要论述了季节不同、月相盈亏差异使人体营卫气血的虚实状态不同，针刺虚实补泻应有所宜忌；还提出了医师可以通过观察外在的病象而测知内在脏腑气血荣卫的变化，还强调了预防疾病的重要性。

【原文】

黄帝问曰：用针之服[1]，必有法则焉，今何法何则？岐伯对曰：法天则地，合以天光[2]。帝曰：愿卒闻之。岐伯曰：凡刺之法，必候日月星辰，四时八正之气[3]，气定[4]乃刺之。是故天温日明，则人血淖液[5]而卫气浮，故血易泻，气易行；天寒日阴，则人血凝泣而卫气沉。月始生，则血气始精[6]，卫气始行；月郭满[7]，则血气实，肌肉坚；月郭空，则肌肉减，经络虚，卫气去[8]，形独居。是以因天时而调血气也。

是以天寒无刺，天温无疑；月生无泻，月满无补；月郭空无治。是谓得时而调之。因天之序，盛虚之时，移光定位，正立而待之[9]。故曰：月生而泻，是谓脏虚；月满而补，血气扬溢[10]；络有留血[11]，命曰重实；月郭空而治，是谓乱经。阴阳相错，真邪不别，沉以留止，外虚内乱[12]，淫邪乃起[13]。

观其冥冥[14]者，言形气荣卫之不形于外，而工独知之。以日之寒温，月之虚盛，四时气之浮沉，参伍[15]相合而调之，工常先见之。然而不形于外，故曰观于冥冥焉！

上工救其萌芽，必先见三部九候之气，尽调不败而救之，故曰上工[16]。下工救其已成，救其已败，救其已成者，言不知三部九候之相失，因病而败之也[17]。

请言神，神乎神，耳不闻，目明，心开而志先，慧然独悟[18]，口弗能言，俱视独见，适若昏，昭然独明，若风吹云，故曰神。

【注释】

［1］服：王冰注："服，事也"，此指针刺操作。

［2］合以天光：指顺应日月星辰的运行变化规律。天光，指日月星辰。《类经·针刺类》注："天之明在日月，是谓天光。"

［3］八正之气：指八节之气，即四立（立春、立夏、立秋、立冬），二分（春分、秋分），二至（夏至、冬至）。又指八方之位，即四正四隅。可参。《黄帝内经素问注证发微》注："八正者，八节之正气也。四立、二分、二至曰八正。"此外，还有天地八正之说，《黄帝素问直解》云："八正，天地八方之正位也。天之八正，日月星辰也。地之八正，四方四隅也。"

［4］气定：根据四时八正之气而行刺法。王冰注："谓八节之风气静定，乃可以刺经脉，调虚实也。"

［5］淖液：即"淖泽"，濡润之意。

［6］血气始精：气血运行通畅之意。《类经·针刺类》注："精，正也，流利也。"

［7］月郭满：月郭谓月的轮廓。《汉书·尹赏传》颜注："郭，谓四周之内也。"月郭满，即月亮正圆。《黄帝内经太素·天忌》注："脉中血气及肉，皆随月坚盛也。"

［8］卫气去：即卫气不足。《黄帝内经太素·天忌》注："经脉之内，阳气随月皆虚；经络之外，卫之阳气亦随月虚，故称为去，非无卫气也。"

［9］移光定位，正立而待之：是古天文学家用圭表测量日影的长短，以定时序的方法。《黄帝内经素问经注节解》注："光，日光也。日随时而移，气随日而至，春夏日行南陆，秋冬日转北陆，春夏之日长，秋冬之日短。位，气之所在也……言用针者，当随日之长短，而定其气之所在，肃容静气，以持针而刺之。"

［10］扬溢：充满盈盛之意。

［11］络有留血：《黄帝内经太素·天忌》作"经有留止"，可参。

［12］外虚内乱：指因卫气不足于外，邪气内侵，导致正气紊乱于内。

［13］淫邪乃起：病邪乘虚而入则发病。

［14］冥冥：幽深，深奥微妙。此言血气变化之不可见也。

［15］参伍：彼此相参，相互印证，反复参合。

［16］上工救其萌芽……故曰上工：高世栻注："萌芽，病之微也。上工治病，救其萌芽，必先见三部九候之气尽调之，乘其正气不败而救之，故曰上工。"

［17］下工救其已成……因病而败之：高世栻注："若邪病已成，正气已败而救之，斯为下工。救其已成者，言不知三部九候之相失，而病已成也。救其已败者，因病而败之也。"张介宾注："救其萌芽，治之早也；救其已成，治之迟也。早者易，功收万全；迟者难，反因病以败共形，在知与不知之间耳，所以有上工下工之异。"

［18］慧然独悟：王冰注："慧然，谓清爽也"。慧然独悟，指清晰而又独到的领悟之义。

灵枢·经别（节选）

【题解】

本篇主要介绍了十二经别循行的路线。"经别"其实就是十二经脉之别道而行的部分，其循行的路线不仅部位深而且距离长——由四肢深入内脏，再由内脏出于头颈。因为本篇主要阐述了经别的出入离合及其走行的路线，所以，篇名为“经别”。节选经文主要论述了学习经脉理论的重要性。

【原文】

夫十二经脉者，人之所以生，病之所以成，人之所以治[1]，病之所以起[2]，学之所始，工之所止[3]也。粗之所易，上之所难也[4]。

【注释】

[1] 治：正常。

[2] 起：起色，在此指病愈。

[3] 止：要到达的境界。

[4] 粗之所易，上之所难也：十二经脉理论被技术粗劣的医师认为是很容易掌握的简单知识，而从技术高明的医师看来，认为是难以精通、需要刻苦钻研的学问。

素问·刺禁论（节选）

【题解】

本篇主要论述针刺禁忌问题，故以“刺禁论”名篇。本篇主要列举了禁刺的部位和误刺脏腑、经络等而引起的不良后果，轻者致盲、聋、跛、肿、瘖、遗溺，重者致死亡，警示医者应小心谨慎，谨遵法则刺治。同时，本篇还提出暴饮暴食、大饥大渴、过度疲劳、情绪剧烈波动等情况下，不可针刺。节选经文主要论述了五脏固尽有部，施针不可不察。

【原文】

肝生于左，肺藏于右[1]，心部于表，肾治于里[2]，脾为之使，胃为之市[3]。鬲肓之上[4]，中有父母[5]，七节之傍，中有小心[6]，从之有福，逆之有咎。

【注释】

[1] 肝生于左，肺藏于右：以肝肺脏气及运行而言，肝气从左而升，肺气从右而降，合天地之气东升西降之理。高世栻注：“人身面南，左东右西，肝主春生之气，位居东方，故肝生于左；肺主秋收之气，位居西方，故肺藏于右。”

[2] 心部于表，肾治于里：张志聪注：“心为阳脏而主火，火性炎散，故心气分部于表；肾为阴脏而主水，水性寒凝，故肾气主治于里。”

[3] 脾为之使，胃为之市：高世栻注：“脾主为胃行其津液，以灌四旁，故脾为之使。胃为水谷之海，众物所聚，故胃为之市。”趋走不息谓之使，百物聚集谓之市。市，聚集货物，进行买卖之处。这里用以比喻胃之受盛饮食物的功能。

[4] 鬲肓之上：鬲，指横膈膜；肓，指膈上心下部位。鬲肓之上，即人体心肺所在部位。

[5] 父母：指心肺两脏。

[6] 小心：这里指肾脏。

素问·血气形志（节选）

【题解】

本篇主要讨论了人体在生理情况下，六经气血之多少和针刺的方法及形志苦乐引起的不同病证和治法，故篇名曰“血气形志”。同时，本篇还指出了五脏腧穴在背部的部位，并说明取穴的计算方法。节选经文主要讨论了三阴三阳经气血之多少及互相间的表里关系。

【原文】

夫人之常数[1]，太阳常多血少气，少阳常少血多气，阳明常多气多血，少阴常少血多气，厥阴常多血少气，太阴常多气少血[2]。此天之常数[3]。

足太阳与少阴为表里，少阳与厥阴为表里，阳明与太阴为表里，是为足阴阳也。手太阳与少阴为表里，少阳与心主为表里，阳明与太阴为表里，是为手之阴阳也。

【注释】

［1］人之常数：气血在十二经中分布的正常数。

［2］太阳常多血少气，少阳常少血多气，阳明常多气多血，少阴常少血多气，厥阴常多血少气，太阴常多气少血：阳气有太阳、阳明、少阳三阳，太阳初升则气少，少阳虽少但经白昼阳气积累较太阳为多气。阳明为中午时分中天烈日自然多气，阳生阴长，气足血旺，自然多气多血；阴阳相应消长变化，气多血少，血少气多。三阴配三阳，阴阳表里两经也如此。

［3］天之常数：天，先天禀赋。六经气血多少是先天禀赋所定。常数，正常之数、自然定数。

灵枢·根结（节选）

【题解】

根，是经脉之气始生之处；结，是经脉之气归结之地。本篇详述了足之三阴三阳经根结的部位与穴名，对应于开、阖、枢而具有不同作用及其所主的疾病；又列举了手足三阳经各自之根、溜、注、入等部位的诸穴；还论述了代脉的意义，针刺补泻的操作要根据患者的体质及外邪情况区分针刺疾、徐、浅、深、多、少的不同，以及根据形气、病气的盛衰进行针刺补泻等。由于本篇的内容着重于经络的根结本末与治疗的关系，而且把“根结”理论的讨论置于篇首，所以篇名称作“根结”。节选经文主要提出了体质差异与针刺的关系，以及根据形气与病气的盛衰进行针刺补泻。

【原文】

黄帝曰：逆顺五体[1]者，言人骨节之大小，肉之坚脆，皮之厚薄，血之清浊，气之滑涩，脉之长短，血之多少，经络之数，余已知之矣，此皆布衣匹夫之士也。夫王公大人，血食之君，身体柔脆，肌肉软弱，血气慓悍滑利[2]，其刺之徐疾浅深多少，可得同之乎？岐伯答曰：膏粱菽藿之味[3]，何可同也？气滑即出疾，其气涩则出迟，气悍则针小而入浅，气涩则针大而入深，深则欲留，浅则欲疾。以此观之，刺布衣者，深以留之，刺大人者，微以徐之，此皆因气慓悍滑利也。

形气[4]不足，病气[5]有余，是邪胜也，急泻之[6]；形气有余，病气不足，急补之[7]；形气不足，病气不足，此阴阳气俱不足[8]也，不可刺之，刺之则重不足[9]。重不足则阴阳俱竭，血气皆尽，五脏空虚，筋骨髓枯，老者绝灭，壮者不复矣。形气有余，病气有余，此谓阴阳俱有余也。急泻其邪，调其虚实。故曰：有余者泻之，不足者补之，此之谓也。

【注释】

［1］逆顺五体：指五种体质类型的常人与变异者。五体，张介宾注：“五体者五形之人也”。逆顺，异常的为逆，正常的为顺。

［2］血气慓悍滑利：指气血运行快速而滑利。

［3］膏粱菽藿之味：食用肥美食物和食用粗糙食物的人。膏，肥肉；粱，细粮；菽，豆类的总称；藿，豆叶。

［4］形气：形，形体外貌。气，功能表现。形气即形体与神气，又言身形的状况，可参。

［5］病气：指邪气，又指病证的状况，可参。

［6］急泻之：形气不足，病气有余，属外虚内实，故用泻法。《类经·针刺类》注：“貌虽不足，而神气病气皆有余，此外似虚而内则实，邪气盛也，当急泻之。”

［7］急补之：形气有余，病气不足，属外实内虚，故用补法。《类经·针刺类》注："形虽壮伟，而病气神气则不足，此外似实而内则虚，正气衰也，当急补之。"

［8］阴阳气俱不足：在外形体不足，在内正气虚弱，两者俱不足，故阴阳双虚。《类经·针刺类》注："阳主外，阴主内，若形气病气俱不足，此表里阴阳俱虚也。"

［9］重不足：指阴阳本虚，再以针刺致虚，使虚上加虚。

灵枢·终始（节选）

【题解】

本篇阐发了有关经脉病候证治，内容涉及三阴三阳经各自的病证在人迎与寸口部位的脉象表现，以及其在治疗时的补泻方法及针刺的间隔日期等，说明了在临证时必须根据脉证的虚实，来决定补泻的手法。本篇还阐明了循经近刺法和上病下取、下病上取的远道刺法的适用病证，并指出针刺的深浅先后，一定要根据疾病性质、四季时令、患者体质、针刺部位等各方面的具体情况而灵活运用。同时，本篇也提出开阖补泻的操作与针下得气感的辨别方法，解释了"气至而有效"的意义和效果的判定方法，以及治神在针刺中的重要作用。最后，本篇详述了十二种针刺的禁忌和十二经脉气将绝时的症状表现。由于经文强调医者针刺治疗时，必须掌握脏腑阴阳变化、经脉气血运行等自始至终的变化规律，"终始"又是《内经》中引用的古篇名，故本篇仍沿用古篇名，以"终始"名篇。节选经文主要论述了针刺禁忌的重要性。

【原文】

凡刺之禁。新内[1]勿刺，新刺勿内；已醉勿刺，已刺勿醉；新怒勿刺，已刺勿怒；新劳勿刺，已刺勿劳；已饱勿刺，已刺勿饱；已饥勿刺，已刺勿饥；已渴勿刺，已刺勿渴；大惊大恐，必定其气乃刺之。乘车来者，卧而休之，如食顷乃刺之。出行来者，坐而休之，如行千里顷乃刺之。凡此十二禁者，其脉乱气散，逆其营卫，经气不次，因而刺之，则阳病入于阴，阴病出为阳，则邪气复生。粗工勿察，是谓伐身，形体淫泆，乃消脑髓，津液不化，脱其五味，是谓失气也。

【注释】

［1］内：行房。

第五章 病因病机

病因，即发病的原因。病机，即疾病发生、发展、变化及转归的机理。病因病机学说是阐释疾病发生的原因及其致病特点，以及疾病发生、发展和转归的学说。《内经》认识病因是基于阴阳学说及天人相应的理论，因此，认为外在自然气候的反常变化和内在情志的过度刺激，是导致疾病发生的两大重要致病因素，前者称为“六淫”，后者称为“七情”。六淫的共同特点是具有季节性、地域性。七情在一般情况下属于正常生理活动范围，只有突然、强烈、持久的情志刺激才能成为致病因素，七情致病的共同特点是引起气机紊乱。

《内经》把各种致病因素称为“邪气”，把人体对各种致病因素的防御能力称为“正气”，疾病的发生与否，取决于正邪两方的力量对比，认为“正气存内，邪不可干”（《素问遗篇·刺法论》）、“邪之所凑，其气必虚”（《素问·评热病论》），强调了内因是发病的决定因素、外因是发病的重要条件的发病学观点。《内经》认为疾病是千变万化的，但其基本病变机理不外邪正盛衰、阴阳失调、升降失常等几个主要方面。这几个主要方面，不仅是《内经》研究、分析疾病变化机理的主要内容，而且也是后世认识疾病发生、发展与转归及对病证辨证论治的理论依据。

《内经》涉及病因病机的篇章很多，主要见于《素问·生气通天论》、《素问·玉机真藏论》、《素问·至真要大论》、《素问·举痛论》及《灵枢·百病始生》等。

灵枢·百病始生

【题解】

百病，泛指各种疾病。始生，开始发生，即发病。本文着重论述各种疾病发生的原因和发病原理，故以百病始生名篇。内容包括：病因的分类及发病原理；病邪侵入人体后，由表及里的传变过程；邪气留着体内，形成积的过程和机理；病生于阴及“察病知应”的补泻治法。

（一）

【原文】

黄帝问于岐伯曰：夫百病之始生也，皆生于风雨寒暑，清湿喜怒。喜怒不节则伤藏，风雨则伤上，清湿则伤下。三部之气，所伤异类，愿闻其会[1]。岐伯曰：三部之气各不同，或起于阴，或起于阳，请言其方。喜怒不节则伤藏，藏伤则病起于阴也；清湿袭虚，则病起于下；风雨袭虚，则病起于上，是谓三部[2]。至于其淫泆，不可胜数。

黄帝曰：余固不能数，故问先师[3]，愿卒闻其道。岐伯曰：风雨寒热，不得虚，邪不能独伤人。卒然逢疾风暴雨而不病者，盖无虚，故邪不能独伤人。此必因虚邪之风，与其身形，两虚相得，乃客其形。两实相逢，众人肉坚。其中于虚邪也，因于天时，与其身形，参以虚实[4]，大病乃成。气有定舍，因处为名[5]，上下中外，分为三员[6]。

【注释】

［1］愿闻其会：会，指伤人“三部之气”与人身的会合情况。

［2］三部：指上、中、下三部。杨上善注：“内伤五脏，即中内之部也。风雨从头背而下，故为上部之气，清湿从尻脚而上，故为下部之气。”张介宾注：“百病始生，无非外感内伤，而复有上、中、下之分也。受病之始，只此三部。”

［3］先师：《黄帝内经太素》作“天师”。

［4］参以虚实：参，参合也。马莳注：“可以见人之中于邪者，由于天时之虚，与其身形之虚，故参以虚实之法，则知大病之所由成也。”杨上善注：“虚者，形虚也。实者，邪气盛实也。两者相合，故大病成也。”

［5］气有定舍，因处为名：气，指邪气。定舍，即留止之处。杨上善注：“邪气舍定之处，即因处以施病名，如邪舍形头，即为头眩等头病也；若舍于腹，即为腹痛泄利等病也；若舍于足，则为足悗不仁之病也。”

［6］上下中外，分为三员：员，《说文解字》云：“物数也”，即记数之量词，如言若干人称为若干员。马莳注：“三员，犹言三部也。盖人身大体，自纵而言之，则以上中下为三部，自横而言之，则以在表、在里、半表半里为三部，故谓上中下外之三员也。”

（二）

【原文】

是故虚邪之中人也，始于皮肤，皮肤缓则腠理开，开则邪从毛发入，入则抵深，深则毛发立，毛发立则淅然，故皮肤痛。留而不去，则传舍于络脉，在络之时，痛于肌肉，其痛之时息，大经乃代[1]。留而不去，传舍于经，在经之时，洒淅[2]喜惊。留而不去，传舍于输，在输之时，六经不通四肢，则肢节痛，腰脊乃强。留而不去，传舍于伏冲之脉，在伏冲之时，体重身痛[3]。留而不去，传舍于肠胃，在肠胃之时，贲响腹胀，多寒则肠鸣飧泄，食不化；多热则溏出糜。留而不去，传舍于肠胃之外，募原之间，留著于脉。稽留而不去，息而成积。或著孙脉，或著络脉，或著经脉，或著输脉，或著于伏冲之脉，或著于膂筋[4]，或著于肠胃之募原，上连于缓筋[5]，邪气淫泆，不可胜论。

【注释】

［1］大经乃代：代谓代络受邪。张介宾注：“络浅于经，故痛于肌肉之间，若肌肉之痛时渐止息，是邪将去络而深，大经代受之矣。”

［2］洒淅（xiǎn xī，显希）：形容恶寒的状貌。

［3］体重身痛：冲脉为血海，邪留冲脉，则血气不能充溢于身形，故体重身痛。

［4］膂筋：张介宾注：“膂，吕同，脊骨也。脊内之筋曰膂筋。”

［5］缓筋：即腹壁挟脐两旁之筋膜。

（三）

【原文】

黄帝曰：愿尽闻其所由然。岐伯曰：其著孙络之脉而成积者，其积往来上下，臂手孙络之居也[1]，浮而缓，不能句[2]积而止之，故往来移行肠胃之间，水凑渗注灌，濯濯有音，有寒则䐜䐜满雷引[3]，故时切痛。其著于阳明之经，则挟脐而居[4]，饱食则益大，饥则益小[5]。其著于缓筋也，似阳明之积，饱食则痛，饥则安[6]。其著于肠胃之募原也，痛而外连于缓筋，饱食则安，饥则痛[7]。其著于伏冲之脉者，揣之应手而动，发手[8]，则热气下于两股，如汤沃之状[9]。其著于膂筋，在肠后者，饥则积见，饱则积不见[10]，按之不得。其著于输之脉者，闭塞不通，津液不下，孔窍干壅。此邪气之从外入内，从上下也。

黄帝曰：积之始生，至其已成，奈何？岐伯曰：积之始生，得寒乃生，厥乃成积[11]也。黄帝曰：其成积奈何？岐伯曰：厥气生足悗[12]，悗生胫寒，胫寒则血脉凝涩，血脉凝涩则寒气上入于肠胃，入于肠胃则䐜胀，䐜胀则肠外之汁沫迫聚不得散，日以成积。卒然多食饮，则肠满。起居不节，用力过度，则络脉伤。阳络伤则血外溢，血外溢则衄血；阴络伤则血内溢，血内溢则后血。肠胃之络伤，则血溢于肠外，肠外有寒，汁沫与血相抟，则并合凝聚不得散，而积成矣。卒然外中于寒，若内伤于忧怒，则气上逆，气上逆则六输[13]不通，温气不行，凝血蕴裹而不散，津液涩渗，著而不去，而积皆成矣。

【注释】

［1］臂手孙络之居也：杨上善注："居，著也。邪气著于臂手孙络。"张介宾注："盖积在大肠小肠之络，皆属手经。"

［2］句：《针灸甲乙经》作"拘"，义同，谓拘束之使不移动。

［3］雷引：谓雷鸣引痛。

［4］挟脐而居：指积在于脐之两侧。因阳明之脉挟脐下行，故其为积，挟脐而居。

［5］饱食则益大，饥则益小：阳明属胃，受水谷之气，故饱食则其积益大，饥则谷气衰少，故积益小。

［6］饱食则痛，饥则安：张志聪注："饱食则胀故痛，饥则止而安也。"安，即不痛之谓。

［7］饱食则安，饥则痛：张志聪注："饱则津液渗润于外，故安；饥则干燥，故痛也。"

［8］发手：即放手。

［9］热气下于两股，如汤沃之状：张志聪注："发手则热者，冲脉之血气充于外也。冲脉下循阴股，出于胫气之街，其气下于两股。如汤沃之状者，因积而成热也。"

［10］饥则积见，饱则积不见：张介宾注："膂筋在肠胃之后，饥则肠空，故积可见，饱则肠满蔽之，故积不可见，按之亦不可得也。"

［11］得寒乃生，厥乃成积："厥"下《黄帝内经太素》有"上"字。杨上善注："邪得寒气入舍于足以为积始也，故曰得寒乃生也。寒厥，邪气上行入于肠胃以成于积也。"

［12］厥气生足悗：张介宾注："厥气，逆气也。寒逆于下，故生足悗，谓肢节痛滞不便利也。"

［13］六输：张介宾注："六经之输"。

（四）

【原文】

黄帝曰：其生于阴者[1]，奈何？岐伯曰：忧思伤心；重寒伤肺；忿怒伤肝；醉以入房，汗出当风伤脾；用力过度，若入房汗出浴，则伤肾。此内外三部之所生病者也[2]。

黄帝曰：善。治之奈何？岐伯答曰：察其所痛，以知其应[3]，有余不足，当补则补，当写则写，毋逆天时，是谓至治。

【注释】

［1］其生于阴者：与前"病起于阴"同义，指病起于内脏。

［2］此内外三部之所生病者也：本句系在补充论述"脏伤则病起于阴"的基础上，回应开篇"三部之气所伤异类"的总结语。

［3］察其所痛，以知其应：审察病证的部位、性质，即可知相应的内在病变。痛，此泛指病变症状。

【经文分析】

1."三部之气"病因分类及"两虚相得"的发病原理　《内经》论述的病因，涉及六淫外邪、情志所伤、饮食失宜、起居不慎、劳力过度、跌仆堕坠及醉酒房劳等诸多方面，但总的概括来说又可区分为阴阳两大类及其内含的三部之气，即起于阳的天、地邪气和起于阴的七情内伤。文中所谓三部之气是指伤于上的风雨，伤于下的清湿和伤于内的喜怒七情。因风雨寒暑与清湿邪气，源于天、地，多从外部肌肤侵入，故曰起于阳；而七情内伤，直接引起机体内部五脏气机变化，故曰起于阴。

这一病因分类方法，与《素问·调经论》“夫邪之生也，或生于阴，或生于阳。其生于阳者，得之风雨寒暑；其生于阴者，得之饮食居处，阴阳喜怒”所论相同，是中医学病因分类研究的滥觞，奠定了病因学说研究的基础。

外感病发病是机体正气不足以抗邪，邪气侵害而导致的，本篇提出“两实相逢，众人肉坚”，为正气充足，邪气不犯，故机体不发病；若“两虚相得，乃客其形”，则为正气不足以抗拒病邪侵袭而发病。同时，在正邪双方力量的分析中，又特别强调正气在发病中的作用。“风雨寒热，不得虚，邪不能独伤人”及“卒然逢疾风暴雨而不病者，盖无虚，故邪不能独伤人”均说明邪气在发病过程中只是一个条件，而正气不足则是发病与否的决定因素。一般情况下，外在的病邪必须通过内在的正虚而致病。这一观点与《素问·评热病论》的“邪之所凑，其气必虚”、《素问·刺法论》的“正气存内，邪不可干”的观点相同，均突出了正气在发病中的主导作用。

需要注意的是，对于“盖无虚，故邪不能独伤人”的理解也不能拘泥，不可认为只要“正气存内”，就能“邪不可干”。《内经》在重视正气的同时，也十分强调《素问·刺法论》所提倡的“避其毒气”及《素问·上古天真论》提出的“虚邪贼风，避之有时”，因此，我们要正确认识《内经》的发病观，全面把握正气与邪气在发病中的意义，切不可断章取义。

2. 外感病邪由表及里的传变规律 《内经》以四时不正之气乘人体正气虚弱之时伤人的外感病发病及其传变规律为例，一方面说明了虚邪侵袭人体的传变途径，另一方面对病邪由表入里，最后成“积”做了进一步论述。

外邪由表入里，由浅入深的传变规律为：皮肤→络脉→经脉→输脉→伏冲之脉→肠胃→募原。病邪每到一处，都会影响该部位的功能，产生相应的病证。如虚邪侵及皮毛则见毛发立、淅然皮肤痛，侵入肠胃则贲响腹胀等。

外邪伤人，由浅入深，由表入里，逐步深入，最后客留于肠胃之外，募原之间，外邪渐次内传的内在机理是正不胜邪，邪气留而不去，并在传舍过程中，因邪气益深，病情益重，传变日久，病情也会随着疾病的传变日趋复杂，最终与气血相互凝结形成积块。因此外感病应早期诊治，防微杜渐，及时切断传变途径，若待其“邪气淫泆”，则变化多端，病情必将复杂难治。

3. 积的临床表现及鉴别诊断 积是腹内肿块，或胀或痛的一种病证，本篇论述了不同部位积病的各种不同表现，其初始生成之时，体积微小多不易觉察，至其肿块渐大，则可触摸探察。如积在脉络，因络脉浮浅松弛，其活动度相对较大，可“往来上下”移动；积在输脉，则“孔窍干燥壅塞”等。

其鉴别方法可从积的部位固定与否，活动度大小，搏动情况与进食关系及是否有水液波动和伴随兼症综合判断。一般而言，部位浅表的孙络积，其活动度相对较大，可往来上下移行胃肠之间；阳明胃肠之积则与进食关系密切，或“饱食则安，饥则痛”或“饱食则痛，饥则安”，或“饱食则益大，饥则益小”；伏冲之积类似于血管瘤，可“揣之应手而动”。这些论述为积的分类和辨证提供了较好的方法和思路。

4. 积的病因病机 积病的病因病机总的是邪气“稽留而不去”、“日以成积”，本篇论述将其概括为三个方面：一为外感寒邪。如清湿之气伤下，寒起于足，血脉凝涩，胫寒足悗，寒邪循脉上犯肠胃，肠胃寒凝气厥，迫使肠外汁沫聚结，日久成积。二为饮食居处失节，劳力过度。即饮食居处失节，劳力过度可致肠胃络伤出血，血溢遇寒，汁沫与血相抟，凝聚成积。三为忧思郁怒。情志太过，导致气机紊乱，气血凝滞，津液输布失常，寒邪与水、瘀相互抟结而形成。

《内经》论积，尤其强调寒邪的主导作用，因寒为阴邪，其性凝滞收引，而人身气血“喜温而恶寒，寒则泣而不能流，温则消而去之”（《素问·调经论》），寒邪逆入肠胃，合其血脉凝涩与痰湿搏结，日久成积。此外，则与饮食、劳倦、情志、起居等致病因素影响津液、血液运行相关。故其病机总不离“寒凝、气滞、血瘀、津停”几个方面的综合作用。这对后世肿瘤发病机理及治疗方法的研究颇有启发。如肿瘤治疗，一般认为体壮或病初起者，当以活血化瘀、行气消积为主，兼化痰养血；体虚者或病之后期，则当养血活血、攻补兼施。

5.“病起于阴”及察痛知应的诊治原则 “病起于阴”即病发于五脏，包括：忧思动神，故伤心；形寒饮冷重寒，则伤肺；愤怒致肝气逆乱，而伤肝；汗出当风则脾所主的四肢肌肉受伤，故伤脾；用力过度或入房则骨气动，肾气浮，此时汗出沐浴则水湿之气伤肾。与本篇篇首“三部之气，所伤异类”相呼应，强调五脏疾病的产生，常由内外合邪所致，是多病因综合作用的结果。

对内外三部之气所致疾病的诊治原则，原文提出了“察其所痛，以知其应”的辨证方法，以及依据辨证结果而确立相应补泻手段，结合因时制宜的“至治”原则。即首先根据疾病的临床表现，以确定其所对应的部位、性质、脏腑，明确其病证名称，做到“气有定舍，因处为名”；其次，依据病证临床表现确定虚实补泻，做到“当补则补，当泻则泻”；最后要因时制宜，做到“毋逆天时”，顺应自然，根据时令季节确定治法。

思考题

（1）“三部之气，所伤异类”的具体情况如何？
（2）如何理解“两虚相得，乃客其形”的发病观点。
（3）外邪由表入里的传变途径是怎样的？
（4）如何理解积病形成的病因病机及其临床意义。
（5）简述“病起于阴”的内容。

素问·举痛论

【题解】

举，列举；痛，疼痛。本篇专论因寒致痛的病理和病证，故曰“举痛论”。但《新校正》云：“所以名举痛之义未详，按本篇乃黄帝问五脏卒痛之疾，疑举乃卒字之误也”可参。本篇主要内容为因寒致痛的病理及其证候特征，痛证的诊法与辨证，九气致病的病机及其临床表现。

（一）

【原文】

黄帝问曰：余闻善言天者，必有验于人；善言古者，必有合于今；善言人者，必有厌[1]于己。如此，则道不惑而要数[2]极，所谓明也。今余问于夫子，令言[3]而可知，视[4]而可见，扪[5]而可得，令验于己，而发蒙解惑，可得而闻乎？

岐伯再拜稽首对曰：何道之问也？帝曰：愿闻人之五藏卒痛，何气使然？岐伯对曰：经脉流行不止，环周不休。寒气入经而稽迟[6]，泣[7]而不行，客于脉外则血少，客于脉中则气不通，故卒然而痛。

帝曰：其痛或卒然而止者，或痛甚不休者，或痛甚不可按者，或按之而痛止者，或按之无益者，或喘动应手者，或心与背相引而痛者，或胁肋与少腹相引而痛者，或腹痛引阴股者，或痛宿昔而成积者，或卒然痛死不知人，有少间复生者，或痛而呕者，或腹痛而后泄者，或痛而闭不通者，凡此诸痛，各不同形，别之奈何？

岐伯曰：寒气客于脉外则脉寒，脉寒则缩蜷，缩蜷则脉绌急[8]，绌急则外引小络，故卒然而痛。得炅[9]则痛立止。因重中于寒，则痛久矣。寒气客于经脉之中，与炅气相薄则脉满，满则痛而不可按也。寒气稽留，炅气从上，则脉充大而血气乱，故痛甚不可按也。寒气客于肠胃之间，膜原[10]之下，血不得散，小络急引故痛。按之则血气散，故按之痛止。寒气客于挟脊之脉，则深按之不能及，故按之无益也。寒气客于冲脉，冲脉起于关元[11]，随腹直上，寒气客则脉不通，脉不通则气因之，故喘动应手矣。寒气客于背俞之脉[12]则脉泣，脉泣则血虚，血虚则痛，其俞注于心，故相引而痛。按之则热气至，热气至则痛止矣。寒气客于厥阴之脉，厥阴之脉者，络阴器，系于肝，寒气客于脉中，则血泣脉急，故胁肋与少腹相引痛矣。厥气客于阴股，寒气上及少腹，血泣在下相引，故腹痛引阴股。寒气客于小肠膜原之间，络血之中，血泣不得注于大经，血气稽留不得行，故宿昔而成积矣。寒气客于五藏，厥逆上泄，阴气竭，阳气未入[13]，故卒然痛死不知人，气复反则生矣。寒气客于肠胃，厥逆上出，故痛而呕也。寒气客于小肠，小肠不得成聚[14]，故后泄腹痛矣。热气留于小肠，肠中痛，瘅热[15]焦渴，则坚干不得出，故痛而闭不通矣。

【注释】

［1］厌：合。《国语·周语》注："克厌天心。"《荀子·儒效》注："天下厌然犹一也。""厌"均释为"合"。"有厌于己"即"有合于己"。

［2］要数：即真理。杨上善注："数，理也。"

［3］言：指问诊和闻诊。

［4］视：指望诊。

［5］扪：通"摸"，《通雅》注："古无'摸'字，即'扪'也。"此指切诊。

［6］稽迟：《说文解字》注："稽，留止也"，"迟，徐行也"。稽迟即留止而不行。

［7］泣：音义同"涩"。

［8］绌急：绌，屈曲。急，拘急。

［9］炅：热。《通雅》注："《灵》、《素》之炅，当与热同。"

［10］膜原：胸腹腔内肓膜的原系。

［11］关元：穴名，在脐下三寸。

［12］背俞之脉：指足太阳之脉也。

［13］厥逆上泄……阳气未入：杨上善注："寒气入五脏中，厥逆上吐，遂令阴气竭绝，阳气未入之间，卒痛不知人，阳气入脏还生也。"

［14］小肠不得成聚：张介宾注："小肠为丙火之腑，而寒邪胜之，则阳气不化，水谷不得停留，故为后泄腹痛。"

［15］瘅热：内热。

（二）

【原文】

帝曰：所谓言而可知者也。视而可见，奈何？岐伯曰：五藏六府，固尽有部[1]，视其五色，黄赤为热，白为寒，青黑为痛，此所谓视而可见者也。

帝曰：扪而可得，奈何？岐伯曰：视其主病之脉[2]，坚而血及陷下者[3]，皆可扪而得也。

【注释】

［1］固尽有部：谓面部皆有一定之分部。

［2］主病之脉：病邪所在之经脉。

［3］坚而血及陷下者：血，《黄帝内经素问校释》注："在此义难通，疑'盛'字蚀脱。"张介宾注："脉坚者，邪之聚也。血留者，络必盛而起也。陷下者，血气不足，多阴候也。凡是者，皆可摸而得之。"

（三）

【原文】

帝曰：善。余知百病生于气也，怒则气上，喜则气缓，悲则气消，恐则气下，寒则气收，炅则气泄，惊则气乱，劳则气耗，思则气结，九气不同，何病之生？岐伯曰：怒则气逆，甚则呕血及飧泄[1]，故气上矣。喜则气和志达，荣卫通利，故气缓矣。悲则心系急，肺布叶举，而上焦不通，荣卫不散，热气在中，故气消矣。恐则精却，却则上焦闭，闭则气还，还则下焦胀，故气不行矣。寒则腠理闭，气不行，故气收矣。炅则腠理开，荣卫通，汗大泄，故气泄。惊则心无所倚，神无所归，虑无所定，故气乱[2]矣。劳则喘息汗出，外内皆越[3]，故气耗矣。思则心有所存，神有所归，正气留而不行，故气结矣。

【注释】

［1］怒则气逆，甚则呕血及飧泄：张介宾注："怒，肝志也。怒动于肝，则气逆而上，气逼血升，故甚则呕血。"马莳注："肝木乘脾，则脾为木侮，故下为飧泄。"

［2］气乱：张介宾注："大惊卒恐，则神志散失，血气分离，阴阳破败，故气乱矣。"

［3］外内皆越：马莳注："喘则内气越，汗则外气越，故气以之而耗散也。"

【经文分析】

1. 疼痛产生的病因病机 疼痛的产生主要是以寒邪入侵机体为主，致使经络闭阻、营卫凝滞、气滞血瘀及营卫不通、脏腑失养、血虚不荣而发生疼痛，后世医家将其总结为不通则痛和不荣则痛两个方面。生理情况下，机体经脉畅通，气血流行，环周不休，通则不痛；而在病理情况下，由于寒气入经，其性凝滞收引，客于脉外则气滞而血凝，客于脉中则血涩而气虚，故卒然而痛。一是血脉凝涩，气血运行不畅，不通则痛；二是血行涩滞，脏腑经络失养，不荣则痛。前者属实，后者为虚，是疼痛发生的病机总纲。

另外，本篇篇首还提出归类比象、推演络绎、以表知里的辨证思维方法，即"言而可知，视而可见，扪而可得"，强调了四诊合参的诊法原则。

2. 疼痛的证候特点 本篇分析了十四种疼痛的证候特点，从喜按拒按辨识者，如"痛而不可按"、"按之而痛止"、"按之无益"、"喘动应手"；从疼痛特点分析者，如"痛或卒然而止"、"痛甚不休"、"卒然痛死不知人"、"腹痛引阴股"、"心与背相引而痛"、"胁肋与少腹相引而痛"等；从疼痛相兼证认识者，如"痛而呕"、"痛而后泄"、"痛而闭不通"、"痛宿昔而成积"等。

凡得热而疼痛缓解者，是寒邪伤于脉外，病位尚浅，故可用按摩、艾灸、热熨之法缓解；疼痛拒按者，是寒热交争剧烈，按之则气血愈加逆乱，故拒按；按之痛不减者，是寒邪深伏于里，按之不能达于病所，故按之不减；痛而喜按者，是寒气客于肠外小络，按之血气畅通，阳气通达，故按之痛止；持续疼痛者，是寒邪稽留既久且深，凝结不解；寒客背俞之脉，可见心与背相引而痛；寒伤厥阴，经气不利，可见胁肋与少腹相引而痛；寒气客于阴股则腹痛引阴股；寒气客于冲脉使血滞而上逆，故痛处搏动应手；邪客小肠膜原之间，日久气凝聚，故痛久而兼积聚；寒邪伤胃失其和降，上逆而兼呕吐；寒邪入侵小肠，泌别失调，清浊不分可致痛兼腹泻；寒邪化热，客于小肠，劫灼肠中津液，故痛兼大便秘结。

文中所论述的疼痛虽然以寒邪侵犯为主，但也提示了其他邪气，如风邪、湿邪、燥火邪、热邪，以及七情、饮食劳倦、痰饮瘀血、寄生虫等均可引起疼痛。其中寒邪所引起的腹痛，因侵袭方式和循行经络的不同而有不同表现，治疗上应采取温阳散寒为主，并结合具体部位和兼症，应用相应的治法，如《张氏医通·腹痛》云："中脘痛属太阴，理中汤；脐腹痛属少阴，真武汤；小腹痛属厥阴，当归四逆汤加吴茱萸……若脾胃素虚，饮食不能消克者，六君子加香砂；若兼外感宿食者，藿香正气散。"因此，在临床治疗痛证时要注意辨清其证候病机，以免误治。

3. 疼痛的诊断要点 本篇指出，疼痛的诊察除了详细问诊以外，还应结合望、问、切诊多方面收集资料，四诊合参以综合判断其寒热阴阳虚实情况，如从望诊而言，一方面因"五脏六腑，固尽有部"，可通过面部望色辨病变所在之脏腑部位；另一方面，亦可根据面部五色以辨别其寒热虚实等，而诊断的要点就是原文所说的"黄赤为热，白为寒，青黑为痛"，又如从切诊而言，若血脉坚硬而壅盛，属实；按之陷下濡软，为虚，亦可通过其切按手段以辨清其病位与病势。

4.“百病生于气”的理解　本篇提出“百病生于气”的观点，这里的“气”应理解为气的失常，包括正气亏虚和气机运行失常等。《内经》认为，气是构成人体与维持人体生命活动的最基本物质，生理情况下，如果正气充足、脏腑经络活动平衡协调，则健康无病；反之，若正气亏虚或脏腑经络气机升降出入运动失常，即可导致疾病产生。故张介宾说：“气之在人，和则为正气，不和则为邪气。凡表里虚实，逆顺缓急，无不因气而至，故百病皆生于气”（《类经·疾病类》）。因此，这一观点对临床病因病机分析及病证治疗具有重要的指导意义。

人体脏腑经络等组织器官是气活动的场所，脏腑经络的一切活动，又无一不是气活动的体现，所以说，气是人体生命的根本。气的活动正常，就是生理；反之，气的活动异常，就是病理。气的病理状态，主要包括气虚、气滞、气乱、气逆、气陷、气闭、气脱等。《内经》认为，凡外感邪气、情志过激、过劳等都会伤害人体，从而产生这些病理变化。因此，“百病生于气”是对气的病机变化的高度概括，也对临床诊治气的病证具有很好的指导作用。

5. 九气致病　本篇“怒则气上，喜则气缓，悲则气消，恐则气下，寒则气收，炅则气泄，惊则气乱，劳则气耗，思则气结”通常称之为九气致病。九气之中，包含情志太过六种，气候失常两种，劳伤一种，皆为气机失调的病理变化，也是《内经》“百病生于气”的临证举例，对后世分析气机失调病证具有重要参考意义。

怒为肝志，大怒则易导致气机骤然上升，引动血气上逆，损伤脉络而呕血，甚至血气蒙蔽清窍而神志昏厥，亦可横逆伤及脾气，脾失健运而生飧泄。

喜为心志，狂喜暴喜，心气涣散，心神失守而不藏，说明狂喜导致心神不收、神气涣散而致病。

悲忧过度是 种消极的情感活动，能使人意志消沉、精神委靡、神气不足，进而又可损伤肾精。

恐惧是对某一事物感到恐惧不安，进而深陷其中，不能解脱，导致气机下陷，或升发不及、恐惧伤肾、肾中精气虚陷、肾不纳气，临床多见二便失禁等。

过度思虑，可使气机郁结而不通利，中焦脾胃升降失司，运化失健，脾胃升降枢纽失常，脾不升清，胃不降浊而致病。

大惊是指突然遭受意外的强烈刺激，超越机体对外界事物的适应限度，可使气机紊乱、心神失守，而发生气行无所定处的状态。

外感火热之邪，可使腠理开泄，大汗出，以致伤津耗气，说明热邪为患，其性升散，迫津外泄，伤津耗气，症见神疲乏力、气短懒言等。

寒性收引，从外袭人，导致腠理闭塞，使卫气收敛，不得宣发布散说明寒邪侵袭、气机收引、卫气壅遏，症见恶寒发热、头痛项强等。

劳累过度，正气耗散，肺气受伤，肾精失藏，喘息汗出，气津两伤，久则可致肺气内损，真气亏耗。

九气致病中属情志所伤者达六种，情志活动是以五脏之气为物质基础，正常情况下情志活动不会致病，但是当强烈、突然或持续的情志刺激超过人体自身的调控能力时，会造成身体气机变化失常，然后引发各样疾病的产生，许多疾病在其进程中也常因情志异常波动而使病情不断加重或恶化，提示我们在临床治疗中应十分重视情志致病因素。

思考题

（1）痛证的病因、病机是什么？
（2）如何理解“百病生于气”。
（3）痛证的辨证要点有哪些？
（4）如何理解九气致病特点。

素问·至真要大论（节选）

【题解】

至，极也。真，精微、精深。要，重要、切要、纲要。本篇与“天元纪”、“五运行”、“六微旨”、“五常政”、“六元正纪”、“气交变”等六篇大论及“刺法”、“本病”两个遗篇，都以论述五运六气学说为主要内容。“至真要大论”着重阐述该学说的临床应用，故马莳《素问注证发微·卷九》说：“此篇总结前八篇未尽之义，至真至要，故名篇。”本章节选该篇有关“病机十九条”及有关治则治法方面的内容。篇中提出“病机”的概念，并根据证候与病因、病位及病变类型的关系，把常见病机归纳成为“病机十九条”，是《内经》病机学说的主要内容。有关治则治法的内容，则包括药物四性五味、制方法度、正治反治、“治求其属”等处方用药和治病理法等对临床有较大指导意义的治疗学内容。

（一）

【原文】

帝曰：气[1]有多少，病有盛衰，治有缓急，方有大小，愿闻其约[2]奈何？岐伯曰：气[3]有高下，病有远近[4]，证有中外，治有轻重，适其至所为故[5]也。《大要》曰：君一臣二，奇之制也；君二臣四，偶之制也；君二臣三，奇之制也；君三臣六，偶之制也。故曰：近者奇[6]之，远者偶[6]之，汗者不以奇，下者不以偶[7]，补上治上制以缓，补下治下制以急，急则气味厚，缓则气味薄，适其至所，此之谓也[8]。病所远而中道气味之者，食而过之，无越其制度也[9]。是故平气之道[10]，近而奇偶，制小其服[10]也。远而奇偶，制大其服[10]也。大则数少，小则数多。多则九之，少则二之[11]。奇之不去则偶之，是谓重方[12]。偶之不去，则反佐以取之[13]，所谓寒热温凉，反从其病也。

【注释】

[1] 气：一指三阴三阳之气。《黄帝素问直解》注：“两阳合明，阳之多也；两阴交尽，阴之少也。阴阳之三，仍属气之多少”。一指五运六气。《类经·论治类》注：“五运六气，各有太过不及，故曰气有多少。”

[2] 约：准则。

[3] 气：《黄帝素问直解》注：“气有多少者，气有高下也。谓阳气多而居高，阴气少而居下。”

[4] 远近：指病变部位的远近。《类经·论治类》注：“经有脏腑上下，则病有远近。”王冰注：“远近谓脏腑之位也。心肺为近，肾肝为远，脾胃居中。”

[5] 适其至所为故：谓药力适至病所为宜，无太过与不及。

[6] 奇、偶：谓奇方、偶方。

[7] 汗者不以奇，下者不以偶：汗、下，指治法。奇，偶，言方制，奇方单数，偶方双数。张介宾《类经》据王冰注改为“汗者不以偶，下者不以奇”，并注：“汗者不以偶，阴沉不能达表也。下者不以奇，阳升不能降下也”，可从。

[8] 补上治上制以缓……此之谓也：《类经·论治类》注：“补上治上制以缓，欲其留布上部也；补下治下制以急，欲其直达下焦也。故欲急者须气味之厚，欲缓者须气味之薄。若制缓方而气味厚，则峻而去速；用急方而气味薄，则柔而不前。惟缓急厚薄得其宜，则适其病至之所，而治得其要矣。”

[9] 病所远而中道气味之者，食而过之，无越其制度也：高世栻注：“病所远者，在上在下之病，而远于中道也。而中道气味之者，气味先归中道也。食而过之者，以食之先后，使药之过于上下也。如病在上而远于中，则先食后药，使过于上；病在下而远于中，则先药后食，使过于下。此服药先后之法，无过其制度可也。服药先后，以病之上下远近为法，则制方用药，正气自平。”

[10] 平气之道、小其服、大其服：《类经·论治类》注："平气之道，平其不平之谓也。病在上为近，在下为远。方奇分量偶，方偶分量奇，皆互用也。近而奇偶，制小其服，小则数多，而尽于九。盖数多则分量轻，分量轻则性力薄而仅及近处也；远而奇偶，制大其服，大则数少，而止于二，盖少则分量重，分量重则性力专而直达深远也。"

[11] 多则九之，少则二之：多、少，指制方药味多少的大约数字。《黄帝素问直解》注："奇数终于九，故数多则九之，无以加矣。偶数始于二，故数少则二之，无以减矣。"

[12] 重方：《类经·论治类》注："此示人以圆通变也……奇偶迭用，是谓重方，即后世所谓复方也。"

[13] 偶之不去，则反佐以取之：《类经·论治类》注："若偶之而又不去，则当求其微甚真假而反佐以取之。反佐者，谓药同于病而顺其性也。"

【经文分析】

本段讨论了两个问题分别为制方的分类和不同的服药方法。

1. 制方的分类 《内经》制方主要是根据药味多少、用量及药性、药力而冠以不同的名称，即"大、小、缓、急、奇、偶、重、反佐"等方，这些不同方制的组方原则，为方剂学的发展奠定了基础。

（1）制方：是以病情轻重、病位上下、病势缓急等作为依据的。

1）根据药味多少分大小：药物味数少分量大者为大方，分量重则性力专而直达深远；药物味数多分量小者为小方，性力薄而仅及近处。

2）根据药味单数和双数分奇偶：奇方治疗作用专一；偶方治疗作用较多。

3）根据药性、药力缓和峻烈而分缓急：气味薄而药力缓的称为缓方，多用于病情轻缓或上焦之病；气味厚而药力竣烈的称为急方，多用于病势危急或下焦之病。

4）变通之法：若病情复杂，疾病严重，单独使用奇方或偶方不奏效，则可奇偶并用，称为重方，即复方；若重方又不效，谨察其寒热虚实之假象，而用反佐之法。如以寒治热，反佐少量热药，诸如姜汁之类；以热治寒，反佐以少量寒药，如在白通汤中加猪胆汁。

（2）奇方偶方：注家多从药味数量的奇偶立论，清代周学海有不同见解，《内经评文》云："用一物为君，复用同气之二物以辅之，是物性专一，故曰奇也。用二物一补一泻为君，复用同气者各二物以辅之，是两气并行，故曰偶也。君二而臣有多寡，则力有偏重，故曰奇；臣力平均，则亦曰偶。推之品数加多，均依此例。"

2. 不同的服药方法 一要根据病位的远近；二要看病情的性质。如病在上焦，因其近而当饭后服药；病在下焦，则因其远而当饭前服药。同时，对大寒大热之病、易与药物格拒者，应取反佐服法，即寒药温服、热药凉服。总之，要使药至病所，达到治疗目的。

【原文】

帝曰：善。病生于本[1]，余知之矣。生于标者[1]，治之奈何？岐伯曰：病反其本，得标之病，治反其本，得标之方[2]。

帝曰：善。夫百病之生也，皆生于风寒暑湿燥火，以之化之变[3]也。经言盛者写之，虚者补之。余锡[4]以方士，而方士用之，尚未能十全，余欲令要道必行，桴鼓相应，犹拔刺雪污[5]，工巧神圣，可得闻乎？岐伯曰：审察病机[6]，无失气宜[7]，此之谓也。

帝曰：愿闻病机何如？岐伯曰：诸风掉眩，皆属于肝[8]；诸寒收引，皆属于肾[9]；诸气膹郁，皆属于肺[10]；诸湿肿满，皆属于脾[11]；诸热瞀瘛，皆属于火[12]；诸痛痒疮，皆属于心[13]；诸厥固泄，皆属于下[14]；诸痿喘呕，皆属于上[15]；诸禁鼓慄，如丧神守，皆属于火[16]；诸痉项强，皆属于湿[17]；诸逆冲上，皆属于火[18]；诸胀腹大，皆属于热[19]；诸躁狂越，皆属于火[20]；诸暴强直，皆属于风[21]；诸病有声，鼓之如鼓，皆属于热[22]；诸病胕肿，疼酸惊骇，皆属于火[23]；诸转反戾，水液浑浊，皆属于热[24]；诸病水液，澄澈清冷，皆属于寒[25]；诸呕吐酸，暴注下迫，皆属于热[26]。

故《大要》曰：谨守病机，各司其属[27]，有者求之，无者求之[28]，盛者责之，虚者责之[29]。必先五胜[30]，疏其血气，令其调达，而致和平，此之谓也。

【注释】

[1] 病生于本、生于标：《素问·天元纪大论》云："寒暑燥湿风，天之阴阳也，三阴三阳上奉之。"六气是气候变化的本原，三阴三阳是六气的标象，所以说六气为本，三阴三阳为标。

[2] 病反其本……得标之方：此言六气标本之治法。病在于本，则治其本；病从其标，则治其标。如太阳以寒水为本，以阳热为标，寒伤太阳，若其不从本以化寒，反从阳而化热。这就称作"病反其本，得标之病"。正因病之如此，则治疗时不用温热治其本寒，反以寒凉治疗其标热。这就称作"治反其本，得标之方"。

[3] 之化之变：《素问直解·卷八》注："百病之生，不越风寒暑湿燥火六气之变化。"

[4] 锡：同"赐"，赐予的意思。

[5] 桴鼓相应，犹拔刺雪污：桴，鼓槌。雪，洗刷。整句喻治疗效果之显著，如槌之击鼓，鼓即应之以声。又如拔去肉中之刺，洗刷掉污渍一样，立刻奏效。

[6] 病机：疾病发生、发展变化的机理。《类经·疾病类》注："机者，要也，变也，病变所由出也。"

[7] 无失气宜：六气各有主时之宜，这里指的是六气主时的规律。《类经·疾病类》注："病随气动，必察其机，治之得其要，是无失气宜也。"因此，诊治疾病一定要注意季节、气候等情况，不要违背了六气主时的规律。

[8] 诸风掉眩，皆属于肝：诸，众也，不定的多数。皆，亦作"大多"解。掉，摇也，此指肢体动摇，如肌肉痉挛、震颤之类症状。眩，头目眩晕。风，肝为风木之脏，肢体搐动震摇、头目眩晕等病证具有风类特点。此谓众多肢体搐动震摇、头目眩晕之风类病证，其病机多属于肝风内动。

[9] 诸寒收引，皆属于肾：收，收缩。引，牵引、拘急。收引，指肢体踡缩、屈曲不伸的症状。寒性收引，肾属水，其化寒，故多种寒胜阳虚不温，形体拘挛之症，病机多与肾有关。

[10] 诸气膹（fèn 愤）郁，皆属于肺：膹，同贲，此指气逆喘急。郁，拂郁，此指胸部胀闷。肺主气，司呼吸，咳喘、胸闷之症乃呼吸病候，故属于肺。

[11] 诸湿肿满，皆属于脾：肿满：即肌肤肿胀，腹部胀满。脾为湿土之脏，位于中焦，运化水湿而斡旋气机，湿邪壅滞，困遏脾土，则肢体浮肿，胸腹胀满。

[12] 诸热瞀瘛，皆属于火：瞀（mào 茂），头目昏蒙，神志昏糊。瘛（chì 翅），肢体抽搐。《素问·玉机真藏论》："筋脉相引而急，病名曰瘛"。《黄帝素问直解·卷八》注："旧本讹火……诸热而目瞀经瘛，病皆属于心，热气通于心也。"一方面，观前后文，五脏病机条文皆首言六气，而后内连五脏，肝肾肺脾诸条文例一致。另一方面，心藏神，主血脉，从临床看，邪热扰乱心神则神识昏糊，亢阳伤血灼经则筋脉抽掣，皆属心的病变。非一般清热泻火药所能奏效，当治以清心开窍、清热凉血之类，合乎医理。宜从《黄帝素问直解》注。

[13] 诸痛痒疮，皆属于心：《素问直解·卷八》及高世栻将上句"火"与本句"心"对调，可参。痒：《说文解字》注："疡也"，即疮疡。火热之邪壅遏经络，发为疮疡疼痛，故诸痛痒疮，皆属于火。

[14] 厥、固、泄、下：《黄帝内经素问注证发微·卷九》认为：厥，气逆也，阳气衰于下则寒厥，阴气衰于下则热厥。固，指二便禁闭不通。泄，指二便泄出不禁。下，下焦肝肾气也，应广泛指肝、肾、大肠、小肠和膀胱等脏腑。

[15] 诸痿喘呕，皆属于上：《类经·疾病类》注："《素问·痿论》云：'五脏使人痿者，因肺热叶焦，发为痿躄也。'肺居上焦，故属于上；气急而喘，病在肺也；吐而有物有声曰呕，病在胃口也。逆而不降，是皆上焦之病。"

[16] 诸禁鼓慄，如丧神守，皆属于火：禁，通"噤"，口噤不开。鼓慄，鼓颔战栗。《素问吴

注·卷二十二》注："神能御形，如丧其神守矣，乃烈焰鼓风之象，其属于火也明矣。"言禁鼓慄等证乃自身不能控制，犹如失去了神明的主持一样。此为火邪内蕴而不发越，阳气被遏制而不能外达的真热假寒之象。

［17］诸痉项强，皆属于湿：痉，病名，症见筋脉拘急、身体强直、牙关紧闭等。项强，颈项强直，转动不灵。《素问玄机原病式》注："六气为病，亢则害，承乃制。故湿过极，则反兼风化也。"此后，吴崑、马莳、张介宾等，皆从其说。《黄帝素问直解·卷八》注："诸痉急而项背强，乃足太阳膀胱之病。膀胱者，水湿之腑，故皆属于湿"。如《素问·生气通天论》"湿热不攘，大筋緛短"之类。

［18］诸逆冲上，皆属于火：逆冲上，各种气机急促上逆的症状，如急性呕吐、吐血、呃逆、喘促等。《类经·疾病类》注："火性炎上，故诸逆冲上者，皆属于火。"

［19］诸胀腹大，皆属于热：胀腹大，指腹部膨满胀大之症。《黄帝素问直解·卷八》注："诸胀满而腹大，乃足太阴脾经之病。热湿相蒸，脾土受病，故皆属于热。"如《伤寒论》阳明病，腹胀满或腹满痛而宜承气汤之类是也。

［20］诸躁狂越，皆属于火：躁，手足躁扰、坐卧不宁。狂，神志狂乱。越，言行举止、乖乱失常。《类经·疾病类》注："热盛于外，则肢体躁扰；热盛于内，则神志躁烦。盖火入于肺则烦，火入于肾则躁，烦为热之轻，躁为热之甚耳……狂，阳病也。《宣明五气篇》曰：邪入于阳则狂。《难经》曰：重阳者狂。"

［21］诸暴强直，皆属于风：暴，卒然。强直，筋脉拘挛，身体强直不能屈伸。暴强直之证，是因风邪猝伤，筋膜挛急所致，故曰皆属于风。《素问吴注·卷二十二》注："风伤阳分大筋，故筋引急而暴强直，此风甚而兼燥金之化也。"

［22］诸病有声，鼓之如鼓，皆属于热：病有声，指因病发出声响的症状，肠鸣、嗳气之类。鼓之如鼓，腹胀敲之如鼓响。《素问释义》注："有声，谓肠鸣及干呕之类。鼓之如故鼓，则鼓胀也。"此因饮食不节、嗜食肥甘，积热壅滞肠胃，致气机不利，传化迟滞之故。

［23］诸病胕肿，疼酸惊骇，皆属于火：胕肿：皮肉肿胀溃烂。胕，同腐。《素问吴注·卷二十二》注："火郁于经则胕肿，阳象之呈露也。"本病当指火邪郁结皮肤所致之肌肉肿病，木火炽盛所致之筋骨酸疼及火升神动之惊骇证。

［24］诸转反戾，水液浑浊，皆属于热：《类经·疾病类》注："诸转反戾，转筋拘挛也。"《素问吴注·卷二十二》注："水液澄清为寒，浑浊为热，水体清火体浊也。"根据字义和经旨，"转反戾"应指热伤津血、筋脉失养，而挛急、抽搐所致的肢体拘挛，甚至角弓反张等。"水液"泛指人体代谢所排出的液体，如尿、涕、白带、唾、痰等。本句意在于热邪煎熬，津液耗涸，水液浑浊。

［25］诸病水液，澄澈清冷，皆属于寒：《类经·疾病类》注："水液者，上下所皆是也。水体清，其气寒，故凡或吐或利，水谷不化而澄澈清冷者，皆得寒水之化。"本句形容水液清稀透明而寒冷，阴盛阳虚，气化无权，水津失于温化，故稀薄而清明。

［26］诸呕吐酸，暴注下迫，皆属于热：《类经·疾病类》注："河间曰：'胃膈热甚则为呕，火气炎上之象也。酸者，肝木之味也，由火盛制金，不能平木，则肝木自甚，故为酸也。暴注，猝暴注泄也，肠胃热甚而传化失常，火性疾速，故如是也；下迫，后重里急迫痛也。"

［27］谨守病机，各司其属：《类经·疾病类》注："上文一十九条，即病机也。'机'者，要也，变也，病变所由出也。"司，掌握。属，归属、隶属、主属，即病机。本句意在掌握各种病象的病机归属。

［28］有者求之，无者求之：求之，探求、辨别。联系本段原文，本句当指辨邪之有无、病之虚实、审证求因的意思。

［29］盛者责之，虚者责之：责，《说文解字》注："求也"，即追究、分析。本句意在于追究实证和虚证的病变机理。

［30］必先五胜：五胜，五行之气更替相胜，而人五脏之气与之相应，故常将两者联系起来分析。“必先五胜”，是指先要掌握天之五气和人之五脏之气的偏盛偏衰。

【经文分析】

本段论病机，提出审察病机的重要性；归纳了五脏、六气、上下部位病变的常见证候及机理，提出了著名的病机十九条；总括了分析病机的基本原则。本段内容强调审察病机的重要性，反映了中医辨证的一些基本方法，奠定了中医病机学说的理论基础。

1. 病机十九条分析

（1）五脏病机

1）“诸风掉眩，皆属于肝”：肝为风木之脏，其病多化风。肝藏血，主身之筋膜，开窍于目，其有病变则木失滋荣，伤及所合之筋，所主之目窍，则见肢体摇摆震颤、目眩头晕。

2）“诸寒收引，皆属于肾”：肾为寒水之脏，主温煦蒸腾气化，若其功能虚衰，则失其温化之职，气血凝敛，筋脉失养，故筋脉拘挛、关节屈伸不利。

3）“诸气膹郁，皆属于肺”：肺主气，司呼吸，故气之为病，首责于肺。肺病宣降失常，气壅郁于胸或上逆，则见呼吸喘息、胸中窒闷、痞塞不通。

4）“诸湿肿满，皆属于脾”：脾为湿土之脏，主运化水湿，主四肢，应大腹，若脾失健运，水津失布，内聚中焦或泛溢肌肤，则见脘腹胀满，四肢浮肿。

5）“诸痛痒疮，皆属于心”：疮疡，包括痈、疽、疖、疔、丹毒等，肿痛是其主要症状。心为阳脏，在五行属火，主身之血脉，若心火亢盛，火热郁炽于血脉，则腐蚀局部肌肤，形成痈肿疮疡。

（2）六气病机

1）“诸暴强直，皆属于风”：风邪内袭，伤肝及筋，故多见颈项、躯干、四肢关节等出现拘急抽搐、强直不柔之症。风性善行数变，急暴突然为其致病特点。

2）“诸病水液，澄澈清冷，皆属于寒”：寒邪伤阳，阳虚失于温化，故寒性液体排泄物，呈澄澈稀薄清冷特点，如痰涎清稀、小便清长、大便稀薄、带下清冷、脓液稀淡无臭等。

3）“诸痉项强，皆属于湿”：湿为阴邪，其性黏滞，最易阻遏气机，气阻则津液不布，筋脉失却润养，故可筋脉拘急而见项强不舒、屈颈困难乃至身体强直等症。

4）“诸热瞀瘛，皆属于火”：火为阳之极，火盛则身热；心藏神，火热扰心，蒙蔽心窍，则神志昏糊；火灼阴血，筋脉失养，可见肢体抽掣。

5）“诸禁鼓栗，如丧神守，皆属于火”：火热郁闭，不得外达，阳盛格阴，故外现口噤、鼓颔、战栗等极寒症状，而患者不能自控，即真热假寒证。

6）“诸逆冲上，皆属于火”：火性炎上，扰动气机，可引起脏腑气机向上冲逆，如胃热气逆则呕哕。

7）“诸躁狂越，皆属于火”：心主神属火，火性属阳主动，火盛扰神，神志错乱，则狂言骂詈，殴人毁物，行为失常；火盛于四肢，则烦躁不宁，甚至逾垣上屋。

8）“诸病胕肿，疼酸惊骇，皆属于火”：火热壅滞于血脉，血热肉腐，令患处红肿溃烂，疼痛或酸楚；内迫脏腑，扰神则惊骇不宁。

9）“诸胀腹大，皆属于热”：外感邪热传里，壅结胃肠，致气机升降失常，热结腑实，可见腹部胀满膨隆，疼痛拒按，大便难下。

10）“诸病有声，鼓之如鼓，皆属于热”：无形之热积聚而壅滞胃肠，气机不利，传化迟滞，故症见肠鸣有声，腹胀中空如鼓。

11）“诸转反戾，水液浑浊，皆属于热”：热灼筋脉或热伤津血、筋脉失养，即出现筋脉拘挛、扭转，身躯曲而不直，甚至角弓反张等症。热盛煎熬津液，则涕、唾、痰、尿、带下等液体排泄物黄赤浑浊。

12）“诸呕吐酸，暴注下迫，皆属于热”：胆热犯胃，或食积化热，胃失和降而上逆，则见呕吐酸腐或吞酸。热走肠间，传化失常，则腹泻；热性阳动，故其特点多表现为暴泻如注、势如喷射；热邪纠合湿浊，热急湿缓，则肛门灼热窘迫，欲便而不爽，里急后重，粪便秽臭。

（3）上下病机

1）“诸痿喘呕，皆属于上”：肺位上焦，为心之华盖，主宣降，向全身输布精血津液，《素问·痿论》说“五脏因肺热叶焦，发为痿躄”；上焦起于胃上口，胃主降浊，胃失和降，其气上逆则呕；肺失清肃，其气上逆则喘。

2）“诸厥固泄，皆属于下”：《素问·厥论》云：“阳气衰于下则为寒厥，阴气衰于下则为热厥”，下指足部经脉，又《灵枢·本神》说“肾气虚则厥”，与肾相关。肾、膀胱、大肠皆位于下焦，肾主二阴，司二便，其盛衰之变，影响或及膀胱气化，或及大肠传导，则可见二便不通、二便泻利不禁等症状。

2. 辨识病机的基本原则

（1）“谨守病机，各司其属”：主要是根据藏象理论中五脏六气的特性、特点，运用类比方法，辨识病象，探求其发生原因、病变部位与性质等。

（2）“有者求之，无者求之”：许多条文之间有着复杂的内在联系，启示医者在临床中要善于同中求异、异中求同、异同互证，以与病机相契合。

如筋脉拘挛之症，病机有属肝、属肾，因风、因湿、因火热的不同，辨识病机之法，可从兼症有无入手：属肝者兼风症，如头目眩晕乃至昏厥；属肾者兼寒症，如手足厥冷、腹中冷痛等；因湿者必兼口中黏腻、腹胀体重、便泻不畅等湿证等。又如症不同而病机相同：诸胀腹大、诸病有声，鼓之如鼓、诸转反戾，水液浑浊、诸呕吐酸，暴注下迫，皆属于热。

（3）“盛者责之，虚者责之”：盛者邪气有余，虚者正气不足，即邪正虚实态势是辨别病机的重要内容。如外感病筋脉拘挛抽搐，病机同属于肝，若抽搐强劲，伴随高热、神昏谵语，属于热盛动风之实证；若肢体震颤、肌肉蠕动，伴随低热神疲、体力衰竭，属于虚风内动。

病机十九条尚缺燥的病机，金·刘完素在《素问玄机原病式》中补充了“诸涩枯涸，干劲皴（cūn 村）揭，皆属于燥”一条，使六淫病机，趋于完整。

应当看到，病机十九条尚存在一定的局限性和片面性，它既没有也不可能概括病机的全部内容，而且部分条文的表述亦不够全面、贴切，因此，运用病机十九条指导临床，既要结合《内经》其他有关原文精神，更要正确理解病机十九条所提示的辨证法则，并据此举一反三、触类旁通，方能真正有益于临床。

（二）

【原文】

帝曰：善。五味阴阳之用，何如？岐伯曰：辛甘发散为阳，酸苦涌泄为阴；咸味涌泄为阴，淡味渗泄为阳[1]。六者，或收或散、或缓或急、或燥或润、或耎或坚，以所利而行之，调其气，使其平也。

帝曰：非调气而得者，治之奈何[2]？有毒无毒，何先何后？愿闻其道。岐伯曰：有毒无毒，所治为主，适大小为制也。帝曰：请言其制。岐伯曰：君一臣二，制之小也；君一臣三佐五，制之中也；君一臣三佐九，制之大也。寒者热之，热者寒之，微者逆之，甚者从之[3]，坚者削之，客者除之，劳者温之，结者散之，留者攻之，燥者濡之，急者缓之，散者收之，损者温之，逸者行之，惊者平之，上之下之，摩之浴之，薄之劫之[4]，开之发之，适事为故。

帝曰：何谓逆从？岐伯曰：逆者正治，从者反治[5]，从少从多，观其事也。帝曰：反治何谓？岐伯曰：热因寒用，寒因热用[6]，塞因塞用，通因通用[7]，必伏其所主，而先其所因[8]，其始则同，其终则异[9]，可使破积，可使溃坚，可使气和，可使必已。帝曰：善。气调而得者[10]，何如？岐伯曰：逆之，从之，逆而从之，从而逆之，疏气令调，则其道也。

帝曰：善。病之中外，何如？岐伯曰：从内之外者，调其内[11]；从外之内者，治其外；从内之外而盛于外者，先调其内，而后治其外[12]；从外之内而盛于内者，先治其外，而后调其内[13]；中外不相及，则治主病[14]。

【注释】

［1］辛甘发散为阳，酸苦涌泄为阴，咸味涌泄为阴，淡味渗泄为阳：《类经·论治类》注："涌，吐也。泄，泻也。渗泄，利小便及通窍也。辛、甘、酸、苦、咸、淡六者之性：辛主散主润，甘主缓，酸主收主急，苦主燥主坚，咸主软，淡主渗泄。凡味较厚而主沉降者，具有从内涌吐、泻下作用者为阴；味较薄而主上升者，具有向外宣发、疏散作用者为阳。"

［2］非调气而得者，治之奈何：《类经·论治类》注："非调气，谓病有不因于气而得者也"，指不因于六气而得的疾病的治法，即《医学纲目·卷三》云："此言内气失调而得病之治法也"。

［3］微者逆之，甚者从之：微、甚，指病势而言，凡病轻，病情较单纯，证候与病机一致的为微；凡病重，病情复杂，证与病机不完全相符的为甚。逆从之治法而言。一般对病轻者取逆治法，如以寒治热、以热治寒等；对病情复杂而有假象的，当取从治法，如寒因寒用、热因热用等。

［4］薄之劫之：薄之，《素问吴注·卷二十二》注："谓渐磨也，如日月薄蚀，以渐而蚀也。"即逐渐消去病邪的治法。《黄帝素问直解》注："缓治以薄之"，亦有渐消之义。劫之，即以峻猛之药急夺邪气，如泻下推荡之类。

［5］逆者正治，从者反治：以寒治热，以热治寒，逆其病者，谓之正治，即前文"微者逆之"。以寒治寒，以热治热，从其病者，谓之反治，即前文"从者反治"。

［6］热因寒用，寒因热用：据下文"塞因塞用，通因通用"等反治法文例，程士德《内经讲义》当作"热因热用，寒因寒用"，就是真寒假热证，用热药治疗；真热假寒证，用寒药治疗。《黄帝素问直解》注："热治热，寒治寒"。

［7］塞因塞用，通因通用：前一"塞"字，指正虚所致的痞塞证。后一"塞"字用补益药。前一"通"字指邪实于内的泄利证。后一"通"字用攻下药。如用补药治中满，是塞因塞用；用攻下药治下利，是通因通用。

［8］必伏其所主，而先其所因：《类经·论治类》注："必伏其所主者，制病之本也；先其所因者，求病之由也。"本句意在（治病）必须治疗疾病的本质，因而要先探求疾病的原因。

［9］其始则同，其终则异：《黄帝素问直解》注："热治热，寒治寒，塞用塞，通用通，是其始则同。热者寒，寒者热，塞者通，通者塞，是其终则异"。本句言反治的初始阶段，药性与假象相同，如用热药治假热等，随着药效的发挥，假象消失，真相暴露，药性便与病象相反了。

［10］气调而得：气调和而偶感受于病，其治法，亦无过逆从而已，但疏其邪气而使之调和。

［11］从内之外者，调其内：之，作"至"、"到"解，引申为传变、波及。本句言病在内脏而波及于肌表的，当先治其内脏病，此亦治病求本之义。

［12］从内之外而盛于外者，先调其内，而后治其外：《黄帝内经素问集注》注："从内之外而盛于外者，此内因之病，发于外而与外邪相合，故盛于外也，是当先调其内病，而后治其外邪。"

［13］从外之内而盛于内者，先治其外，而后调其内：《黄帝内经素问集注》注："从外之内而盛于内者，此外因之邪，及于内而与内病相合，故盛于内也，又当先治其外邪，而后调其内病。"

［14］中外不相及，则治主病：《类经·论治类》注："既不从内，又不从外，则但求其现在所主之病而治之。"本句意在疾病内伤外感不相关者，治其主要病证或最痛苦的病证。

【经文分析】

本段从治疗学角度，较集中地论述了药食功用、方剂组合、正治反治及一些具体治病方法。

1. 药食五味的阴阳属性及其功用 根据辛、甘、酸、苦、咸、淡的作用特点及升降之性，可分为阴阳两类。凡味较厚而主沉降者，具有从内涌吐、泻下作用者为阴；味较薄而主上升者，具有向外宣发、疏散作用者为阳。辛能散、能润，甘能补、能缓，酸能收、能涩，苦能燥、能坚，咸能软坚，淡能渗利。临床运用时，当据病情需要，选择适宜的药物。

2. 方制大小

制之小：君一臣二，适用于病情单纯或轻浅者；制之中：君一臣三佐五，适用于一般疾病；制之大：君一臣三佐九，适用于病情复杂或严重者。

3. 正治反治 “逆者正治，从者反治”、“微者逆之，甚者从之”。“正治”是疾病轻微而无假象，当逆其病象而治，又称逆治。“反治”是疾病严重而现假象，当顺其病象而治，又称从治。正治如寒者热之，热者寒之等，针对病证的寒热，分别使用温热和寒凉的药物。

“反治”包括：热因热用，寒因寒用，塞因塞用，通因通用等。真寒假热时，顺从热的症状而用属热的药物治疗；真热假寒时，顺从寒的症状而用属寒的药物治疗；正气虚而出现阻塞不通的症状时顺从阻塞不通的症状而用补益的方药；邪气阻滞出现泻下症状时顺从通利不止的症状而用通利的方药。其使用的原则是，必须分析清楚疾病发生的根本原因。在开始治疗时，反治法所用的药物与症状性质是相同的，随着疗效的发挥，疾病的减轻，最后假象消失，真象显露，药物与疾病的性质就是相反的。

“可使破积，可使溃坚，可使气和，可使必已”，既可以破除积聚，也可以溃散坚结，还可以令气机调和、疾病痊愈。

4. 具体治法

（1）“客者除之”：外邪侵犯的，当用祛除邪气的方法。

（2）“坚者削之”：病灶坚实的，当用削伐的药物治疗。

（3）“劳者温之”：过劳所伤的，用温养培补的方法。

（4）“结者散之”：有气血津液结聚的，用行气、活血、利湿、化痰等消散的方法。

（5）“留者攻之”：病邪滞留于人体不去的，用攻逐的方法。

（6）“燥者濡之”：津亏干燥者，用濡润的方法。

（7）“急者缓之”：病势急或筋脉拘急者，用缓急或舒筋的方法。

（8）“散者收之”：精气滑脱耗散者，用收敛的方法。

（9）“损者温之”：虚损怯弱者，用温养的方法。

（10）“逸者行之”：过度安逸所致者，用活血行气的方法。

（11）“惊者平之”：惊悸不宁者，用镇静安神的方法。

（12）“上之下之，摩之浴之，薄之劫之，开之发之”：向上涌吐之法、向下泻下之法，以及按摩法、药浴法，缓攻法、峻攻法，开窍法、发散法等治疗方法，均以适合病情为原则。

原文“从内之外而盛于外者，先调其内而后治其外；从外之内而盛于内者，先治其外而后调其内”，疾病可内外相互传移，变化多端，对此类疾病的治疗强调要先根除致病之因，即治病求本；中外不相及，则治主病，就是对内外病变不相关联者，则当随其主证而治之，亦治本之法。

【原文】

帝曰：论言治寒以热，治热以寒，而方士不能废绳墨[1]而更其道也。有病热者，寒之而热；有病寒者，热之而寒。二者皆在，新病复起[2]，奈何治？岐伯曰：诸寒之而热者取之阴[3]，热之而寒者取之阳[4]，所谓求其属[5]也。

帝曰：服寒而反热，服热而反寒，其故何也？岐伯曰：治其王气[6]，是以反也。帝曰：不治王而然者何也？岐伯曰：悉乎哉问也！不治五味属也[7]。夫五味入胃，各归所喜，故酸先入肝，苦先入心，甘先入脾，辛先入肺，咸先入肾。久而增气，物化之常也，气增而久，夭之由也[8]。

帝曰：善。方制君臣何谓也？岐伯曰：主病之谓君，佐君之谓臣，应臣之谓使，非上下三品[9]之谓也。帝曰：三品[10]何谓？岐伯曰：所以明善恶之殊贯[10]也。

帝曰：善。病之中外何如？岐伯曰：调气之方，必别阴阳，定其中外，各守其乡。内者内治，外者外治，微者调之，其次平之，盛者夺之，汗之下之[11]，寒热温凉，衰之以属，随其攸利[12]，谨道如法，万举万全，气血正平，长有天命。帝曰：善。

【注释】

［1］绳墨：本指木工制作木器用的墨线，此喻规则标准。

［2］二者皆在，新病复起：复，此作又。或报复。经治疗后原有的热证或寒证依然存在，反又增加新的病证。

［3］寒之而热者取之阴：用寒药治热证（症），热不退时，为阴虚发热，当用补阴法治疗。新校正注："壮水之主，以制阳光"。

［4］热之而寒者取之阳：用热药治寒证（症），寒不消时，为阳虚生寒，当用补阳法治疗。新校正注："益火之源，以消阴翳"。

［5］求其属：探求疾病本质的属性。

［6］治其王气：王，此处通"旺"，旺气。本段承上文，论述"服寒而反热，服热而反寒"的原因，当指病证之旺气。如阴虚阳盛，阳盛则热，热即为王气；阳虚阴盛，阴盛则寒，寒即为王气等。

［7］不治五味属也：治，此为掌握之义。属，归属。本句意指没有掌握药食五味的归属。

［8］气增而久，夭之由也：指过用某性味的药食，就会使相应的脏气偏盛，一脏之气偏胜，则他脏之气必衰，脏气偏盛偏衰，就会发生病变，故曰"气增而久"。本句意在说明五味偏嗜过久，会给人带来危害。

［9］非上下三品：谓此君臣使为组方配伍中药物主次的称谓，并非药物学上、中、下三品之意。

［10］三品，明善恶之殊贯：《类经·论治类》注："前言方制，言处方之制，故有君臣佐使；此言三品，言药性善恶，故有上中下之殊。"

［11］微者调之，其次平之，盛者夺之，汗之下之：《黄帝素问直解》注："正气微者调补之。其次平定之。邪气盛者辟夺之，或汗之，或下之。"

［12］寒热温凉，衰之以属，随其攸利：属，病性，如寒热等。衰，削弱、消退。攸，所也。本句意在根据病性的不同而加以调治，随其所宜，使之消退。

【经文分析】

本段阐明了阴阳虚衰所致寒热病证的治疗、方药运用原则；药食五味与人体的关系及调治疾病的方法。

1. 治求其属 通常"治寒以热，治热以寒"，但临床却有"寒之而热"、"热之而寒"者，治疗必须采取取之阴、取之阳的治疗方法，本篇称之为"求其属"。这种治法是针对阴虚无以制阳的虚热证和阳虚无以配阴的虚寒证，故必须滋阴以制阳，或补阳以配阴，才能达到阴阳相对平衡，而使疾病痊愈。这是治疗虚热证、虚寒证的治本之法。

2. 方制君、臣、使 针对病证起主要治疗作用的药物称为君药，协助君药发挥功能的称为臣药，配合臣药的称为使药。这是本篇提出利用其协同与制约关系达到最佳治疗效果的方制原则，并非指药品的上、中、下三品。

3. 药食五味归所喜 五味各归所喜，为中药学药物归经理论的起源；正确服食五味，可以增补脏气；偏嗜五味可以破坏脏气平衡，因而导致疾病。

4. 调治疾病的方法 本段是全篇的总结语，调治疾病的方法，必须注意以下几点：①论治当以阴阳为纲；②正确判断病变部位，治内治外，守其规则；③根据病邪、病变之微甚确立不同治法；④针对病变性质之寒热，求其本而治之。

在此基础上，再"随其攸利"，其中"微者调之，其次平之，盛者夺之"，用于病变与病邪微甚不同的情况，提示使用针药应有定性与定量的差别，这对于临证治疗有实际指导意义。

思考题

（1）何谓大、小、缓、急、奇、偶方？
（2）六气标本的含义是什么？
（3）本篇分析病机的基本精神是什么？以此精神分析十九条病机。
（4）何谓正治、反治？试举例说明。
（5）“诸寒之而热者取之阴，热之而寒者取之阳”与“寒因寒用”、“热因热用”的意思相同吗？为什么？
（6）什么叫“求其属”？如何求其属？

素问·调经论

【题解】

调，调治。经，经脉。本篇主要阐述了经脉在人体生命活动中的重要性，重点讨论了外感六淫及内伤情志引起经脉气血失调所致的各种虚实病证，并提出针刺补泻调节虚实的方法和意义，故称“调经论”。本篇内容包括：调治经脉的意义；五脏虚实病证、病机及其针刺调治的方法；气血相并所生虚实、阴阳盛衰所致寒热的病机与治疗。

（一）

【原文】

黄帝问曰：余闻《刺法》言，有余泻之，不足补之。何谓有余，何谓不足？岐伯对曰：有余有五，不足亦有五，帝欲何问？帝曰：愿尽闻之。岐伯曰：神有余[1]有不足；气有余有不足；血有余有不足；形有余有不足；志有余有不足。凡此十者，其气不等也。帝曰：人有精、气、津、液、四支、九窍、五藏、十六部[2]、三百六十五节，乃生百病。百病之生，皆有虚实。今夫子乃言有余有五，不足亦有五，何以生之乎？岐伯曰：皆生于五藏也。夫心藏神，肺藏气，肝藏血，脾藏肉，肾藏志，而此成形。志意通，内连骨髓，而成身形五藏。五藏之道，皆出于经隧，以行血气。血气不和，百病乃变化而生，是故守经隧焉。

【注释】

［1］神有余：《针灸甲乙经》作“神有有余”，下文“气有余”、“血有余”、“形有余”、“志有余”均同。

［2］十六部：张志聪注：“十六部者，十六部之经脉也。手足经脉十二，蹻脉二，督脉一，任脉一，十六部脉。”

（二）

【原文】

帝曰：神有余不足何如？岐伯曰：神有余则笑不休，神不足则悲。血气未并，五藏安定，邪客于形，洒淅起于毫毛，未入于经络也，故命曰神之微[1]。帝曰：补写奈何？岐伯曰：神有余则写其小络之血出血，勿之深斥[2]，无中其大经，神气乃平。神不足者，视其虚络，按而致之，刺而利之，无出其血，无泄其气，以通其经，神气乃平。帝曰：刺微奈何？岐伯曰：按摩勿释，著针勿斥，移气于不足[3]，神气乃得复。

帝曰：善。气有余不足奈何？岐伯曰：气有余则喘咳上气，不足则息利少气。血气未并，五藏安定，皮肤微病，命曰白气[4]微泄。帝曰：补写奈何？岐伯曰：气有余，则写其经隧，无伤其经，无出其血，无泄其气；不足，则补其经隧，无出其气。帝曰：刺微奈何？岐伯曰：按摩勿释，出针视之，曰我将深之，适人必革[5]，精气自伏，邪气散乱，无所休息，无泄腠理，真气乃相得。

帝曰：善。血有余不足奈何？岐伯曰：血有余则怒，不足则恐。血气未并，五藏安定，孙络外溢[6]，则经有留血[7]。帝曰：补写奈何？岐伯曰：血有余，则写其盛经，出其血；不足，则视[8]其虚经，内针其脉中，久留而视[9]，脉大，疾出其针，无令血泄。帝曰：刺留血奈何？岐伯曰：视其血络，刺出其血，无令恶血得入于经，以成其疾。

帝曰：善。形有余不足奈何？岐伯曰：形有余则腹胀，泾溲[10]不利；不足则四支不用。血气未并，五藏安定，肌肉蠕动，命曰微风。帝曰：补写奈何？岐伯曰：形有余，则写其阳经；不足，则补其阳络。帝曰：刺微奈何？岐伯曰：取分肉间，无中其经，无伤其络，卫气得复，邪气乃索[11]。

帝曰：善。志有余不足奈何？岐伯曰：志有余则腹胀飧泄；不足则厥。血气未并，五藏安定，骨节有动。帝曰：补写奈何？岐伯曰：志有余，则写然筋[12]血者；不足，则补其复溜[13]。帝曰：刺未并奈何？岐伯曰：即取之，无中其经，邪所乃能立虚。

【注释】

［1］神之微：张介宾注："洒淅起于毫毛，未及经络，此以浮浅微邪，在脉之表，神之微病也，故命曰神之微。"

［2］勿之深斥：王冰注："勿深推针。"

［3］移气于不足：林亿注："按《甲乙》及《太素》云：移气于足，无'不'字。"

［4］白气：即肺气。张介宾注："肺主皮肤而属金，微邪客之，故命曰白气微泄。"

［5］我将深之，适人必革：张介宾注："适，至也。革，变也。谓针之至人，必革前说而刺仍浅也。"

［6］孙络外溢："外"原本作"水"，今依《针灸甲乙经》改。

［7］经有留血：《针灸甲乙经》作"络有留血"。

［8］视：《黄帝内经太素》作"补"。

［9］久留而视：《针灸甲乙经》作"久留之血至"。

［10］泾溲：泾为小水，指小便。溲，大小便皆可称"溲"，此处指大便。

［11］索：尽也。

［12］然筋：王冰注："然，谓然谷。"按：然谷穴上有小骨名然骨，然谷穴下有平筋名然筋，其位置恰与涌泉平。

［13］复溜：王冰注："复溜，足少阴经也，在内踝上二寸陷者中。"

（三）

【原文】

帝曰：善。余已闻虚实之形，不知其何以生？岐伯曰：气血以并，阴阳相倾，气乱于卫，血逆于经，血气离居，一实一虚。血并于阴，气并于阳，故为惊狂。血并于阳，气并于阴，乃为炅中[1]。血并于上，气并于下，心烦惋[2]善怒。血并于下，气并于上，乱而喜忘。帝曰：血并于阴，气并于阳，如是血气离居，何者为实，何者为虚？岐伯曰：血气者，喜温而恶寒，寒则泣不能流，温则消而去之，是故气之所并为血虚，血之所并为气虚。

帝曰：人之所有者，血与气耳。今夫子乃言血并为虚，气并为虚，是无实乎？岐伯曰：有者为实，无者为虚。故气并则无血，血并则无气，今血与气相失，故为虚焉。络之与孙脉，俱输于经，血与气并，则为实焉。血之与气，并走于上，则为大厥，厥则暴死，气复反则生，不反则死。

【注释】

［1］炅中：即内热也。

［2］惋：懑，闷。

（四）

【原文】

帝曰：实者何道从来，虚者何道从去？虚实之要，愿闻其故。岐伯曰：夫阴与阳，皆有俞会[1]，阳注于阴，阴满之外[2]，阴阳匀平，以充其形，九候若一，命曰平人。夫邪之生也，或生于阴，或生于阳。其生于阳者，得之风雨寒暑；其生于阴者，得之饮食居处，阴阳[3]喜怒。

帝曰：风雨之伤人奈何？岐伯曰：风雨之伤人也，先客于皮肤，传入于孙脉，孙脉满则传入于络脉，络脉满则输于大经脉，血气与邪并，客于分腠之间，其脉坚大，故曰实。实者外坚充满，不可按之，按之则痛。帝曰：寒湿之伤人奈何？岐伯曰：寒湿之中人也，皮肤收[4]，肌肉坚紧，荣血泣，卫气去，故曰虚。虚者聂辟[5]气不足，按之则气足以温之，故快然而不痛。

帝曰：善。阴之生实奈何？岐伯曰：喜怒不节，则阴气上逆，上逆则下虚，下虚则阳气走之[6]，故曰实矣。帝曰：阴之生虚奈何？岐伯曰：喜则气下[7]，悲则气消，消则脉虚空，因寒饮食，寒气熏满[8]，则血泣气去，故曰虚矣。

【注释】

［1］俞会：经气输注会合之处。

［2］阳注于阴，阴满之外：张介宾注："阳注于阴，则自经归脏；阴满之外，则自脏及经。"

［3］阴阳：丹波元坚注："阴阳喜怒之阴阳，盖指房室。杨释以男女，其意为然。"

［4］皮肤收：收上原有"不"字，《针灸甲乙经》及《黄帝内经太素》均作"皮肤收"，故删。

［5］聂辟：吴崑注："言皮肤皱叠也。"

［6］下虚则阳气走之：杨上善注："阴气既上则是下虚，下虚则阳气乘之，故名为阴实也。"张介宾注："阴逆于上则虚于下，阴虚则阳邪凑之，所以为实。然则实因于虚，此所以内伤多不足也。"

［7］喜则气下：张介宾注："下，陷也。《举痛论》曰：喜则气缓，与此稍异。"杨上善注："喜则气和志达，营卫之行通利，故缓而下也。"按：喜之为病，有程度不同，故有气缓气下之别。《淮南子·精神训》云："大喜坠阳"，坠即下陷之义。

［8］熏满：《黄帝内经太素》作"熏脏"。

（五）

【原文】

帝曰：经言阳虚则外寒，阴虚则内热，阳盛则外热，阴盛则内寒，余已闻之矣，不知其所由然也。岐伯曰：阳受气于上焦，以温皮肤分肉之间，今寒气在外，则上焦不通，上焦不通，则寒气独留于外，故寒慄。帝曰：阴虚生内热奈何？岐伯曰：有所劳倦，形气衰少，谷气不盛，上焦不行，下脘不通，胃气热，热气熏胸中，故内热。帝曰：阳盛生外热奈何？岐伯曰：上焦不通利，则皮肤致密，腠理闭塞，玄府[1]不通，卫气不得泄越，故外热。帝曰：阴盛生内寒奈何？岐伯曰：厥气上逆，寒气积于胸中而不写，不写则温气去，寒独留，则血凝泣，凝则脉不通，其脉盛大以涩，故中寒。

【注释】

［1］玄府：即汗孔。

（六）

【原文】

帝曰：阴与阳并，血气以并，病形以成，刺之奈何？岐伯曰：刺此者，取之经隧，取血于营，取气于卫，用形哉，因四时多少高下[1]。帝曰：血气以并，病形以成，阴阳相倾，补写奈何？岐伯曰：写实者，气盛乃内针，针与气俱内，以开其门，如利其户；针与气俱出，精气不伤，邪气乃下，外门[2]不闭，以出其疾，摇大其道，如利其路[3]，是谓大写；必切而出[4]，大气乃屈。帝曰：补虚奈何？岐伯曰：持针勿置，以定其意[5]，候呼内针，气出针入，针空四塞，精无从去[6]；方实而疾出针[7]，气入针出，热不得还[8]，闭塞其门，邪气布散，精气乃得存；动气候时[9]，近气不失，远气乃来[10]，是谓追之。

【注释】

［1］用形哉，因四时多少高下：马莳注："且人之形体，有长短肥瘦大小不同；天之四时，有寒热

温凉不一，必用人之形，因天之时，以为针之多少高下耳。”多少，指灸刺之数。高下，指腧穴所在。

［2］外门：指针孔。

［3］摇大其道，如利其路：吴崑注：“内针在肉，左右摇之者，乃大其孔穴之道，如利邪之出路也，是之谓大泻。”

［4］必切而出：出针时用左手切按针孔周围。

［5］持针勿置，以定其意：吴崑注：“持针勿便放置，以定病人之意，意定则真气亦定，而不摇夺。”杨上善注：“持针勿置于肉中，先须安神定志，然后下针。若医者志意散乱，针下，气之虚实有无，皆不得知，故须定意也。”

［6］针空四塞，精无从去：张志聪注：“气出而针入，针空勿摇，使精气无从而去。”吴崑注：“既入针之后，气至而实，针孔四塞，则真气无从散去，补虚之法也。”

［7］方实而疾出针：吴崑注：“实，气至而针下实也。所以必欲疾出其针者，不疾出之，则反泻出其真气也。”

［8］气入针出，热不得还：吴崑注：“热，针下所致之热气也。”

［9］动气候时：动气，谓针下引动经气而至针处；候时，谓留针以候气至之时乃出针。

［10］近气不失，远气乃来：近气谓已至之气，远气谓未至之气。

（七）

【原文】

帝曰：夫子言虚实者有十，生于五藏，五藏五脉耳。夫十二经脉，皆生其病，今夫子独言五藏。夫十二经脉者，皆络三百六十五节，节有病，必被[1]经脉，经脉之病，皆有虚实，何以合之？岐伯曰：五藏者，故得六府与为表里，经络支节，各生虚实，其病所居，随而调之。病在脉，调之血；病在血，调之络；病在气，调之卫；病在肉，调之分肉；病在筋，调之筋；病在骨，调之骨；燔针[2]劫刺其下及与急者；病在骨，焠针[3]药熨；病不知所痛，两蹻为上；身形有痛，九候莫病，则缪刺[4]之；痛在于左而右脉病者，巨刺[5]之。必谨察其九候，针道备矣。

【注释】

［1］被：及也。

［2］燔针：《伤寒论》谓之“温针”。张介宾注：“燔针者，盖纳针之后，以火燔之使煖也。”

［3］焠针：即火针。张介宾注：“此言焠针者，用火先赤其针而后刺之，不但煖也，寒毒固结，非此不可。”

［4］缪刺：刺络脉，左痛刺右，右痛刺左。

［5］巨刺：刺经脉，左痛者刺右，右痛刺左。

【经文分析】

1. 虚实百病皆生于五脏及“守经隧”的意义 人体疾病的病理变化，可以用五脏虚实来概括。五脏藏五神，因此五脏功能正常则五神调畅，神形相宜。五脏化生的精、气、血、津、液可以濡养四肢、九窍；五脏的经脉连接着脏腑、肢节、百骸、九窍内外，五脏气血运行于经髓。外感和内伤等因素均可引起五脏经脉气血运行失调，导致有余或不足的变化，出现各种虚实的病证。所以人体是以五脏为中心，经络为通道的一个有机整体。所以说“人有精、气、津、液、四肢、九窍……夫心藏神，肺藏气，肝藏魂，脾藏肉，肾藏志，而此成形。”

经脉是人体组织结构的重要组成部分，是气血运行的重要途径，具有维持人体脏腑组织器官生理功能的作用，故经脉在人体生命活动中极为重要。在病理状态下，由于各种原因，会导致阴阳失调、虚实变化，即经脉“血气不和”，出现经气偏盛偏衰、阴阳失调。本篇所云：“气血以并，阴阳相倾，气乱于卫，血逆于经，血气离居，一实一虚。”因此，经络失调，脏腑功能紊乱，可出现相应的许多病证表现。在治疗时，通过调理经脉气血，补虚泻实，令气血调畅，五脏安定，以达到调治百病的目的。《灵枢·经脉》亦云："经脉者，所以能决死生，处百病，调虚实，不可不通。"因此本篇提出"守经隧"也正是此意义。

2. 五脏虚实病证及其针刺调经的方法　人是以五脏为中心的有机整体，故判断有余不足当以五脏虚实为本，神、气、血、形、志分别代表心、肺、肝、脾、肾五脏。神、气、形、血、志五者有余不足，实质上是指心、肺、脾、肝、肾五脏的虚实病证，治疗应根据其虚实，实者泻之，虚者补之，并指出微病的证治（表 5-1）。

表 5-1　五脏虚、实、微病及刺法

病位	病症			刺治		
	实（气机阻滞）	虚（精气不足）	微病	实	虚	微病
神（心）	笑不休	悲忧	神之微	刺浅表小络出血，勿深，无中大经	视虚络，按而致之，刺而利之，无出血	按摩勿释，著针勿斥，移气于不足
气（肺）	喘咳上气	息利少气	白气微泄	泻其经隧，无伤其经，无出其血，无泄其气	补其经隧，无出其气	按摩勿释，出针视之，曰我将深之
血（肝）	怒	恐	孙络外溢，经有留血	泻其盛经，出其血	视其虚经，内针脉中，久留针，急出	视其血络，刺出其血
形（脾）	腹胀，二便不通	四肢不用	微风	泻阳经	补阳络	取分肉间
志（肾）	腹胀飧泄	厥	骨节有动	泻然经血	补复溜	即取之

（1）五脏虚实的病证及其治疗：神病是指心病。心藏神，心神有余或不足皆可导致精神情志方面的病变。实者针刺浅表之小络以出其血，但不可深刺，以免伤及大经；虚者按摩加针刺，不能使其出血，经气得通，则心气自复。

气病是指肺病，肺主气，司呼吸。肺气有余或不足皆可引起肺的气机宣降失常的病变。实者刺其大络，以泻实邪，但不可伤其经；虚者刺其大络以补其经气，使肺气充足。

血病是指肝病，肝藏血，在志为怒，肝血有余或不足皆可导致情志及血液方面的病变。实者刺其经脉放血，以泻其血实；虚者刺其经脉，使用留针法，以候其气至。

形病是指脾病，脾主运化水谷，主四肢肌肉，脾与胃相为表里。脾气有余或不足皆可导致饮食物的消化吸收和转输失常，影响形体肌肉的濡养。实者泻其阳明胃经，虚者补其阳明胃络。

志病是指肾病，肾为水脏，主一身阴阳，为先天之本。肾有余或不足可出现人体阴阳失调所致的病变。实者刺足少阴肾经然谷穴出血，虚者补足少阴肾经的复溜穴。

（2）五脏微病及其治疗：疾病初起，病轻邪浅，出现"神之微"、"白气微泄"、"微风"、"络有留血"、"骨节有动"等微病，宜在邪气尚未伤及五脏之时早期调治，可采用针刺、按摩等方法调理经络，再配合调神之法，使邪去正复，强调了早期治疗的重要性。

3. 虚实产生的机理　虚、实是临床辨证的重要内容。虚实病机的分类在《内经》中主要从两种不同的角度进行分析。

（1）邪正盛衰与虚实：《内经》"邪气盛则实，精气夺则虚"，对虚实作了高度的概括。疾病的发生、发展变化过程，就是正气与邪气相互斗争而相互消长变化的过程。虚与实，正是从邪正斗争的角度，对不同阶段邪正双方盛衰消长的高度概括。大凡邪气盛实，临床上表现为一系列病理反应比较剧烈的症状，如大热、大汗、大渴、潮热、谵语、狂躁、腹胀满坚硬或疼痛拒按、大便秘结、舌苔黄燥、脉洪大或沉数有力等症；大凡正气虚弱，临床上表现出一系列虚损、衰退不足的症状，如神疲乏力、心悸气短、自汗盗汗、畏寒肢冷，舌淡苔少、脉细无力等症。掌握病证的虚实，对于判断疾病预后和指导临床治疗具有重要意义。

（2）经脉气血输布与虚实：本篇提出经脉气血输布失调，凡有偏聚，便有偏倾，则偏聚为实，偏倾为虚，即所谓"血气离居，一实一虚"。它与邪正盛衰之虚实在概念上有所不同，用于解释经脉气血运行紊乱病证的病机，以及针灸、推拿等治病原理、原则、方法等。

4. "阳虚则外寒，阴虚则内热，阳盛则外热，阴盛则内寒"　本篇所论阴阳盛衰所致的寒热虚实病机，与后世八纲辨证的阴阳寒热虚实不尽相同。

（1）“阳虚则外寒”：指寒邪侵袭、阻遏卫阳、体表失于温煦的表实寒证，其主症是恶寒，治疗当辛温解表，类似于后世的麻黄汤证。而后世所谓的“阳虚则寒”是指体内阳气不足、失于温煦的里虚寒证，其主症是畏寒，治疗当以温补阳气，如理中汤、四逆汤证。

（2）“阴虚则内热”：指劳倦伤脾，脾气亏虚，运化乏力，谷气留滞，郁而化热，即“气虚发热”，治疗则用甘温除热法，可予升阳益胃汤、补中益气汤之类。后世所谓的“阴虚则热”是指阴液亏虚，阴不制阳，虚火内生的虚热证，其主症是午后发热、盗汗、口干、舌红少苔、脉细数，治疗当滋补阴精，如六味地黄丸之类。

（3）“阳盛则外热”：指外邪袭表、卫阳被遏、阳气不得泄越的外感发热证，其症以发热、恶风（寒）为主，治疗当解表散邪。后世所谓的“阳盛则热”是指邪气入侵、阳气亢盛，包括表热证、里热证或表里俱热证，其症状以发热为主，治疗当根据具体病情而定。表热可予银翘散或桑菊饮解表清热，里热可选白虎汤清阳明经热。

（4）“阴盛则内寒”：指阴寒上逆、积于胸中、损伤胸阳、血脉凝滞之内寒证，病位在胸，部位局限，症状以胸闷不舒、疼痛、舌暗脉涩为主，可予瓜蒌薤白白酒汤治疗。后世所谓的“阴盛则寒”则泛指脏腑之阴寒内盛证，部位更为广泛。

5. 虚实病证的针刺治疗 针刺治疗疾病时应采取辨证施治，即根据病位，病性、病程、患者的情况等而定。一是“用形哉，因四时多少高下”，人有肥瘦壮弱不同，四时有春夏秋冬寒热温凉之异，人体气血随之发生相应变化，故针刺宜结合四时季节的不同影响综合考虑而施以相应的方法。二是“其病所居，随而调之”，由于病邪侵犯部位各异，病变部位多不相同，其所表现的临床症状亦有所差异，故针刺治病须随证治之，做到“病在脉，调之血；病在血，调之络”而直达病所，才能取得较好的疗效。三是提出了补虚泻实的针灸原则，强调呼吸补泻和开阖补泻，注意结合呼吸之气而进出用针及出针后闭启针孔等。这些调治经脉虚实的原则和方法，对临床针灸治疗学的发展及内科治疗虚实补泻原则的运用均产生了较大的影响。

思考题

（1）什么是“守经隧”？有何意义？

（2）试述本篇虚实的含义，以及虚实形成的原因及其机理。

（3）分析“阳虚则外寒，阴虚则内热，阳盛则外热，阴盛则内寒”的意义。

（4）本篇所论针刺调经的原则有哪些？其补泻手法是什么？

附　篇

灵枢·五变

【题解】

变，病变。本篇讨论“善病风”、“善病消瘅”、“善病寒热”、“善病痹”、“善病肠中积聚”五种病变的体质特点，故以“五变”名篇。本篇主要讨论体质与发病的关系。本篇篇首以自然界材木质地不同而受风霜涝旱伤害情况不同为类比，从总的角度说明体质与发病的关系，进而分别说明“善病风”、“善病消瘅”等五类患者的体质特征，更进一步论证体质与发病的关系。

（一）

【原文】

黄帝问于少俞曰：余闻百疾之始期也，必生于风雨寒暑，循毫毛而入腠理，或复还，或留止，或为风肿汗出，或为消瘅，或为寒热，或为留痹[1]，或为积聚，奇邪[2]淫溢，不可胜数，愿闻其故。夫同时得病，或病此，或病彼，意者天之为人生风[3]乎？何其异也？少俞曰：夫天之生风者，非以私百姓[4]也，其行公平正直，犯者得之，避者得无殆，非求人而人自犯之。

黄帝曰：一时遇风，同时得病，其病各异，愿闻其故。少俞曰：善乎哉问！请论以比匠人。匠人磨斧斤，砺刀削，斲材木[5]。木之阴阳[6]，尚有坚脆，坚者不入，脆者皮弛，至其交节[7]，而缺斤斧焉。夫一木之中，坚脆不同，坚者则刚，脆者易伤，况其材木之不同，皮之厚薄，汁之多少，而各异耶。夫木之蚤[8]花先生叶者，遇春霜烈风，则花落而叶萎；久曝大旱，则脆木薄皮者，枝条汁少而叶萎；久阴淫雨，则薄皮多汁者，皮溃而漉[9]；卒风暴起，则刚脆之木，枝折杌伤[10]；秋霜疾风，则刚脆之木，根摇而叶落。凡此五者，各有所伤，况于人乎？

黄帝曰：以人应木奈何？少俞答曰：木之所伤也，皆伤其枝，枝之刚脆而坚，未成伤也。人之有常病也，亦因其骨节、皮肤、腠理之不坚固者，邪之所舍也，故常为病也。

【注释】

[1] 留痹：指留着于人体的痹证。

[2] 奇邪：奇，异常。不同于一般的致病邪气，称为奇邪。张介宾注："不同常候，故曰奇邪。"

[3] 天之为人生风：天（大自然）为各人产生不同的邪气。风，泛指外来的邪气。

[4] 非以私百姓：并不是对人们有所偏私。

[5] 斲材木：斲（zhuó，音浊），砍削。材木，即木材。

[6] 木之阴阳：指木材的向阳面和背阴面。向阳面木纹紧密而材质坚，背阴面则木纹宽疏而材质松弛。

[7] 交节：树木枝干交接处的树节。

[8] 蚤：同"早"。

[9] 皮溃而漉：溃，溃烂。漉，（树汁）渗出。

[10] 杌伤：杌（wù，音务），木之无枝者。杌伤，指枝折叶落的树干。

（二）

【原文】

黄帝曰：人之善病风厥漉汗者，何以候之？少俞答曰：肉不坚，腠理疏，则善病风。黄帝曰：何以候肉之不坚也？少俞答曰：䐃肉不坚而无分理。理者粗理，粗理而皮不致者，腠理疏，此言其浑然[1]者。

黄帝曰：人之善病消瘅者，何以候之？少俞答曰：五藏皆柔弱者，善病消瘅。黄帝曰：何以知五藏之柔弱也？少俞答曰：夫柔弱者，必有刚强。刚强多怒，柔弱易伤也。黄帝曰：何以候柔弱之与刚强？少俞答曰：此人薄皮肤而目坚固以深者，长冲直扬[2]，其心刚，刚则多怒，怒则气上逆，胸中畜积，血气逆留，臗皮充肌[3]，血脉不行，转而为热，热则消肌肤，故为消瘅。此言其人暴刚而肌肉弱者也。

黄帝曰：人之善病寒热者，何以候之？少俞答曰：小骨弱肉者，善病寒热。黄帝曰：何以候骨之小大，肉之坚脆，色之不一也？少俞答曰：颧骨者，骨之本也。颧大则骨大，颧小则骨小。皮肤薄而其肉无䐃，其臂懦懦然，其地色殆然，不与其天同色[4]，污然独异，此其候也。然后臂薄[5]者，其髓不满，故善病寒热也。

黄帝曰：何以候人之善病痹者？少俞答曰：粗理而肉不坚者善病痹。黄帝曰：痹之高下有处乎？少俞答曰：欲知其高下者，各视其部。

黄帝曰：人之善病肠中积聚者，何以候之？少俞答曰：皮肤薄而不泽，肉不坚而淖泽[6]，如此则肠胃恶[7]，恶则邪气留止，积聚乃伤。肠胃之间，寒温不次[8]，邪气稍至，稸积留止，大聚乃起。

黄帝曰：余闻病形，已知之矣，愿闻其时。少俞答曰：先立其年，以知其时[9]，时高则起，时下则殆[10]。虽不陷下，当年有冲通，其病必起[11]，是谓因形而生病，五变之纪也[12]。

【注释】

[1] 浑然：丹波元简注："浑然即无分理之谓"，即指善病风厥之人，皮肤不致密，腠理粗疏，望之浑然而无分理。

[2] 长冲直扬：冲，当据《针灸甲乙经》改为"衡"。衡，指颜面部眉上部位。扬，原为眉上下部位，这里指眉而言。长衡直扬，形容横眉瞪眼的样子。

[3] 臜皮充肌：臜，同"扩"。扩皮充肌，指皮肤肌肉由于气血充斥其间而充满扩张。

[4] 其地色殆然，不与其天同色：地，指地阁，即下巴。天，指天庭，即前额。殆，《针灸甲乙经》作"炱"，柴或煤燃烧后烟气凝积而成的黑灰。整句言其人地阁灰暗而不与天庭同色。

[5] 后臂薄：张志聪注："臂薄者，股肱之大肉不丰也"，指其人臀部及臂膊之肌肉瘦削不丰满。

[6] 淖泽：《说文解字》注："淖，泥也。"淖泽，形容其人之肌肉滑润而不坚实。张介宾注："淖泽者，湿滞多也。"

[7] 肠胃恶：马莳注："恶者，犹云不好"，指肠胃功能不良。

[8] 寒温不次：不次，不按正常次序。寒温不次，指饮食之寒温失常。

[9] 先立其年，以知其时：立，建立。年，指该年的干支所属。时，四时，这里指四季气候而言。整句意谓：先建立（确定）该年的干支所属，然后以此推知这一年的四时气候变化情况。

[10] 时高则起，时下则殆：张介宾注："凡病遇生旺，则时之高也，故可以起，起者愈也。如逢衰克，则时之下也，病当危殆也"，如"土形之人"（《内经》把人的体质特征归纳为金、木、水、火、土五种类型）遇土气当令（生旺）之时，则病情减轻向愈，是为"时高"；遇木气当令（土气衰克）之时，则病当危重，是为"时下"。

[11] 当年有冲通，其病必起：张介宾注："年有所冲，则气有所通，其病亦因而起，此非上节之所谓起也。如水火相冲，火当畏水；金木相冲，木当畏金。然火胜则水亦病，木胜则金亦病。"如年运属水，则与火形之人相冲通；年运属金，则与木形之人相冲通。又，火运太过之年，则火反侮水，亦与水形之人相冲通。"其病必起"之"起"，与上句"时高则起"之"起"不同，此处作"发生"解。

[12] 因形而生病，五变之纪也：形，人形，即体质。纪，纲纪，纲领。整句意谓：由于体质不同而发生不同疾病，这是理解和掌握上述"善病风厥"等五种病变的纲领。

灵枢·五邪

【题解】

本篇全文均论述五脏之邪，故名。内容主要讨论邪在肺、肝、脾胃、肾、心所出现的症状和针刺治法。

（一）

【原文】

邪在肺，则病皮肤痛，寒热，上气喘，汗出，咳动肩背。取之膺中外腧[1]，背三节五藏之傍[2]，以手疾按之，快然[3]，乃刺之，取之缺盆中以越之[4]。

【注释】

[1] 膺中外腧：张介宾注："膺中之外腧，云门、中府也，手太阴本经穴。但云门忌深，能令人逆息。"

[2] 背三节五脏之傍：指第三胸椎肺俞穴旁的魄户穴。

[3] 快然：张介宾注："以手疾按其处，觉快爽者，即其真穴。"

[4] 取之缺盆中以越之：张介宾注："缺盆，足阳明经穴也。手太阴之脉上出于此，故当取之

以散越肺邪。但忌太深，令人逆息。”

（二）

【原文】

邪在肝，则两胁中痛，寒中，恶血在内，行善掣节[1]，时脚肿。取之行间[2]，以引胁下[3]，补三里，以温胃中，取血脉以散恶血，取耳间青脉，以去其掣[4]。

【注释】

［1］掣节：掣，《黄帝内经太素》作“瘛”。掣，通“瘛”。“掣节”谓关节牵引拘急。

［2］行间：足厥阴肝经之荥穴。

［3］以引胁下：马莳注：“以引出胁下之邪”，张介宾注：“以引去肝邪，而止胁痛”。

［4］取耳间青脉，以去其掣：张介宾注：“足少阳经循耳前后，足厥阴主诸筋而与少阳为表里，故取耳间青脉，可以去掣节。”

（三）

【原文】

邪在脾胃，则病肌肉痛。阳气有余[1]，阴气不足[2]，则热中，善饥；阳气不足，阴气有余，则寒中，肠鸣，腹痛；阴阳俱有余，若俱不足，则有寒有热，皆调于三里。

【注释】

［1］阳气有余：阳，指足阳明胃。有余，为邪盛。

［2］阴气不足：阴，指足太阴脾。不足，为正虚。

（四）

【原文】

邪在肾，则病骨痛，阴痹。阴痹[1]者，按之而不得。腹胀，腰痛，大便难，肩背颈项痛，时眩。取之涌泉、昆仑[2]，视有血者，尽取之。

【注释】

［1］阴痹：病名。《素问·至真要大论》曰：“太阴司天……阴痹者按之不得，腰脊头项痛，时眩，大便难，阴气不用，饥不欲食，咳唾则有血，心如悬，病本于肾。”

［2］涌泉、昆仑：涌泉为足少阴之井穴，昆仑为足太阳之经穴。

（五）

【原文】

邪在心，则病心痛，喜悲，时眩仆。视有余不足，而调之其输[1]也。

【注释】

［1］调之其输：《针灸甲乙经》作“调其俞”。张介宾注：“邪在心者，皆在心之包络，其应补应泻，皆当取手厥阴心主之输。”

灵枢·玉版

【题解】

本篇主要论述针刺的若干禁忌，提出痈疽邪毒内陷脏腑及其他疾病的逆证，均不宜刺。本篇指出针虽细物，若用之不当，只能杀生人而不能起死者。作者认为所论述的这些道理，非常值得珍重，因而“请著之玉版，以为重宝，传之后世，以为刺禁，令民勿敢犯也”，故篇名为“玉版”。本文除了上述作为刺禁方面的内容外，第二段论述痈疽的病因和化脓的机理，第三段提出痈疽病情逆顺的辨证及“圣人自治于未有形也，愚者遭其已成也”等观点，对后世疮疡科的理论和临床，有着深刻的影响。

（一）

【原文】

黄帝曰：余以小针为细物也，夫子乃言上合之于天，下合之于地，中合之于人，余以为过针之意矣！愿闻其故。岐伯曰：何物大于天乎！夫大于针者，惟五兵[1]者焉！五兵者，死之备也[2]，非生之具。且夫人者，天地之镇[3]也，其不可不参[4]乎！夫治民者，亦唯针焉。夫针之与五兵，其孰小乎？

【注释】

［1］五兵：张介宾注：“五兵即五刃，刀、剑、矛、戟、矢也。”

［2］死之备也：先具后用谓之“备”。死，杀人也。张介宾注：“五兵虽大；但备杀戮之用，置之死者也。”

［3］天地之镇：镇，“珍”之通假字，贵重的意思。张介宾注：“夫天地之间，唯人最重，故为天地之镇。”

［4］参：谓天地人三者合参。

（二）

【原文】

黄帝曰：病之生时，有喜怒不测，饮食不节，阴气不足，阳气有余，营气不行，乃发为痈疽。阴阳不通，两热[1]相搏，乃化为脓，小针能取之乎？岐伯曰：圣人不能使化者，为之邪不可留也。故两军相当，旗帜相望，白刃陈于中野[2]者，此非一日之谋也。能使其民令行禁止，士卒无白刃之难者，非一日之教也，须臾之得也。夫至使身被痈疽之病，脓血之聚者，不亦离道远乎？夫痈疽之生，脓血之成也，不从天下，不从地出，积微之所生也。故圣人自治于未有形也，愚者遭其已成也。

黄帝曰：其已形，不予遭，脓已成，不予见[3]，为之奈何？岐伯曰：脓已成，十死一生，故圣人弗使已成，而明为良方，著之竹帛，使能者踵[4]而传之后世，无有终时者，为其不予遭也。

黄帝曰：其已有脓血而后遭乎？不导之以小针治乎[5]？岐伯曰：以小治小者，其功小。以大治大者，多害。故其已成脓血者，其唯砭石、铍锋之所取也。黄帝曰：多害者，其不可全乎？岐伯曰：其在逆顺[6]焉。

【注释】

［1］两热：是指内外两热。

［2］中野：野，《说文解字》注“郊外也”。中野，即荒野之中。

［3］其已形，不予遭，脓已成，不予见：杨上善注：“遭，逢也。”予，我。“不予遭”、“不予见”为倒装句，即“予不遭”、“予不见”。本句意谓痈疽之生成，我（医者）不能预先发现知道。

［4］踵：足后跟。此处作动词用，意为“继承”。

［5］其已有脓血……小针治乎：《针灸甲乙经》作“其已有脓血，可以小针治乎”，文简义顺。

［6］其在逆顺：杨上善注：“逆者，多伤至死。顺者，出脓得生也。”

（三）

【原文】

黄帝曰：愿闻逆顺。岐伯曰：以为伤者，其白眼青，黑眼小[1]，是一逆也；内药而呕者，是二逆也；腹痛渴甚[2]，是三逆也；肩项中不便[3]，是四逆也；音嘶色脱，是五逆也。除此五者，为顺矣。

黄帝曰：诸病皆有逆顺，可得闻乎？岐伯曰：腹胀身热脉大，是一逆也；腹鸣而满，四肢清，泄，其脉大，是二逆也；衄而不止，脉大[4]，是三逆也；咳且溲血脱形，其脉小劲[5]，是四逆也；咳，脱形，身热，脉小以疾[6]，是谓五逆也。如是者，不过十五日而死[7]矣。其腹大胀，四末清，脱形，泄甚[8]，是一逆也；腹胀便血，其脉大，时绝[9]，是二逆也；咳，溲血，形肉脱，脉搏[10]，是三逆也；呕血，胸满引背，脉小而疾[11]，是四逆也；咳呕，腹胀且飧泄，其脉绝[12]，是五逆也。如是者，不及一时[13]而死矣！工不察此者而刺之，是谓逆治。

【注释】

［1］白眼青，黑眼小：白眼，《针灸甲乙经》作“白睛”。马莳注：“白眼属肺，今反青，是肝邪侮所不胜，当为肺气衰也。黑眼者，即眼之睛也，属于肝，今反小，乃肝气衰也。”肝气衰是肾水不足，不能涵肝之故。张志聪注：“肺肝肾三脏之气伤也。”

［2］腹痛渴甚：为火邪亢盛，阴气败绝之象。马莳注：“腹痛者邪甚，渴甚者火盛。”

［3］肩项中不便：不便，即强直不能转动，是阳强于上，阴衰于下之象。马莳注：“肩属手之三阳，项属手足六阳及督脉经。今肩项不便，是阳盛阴虚也。”

［4］衄而不止，脉大：衄则伤阴，衄而不止则阴虚。脉大为阳盛。马莳注：“亦阴证得阳脉也。”

［5］咳且溲血脱形，其脉小劲：张介宾注：“咳而溲血、脱形者，正气已衰，脉小而急者，邪正不能相当，是为四逆。”

［6］咳，脱形，身热，脉小以疾：张介宾注：“脱形身热，真阴已亏，而火犹不清也，其脉细小疾数，正邪盛正衰之候，是为五逆。”

［7］不过十五日而死：张介宾注：“一节之更，时移气易，客强主弱，则不能胜，故不过十五日而死。”

［8］腹大胀，四末清，脱形，泄甚：张介宾注：“腹大胀者，最忌中虚。若见四肢清冷而脱形泄甚者，脾元败而阳气去也，故为一逆。”

［9］腹胀便血，其脉大，时绝：张介宾注：“腹胀便血，阴病也，脉大时绝，孤阳将脱也。”

［10］咳，溲血，形肉脱，脉搏：马莳注：“在上为咳，在下溲血，其形已脱，火盛水亏也，而脉又搏击……”张介宾注：“咳而溲血者，气血俱病，形肉脱者败在脾，脉搏者真藏也，败在胃气，故为三逆。”

［11］呕血，胸满引背，脉小而疾：马莳注：“呕血胸满引背，脉固宜小，小中带疾，虚而火盛也。”张介宾注：“呕血胸满引于背者，脏气连乎背也，脉见细小而数疾，则真元大亏矣。”

［12］咳呕，腹胀且飧泄，其脉绝：张介宾注：“上为咳呕，中为腹胀，下为飧泄，三焦俱病，而脉至于绝者，有邪无正也。”

［13］一时：马莳注：“一时者，一周时也，乃一日之意。”

（四）

【原文】

黄帝曰：夫子之言针甚骏[1]，以配天地，上数天文，下度地纪，内别五藏，外次六府，经脉二十八会[2]，尽有周纪，能杀生人，不能起死者，子能反之乎？岐伯曰：能杀生人，不能起死者也。黄帝曰：余闻之，则为不仁，然愿闻其道，弗行于人。岐伯曰：是明道也，其必然也，其如刀剑之可以杀人，如饮酒使人醉也，虽勿诊，犹可知矣。黄帝曰：愿卒闻之。岐伯曰：人之所受气者，谷也。谷之所注者，胃也。胃者，水谷气血之海也。海之所行云气者，天下也。胃之所出气血者，经隧也。经隧者，五藏六府之大络也，迎而夺之而已矣[3]。

黄帝曰：上下有数[4]乎？岐伯曰：迎之五里，中道而止[5]，五至而已，五往而藏之气尽矣[6]，故五五二十五，而竭其输矣[7]，此所谓夺其天气者也，非能绝其命而倾其寿者也。黄帝曰：愿卒闻之。岐伯曰：窥门而刺之者，死于家中；入门而刺之者，死于堂上[8]。黄帝曰：善乎方！明哉道！请著之玉版，以为重宝，传之后世，以为刺禁，令民勿敢犯也。

【注释】

［1］骏：即高大之义。黄元御云："骏，与'峻'通。"

［2］二十八会：马莳注："手足十二经，左右相同，共有二十四脉，加以两蹻督任，共为二十八会也。"

［3］迎而夺之而已矣：已，尽也，谓气血竭尽则死。马莳注："迎其气之来而有以夺之，则能杀生人矣。"

［4］上下有数：上，指手经；下，指足经；数，指禁刺之数。

［5］迎之五里，中道而止：张介宾注："五里，手阳明经穴。此节手之五里，即经隧之要害。若迎而夺之，则脏气败绝，必致中道而止。"

［6］五至而已，五往而藏之气尽矣：张介宾注："一脏之气，大约五至而已，针凡五往而迎之，则一脏之气已尽。"

［7］五五二十五，而竭其输矣：马莳注："及夺至二十五次而五脏腧穴之气皆已竭矣"。

［8］窥门而刺之者……死于堂上：门，气血出入之门，即腧穴。张介宾注："门，即《生气通天论》所谓气门之门也。窥门而刺，言犹浅也，浅者害迟，故死于家中；入门而刺，言其深也，深则害速，故死于堂上。"一说谓五里穴是禁刺的穴位。患者来诊所就诊，针刺了五里，不待出门，即死于诊所；医师到病家，针刺了五里，不待患者入房，即死于堂上。

素问·通评虚实论（节选）

【题解】

本篇以"邪气盛则实，精气夺则虚"为重点，讨论病证的虚实、症状，以及重虚重实、经络的虚实、脉的虚实等，故名篇。本篇还讨论了乳子病热、中风及肠澼、癫疾、消瘅的脉证，以及形度、骨度、脉度、筋度等诊病意义。

【原文】

黄帝曰：何谓虚实？岐伯对曰：邪气盛则实，精气夺则虚。

凡治消瘅，仆击，偏枯[1]，痿厥，气满发逆[2]，肥贵人，则高粱之疾也。隔塞闭绝，上下不通，则暴忧之病也。暴厥而聋，偏塞闭不通，内气暴薄也。不从内，外中风之病，故瘦留着也。跖跛[3]，寒风湿之病也。黄帝曰：黄疸、暴痛、癫疾、厥狂，久逆之所生也。五脏不平，六腑闭塞之所生也。头痛耳鸣，九窍不利，肠胃之所生也。

【注释】

［1］偏枯：指中风后遗症，半身不遂。

［2］气满发逆：气满，指气急而粗；发逆，即上逆。

［3］跖跛：跖，指脚；跛，行不正；跖跛，即跛行的意思。

本章课件

第六章　病　　证

病和证是不同的概念，但《内经》没有明确区分，《内经》言病，多以“疾”、“病”和“候”字称之。“证”字仅见于《素问·至真要大论》。《素问·至真要大论》曰：“帝曰：气有多少，病有盛衰，治有缓急，方有大小，愿闻其约奈何？岐伯曰：气有高下，病有远近，证有中外，治有轻重，适其至所为故也。”《内经》有关病证的内容极为丰富，所载病证多达300余种，涵盖了临床各科，对许多疾病还辟专篇进行了系统深入的阐述。《内经》多采用脏腑分证、经络分证和病因分证等方法对病证进行分类，为中医辨证论治体系的建立奠定了基础。

《内经》论述较详细的病证包括外感热病类疾病（《素问·热论》、《素问·评热病论》），咳嗽类疾病（《素问·咳论》），疼痛类疾病（《素问·举痛论》），痹类疾病（《素问·痹论》），痿类疾病（《素问·痿论》），外感风邪所致的风类疾病（《素问·风论》），以及水肿、肤胀、鼓胀、癥瘕类疾病（《灵枢·水胀》）等约70种。这些病名，除反映了《内经》关于疾病的命名规则、疾病分类和诸病临床表现的认识外，还涉及疾病的演变规律，疾病的诊断和鉴别诊断，以及对疾病的预后、治疗、护理等方面的基本认识。

素问·热论

【题解】

本篇是《内经》研究热病的重要文献，对热病的概念、病因病机、分证、传变规律、治疗大法及预后和禁忌等方面都作了较为完整系统的阐述，故名“热论”。

（一）

【原文】

黄帝问曰：今夫热病者，皆伤寒之类也[1]。或愈或死，其死皆以六七日之间，其愈皆以十日以上者，何也？不知其解，愿闻其故。

岐伯对曰：巨阳者，诸阳之属也[2]。其脉连于风府[3]，故为诸阳主气也。人之伤于寒也，则为病热，热虽甚不死[4]，其两感[5]于寒而病者，必不免于死。

【注释】

［1］今夫热病者，皆伤寒之类也：热病，指病的症状特点（发热性疾病）；伤寒是病因，是外感热病的总称（广义的伤寒）。狭义伤寒是指感于寒而发的外感热病。本段“伤寒”，即泛指由四时邪气引起的外感热病。

［2］巨阳者，诸阳之属也：巨，大也。大、太，古字通。张介宾注：“太阳为六经之长，统摄阳分，故诸阳皆其所属。”属，张志聪注：“属，会也。谓太阳为诸阳之会”，指统率、聚会之意。

［3］风府：穴名，在项后入发际一寸，属督脉，为足太阳、督脉、阳维之会。

［4］热虽甚不死：李念莪云：“寒郁于内，皮肤闭而为热，寒散即愈，故曰不死。”

［5］两感：一脏一腑，表里两经同时受邪，谓之两感，如太阳与少阴、阳明与太阴、少阳与厥阴两感。

【经文分析】

1. 热病的概念 热病是指由外感六淫邪气所致的以发热为主症的一类疾病。外感发热最常见的病因是寒邪所伤，寒邪外袭，首犯太阳经，邪气随阳化热，症见发热。如杨上善注：“斯之热病，本因受寒，亦为寒气所伤，得此热病，以本为名，故称此热病伤寒类也。”《难经·五十八难》云：“伤寒有五：有中风、有伤寒、有湿温、有热病、有温病。”前一“伤寒”指广义伤寒，热病即是广义伤寒之一，后一“伤寒”指狭义伤寒。即伤寒概括了各种外感邪气，是以病因命名外感疾病。

2. 热病的病因病机 热病由外感六淫所致，外邪侵袭肌表，卫阳被郁遏，邪正交争于太阳经，而引起恶寒、发热。

3. 热病的预后 外感热病的预后判断，不在于发热的高低，而在于邪正盛衰。若正气强盛，邪正交争剧烈则见高热，热虽甚而预后良好。若两感于寒，说明正气亏损，抗邪无力，表里同病，邪盛而正衰，预后不良。

（二）

【原文】

帝曰：愿闻其状。岐伯曰：伤寒一日，巨阳受之[1]，故头项痛，腰脊强。二日，阳明受之，阳明主肉，其脉挟鼻络于目，故身热目疼而鼻干，不得卧也。三日，少阳受之，少阳主胆[2]，其脉循胁络于耳，故胸胁痛而耳聋。三阳经络皆受其病，而未入于藏[3]者，故可汗而已。四日，太阴受之，太阴脉布胃中络于嗌，故腹满而嗌干。五日，少阴受之，少阴脉贯肾络于肺，系舌本，故口燥舌干而渴。六日，厥阴受之，厥阴脉循阴器而络于肝，故烦满而囊缩[4]。三阴三阳，五藏六府皆受病，营卫不行，五藏不通，则死矣。

【注释】

［1］伤寒一日，巨阳受之：张介宾注：“人身经络三阳为表，三阴为里。三阳之序，则太阳为三阳，阳中之阳也；阳明为二阳，居太阳之次；少阳为一阳，居阳明之次；此三阳为表也。三阴之序，则太阴为三阴，居少阳之次；少阴为二阴，居太阴之次；厥阴为一阴，居少阴之次；此三阴为里也。其次序之数，则自内而外，故各有一二三之先后者如此。又如邪之中人，必自外而内。此所以邪必先于皮毛，经必始于太阳，而后三阴三阳五脏六腑皆受病，如下文之谓也。”

［2］少阳主胆：林亿注：“全元起本胆作骨”。《黄帝内经太素》、《针灸甲乙经》并作“骨”，顾尚之注：“以上文‘阳明主肉’证之，‘骨’字是也。若此句作‘胆’，则上文当作‘胃’。”可参。

［3］藏：林亿注：“按全元起云：‘藏作府’。元起注云：‘伤寒之病，始于皮肤之腠理，渐胜于诸阳而未入府，故须汗发其寒热而散之。’《太素》亦作‘府’。”按《针灸甲乙经》、《伤寒例》亦作‘府’。但马莳注：“此所谓藏者，非内脏也，即后三阴经也。以三阴属五脏，故以‘藏’字言。”

［4］烦满而囊缩：满，即懑，烦闷之意。囊缩，阴囊收缩。足厥阴肝经绕阴器，抵少腹，挟胃属肝络胆，厥阴肝经受邪，经气不舒，故烦闷，在男子则阴囊收缩，在女子可见少腹拘急，如李梴所说“在女子则阴户急痛引少腹”。

【原文】

其不两感于寒者，七日，巨阳病衰，头痛少愈。八日，阳明病衰，身热少愈。九日，少阳病衰，耳聋微闻。十日，太阴病衰，腹减如故，则思饮食。十一日，少阴病衰，渴止，不满，舌干已而嚏，十二日，厥阴病衰，囊纵，少腹微下[1]，大气[2]皆去，病日已矣。

【注释】

［1］囊纵，少腹微下：囊纵，与前文“囊缩”相对，指阴囊舒缓。少腹微下，指少腹拘急稍微

缓解。

［2］大气：指邪气。

【经文分析】

1. 外感热病六经主症与传变规律 本文所述热病以六经分证，其主症以相应经脉循行部位的症状为特点，且多为热证、实证，未涉及寒证、虚证。

传变规律按照太阳→阳明→少阳→太阴→少阴→厥阴次序循经传，由三阳之表传入三阴之里。其“一日”、“二日”等仅言次序，非具体日数，说明病邪由浅入深，临床不可拘泥。

本文六经分证的思想是《伤寒论》六经辨证的理论基础，《伤寒论》根据临床实践在此基础上做了很大的补充和发挥，不仅补充了六经证候、传变次序，还总结了寒证、虚证和各种变证、坏证，并提出了具体治疗方法。本篇六经证候（表 6-1），主要为经脉证候，与《伤寒论》的认识不一样，此外，在六经传变顺序方面，仲景将少阳调至阳明之前，认为阳明即是里证。

表 6-1 六经证候

六经	经脉循行	证候
太阳经	从巅入脑，出下项，挟脊抵腰中	头项痛，腰脊强
阳明经	挟鼻，络于目	身热不得卧，目疼鼻干
少阳经	循胁，络于耳	胸胁痛，耳聋
太阴经	布胃中，络于嗌	腹满而嗌干
少阴经	贯肾，络于肺，系舌本	口燥，舌干而渴
厥阴经	循阴器，络于肝	烦满而囊缩

2. 热病的预后 若三阴三阳传遍，邪盛正衰，五脏六腑皆受病，荣卫不行，五脏不通，则预后不良。

若邪去正复，则依照太阳→阳明→少阳→太阴→少阴→厥阴次序逐经病解。“病衰”指邪衰病退。其中“思饮食”、“渴止”、“舌干已而嚏”是阳气通畅、津液恢复的征象，为向愈之兆。

（三）

【原文】

帝曰：治之奈何？岐伯曰：治之各通其藏脉，病日衰已矣。其未满三日者，可汗而已；其满三日者，可泄而已[1]。

【注释】

［1］其未满三日者，可汗而已；其满三日者，可泄而已：《素问校勘记》引程郊倩云：“汗泄二字，俱是刺法，刺法有浅有深，故云可汗可泄。”汗，指针刺发汗。泄，指针刺泄热。张琦注：“经言刺法，故曰通其脏脉，三日以前，病在三阳，故可汗；三日以后，病在三阴，故可泄。泄谓泄越其热，非攻下之谓也。”

【原文】

帝曰：热病已愈，时有所遗[1]者，何也？岐伯曰：诸遗者，热甚而强食之，故有所遗也。若此者，皆病已衰而热有所藏，因其谷气相薄，两热相合，故有所遗也。帝曰：善。治遗奈何？岐伯曰：视其虚实，调其逆从，可使必已矣。帝曰：病热当何禁之？岐伯曰：病热少愈，食肉则复，多食则遗[2]，此其禁也。

【注释】

［1］遗：遗留、残留之意。此指余热稽留不尽。杨上善注：“遗，余也。大气虽去，犹有残热在脏腑内外，因多食，以谷气热与故热相薄，重发热病，名曰遗热病也。”

［2］食肉则复，多食则遗：张介宾注：“复者，病复也。遗则延久也。凡病后脾胃气虚，未能消化饮食，故于肉食之类皆当从缓，若犯食复，为害非浅，其有挟虚内馁者，又不可过于禁制，所以贵得宜也。”

【经文分析】

1. 热病的治疗原则

治疗总则：“各通其藏脉”，即病在何经，取该经脉的穴位针刺，以疏通其脏腑经脉气血，祛邪外出。

具体而言，邪在三阳经之表（未满三日），发汗解表；邪在三阴之里（已满三日），泄热清里。本篇之“汗”、“泄”指针刺治疗，但同样适用于药物疗法。

2. 遗热的原理与治疗大法

（1）遗热的原因：“热甚而强食之”，即热病期间勉强多食。

（2）遗热的机理：余邪与“谷气相薄，两热相合”。多食之谷气化热，与体内余热相合，使热久不去而成遗热。

（3）遗热治疗：“视其虚实，调其逆从”，即根据病证虚实，采取通腑泄热、消积导滞、调和脾胃之法治疗。

3. 热病禁忌　本段提示热病的饮食禁忌为多食、食肉。外感热病时，脾胃虚弱，消化能力较差，多食或食肉易食滞化热，与体内余热相合，使热病缠绵难愈，反复发作。

（四）

【原文】

帝曰：其病两感于寒者，其脉应与其病形何如？岐伯曰：两感于寒者，病一日，则巨阳与少阴俱病，则头痛口干而烦满。二日，则阳明与太阴俱病，则腹满身热，不欲食，谵言。三日，则少阳与厥阴俱病，则耳聋囊缩而厥[1]，水浆不入，不知人，六日死。帝曰：五藏已伤，六府不通，荣卫不行，如是之后，三日乃死，何也？岐伯曰：阳明者，十二经脉之长也，其血气盛，故不知人，三日其气乃尽，故死矣。

【注释】

［1］厥：指手足厥冷。

【原文】

凡病伤寒而成温者，先夏至日者为病温，后夏至日者为病暑，暑当与汗皆出，勿止[1]。

【注释】

［1］暑当与汗皆出，勿止：张介宾注：“暑气侵入，当令有汗，则暑随汗出，故曰勿止。”

【经文分析】

1. 两感于寒之热病的主症、传变与预后

（1）两感于寒的热病主症：两感是表里两经同时受病，主要表现为表里两经的经脉症状，如一日太阳少阴俱病，表现为头痛、口干、烦满；二日阳明太阴俱病，表现为腹满身热，不食、谵语；三日少阳厥阴俱病，表现为耳聋、囊缩、厥。

（2）两感于寒的传变：两感的原因是正虚邪盛，故传变迅疾、病情较重。

（3）两感于寒的预后：预后较差，若见“水浆不入，不知人”的症状，则为死证，“水浆不入”为胃气衰竭，“不知人”为神气将脱，皆属危象。后“三日乃死”是因为尚有胃气，因为阳明胃为十二经脉之长，胃气尽则死，在此提示，胃气的存亡在热病传变中具有重要意义。《伤寒论》得此启示，在治疗外感热病过程中重视保胃气、存津液，如白虎汤中加粳米，桂枝汤中加大枣并饮粥等。

2. 暑病的概念与治疗大法

（1）暑病的概念：温病、暑病都属于“热病”范畴，本篇以发病时间来区分两者，说明时令气候对发病有重要影响。从发病因素来看，吴崑曰：“冬时中于寒邪，即病者名曰伤寒，不即病者，寒毒藏于肌肤，至春变为温病，至夏至变为热病，此热病之辨也。”

（2）暑病的治疗大法：暑为阳邪，性升散，暑病常见大汗之症，汗出则邪随汗解，若见汗止汗，则易致暑热内闭，逆传心包的危证。故暑病忌用单纯的止汗收敛法，而应采取清暑热、养阴津、滋汗源之法。

思考题

（1）外感热病的病因病机是什么？

（2）试述热病六经传变的规律。

（3）如何理解热病的治疗大法？

（4）遗热和食复的机理是什么？如何治疗？

（5）如何区别温病与暑病？暑病的治疗大法是什么？

素问·评热病论

【题解】

评，议论。本篇论述了外感热病的重证与变证阴阳交、风厥、劳风、肾风、风水的病因、病机、症状及其调治、预后，并着重阐明了“邪”、“正”消长的变化规律。高世栻云：“评热，论热病之变证。风厥、劳风、肾风、风水，皆热病之变。举而评之，故曰《评热病论》。”

（一）

【原文】

黄帝曰：有病温者，汗出辄[1]复热，而脉躁疾[2]不为汗衰，狂言不能食，病名为何？岐伯对曰：病名阴阳交[3]，交者，死也。帝曰：愿闻其说。岐伯曰：人所以汗出者，皆生于谷，谷生于精[4]。今邪气交争于骨肉而得汗者，是邪却而精胜也。精胜，则当能食而不复热。复热者，邪气也。汗者，精气也。今汗出而辄复热者，是邪胜也；不能食者，精无俾[5]也；病而留者，其寿可立而倾也。且夫《热论》[6]曰：汗出而脉尚躁盛者死。今脉不与汗相应，此不胜其病也，其死明矣。狂言者，是失志，失志者死。今见三死[7]，不见一生，虽愈必死也。

【注释】

［1］辄：犹“即”也，立即之意。

［2］脉躁疾：脉象躁乱疾数。

［3］阴阳交：交，交争，指阳热邪气入于阴分而交结不解。阴阳交，是外感热病过程中邪盛正衰的危重病证。

［4］谷生于精：“于”，助词，无义。张介宾注：“谷气内盛则生精，精气外达则为汗。”

［5］不能食者，精无俾：俾，通“裨”，补益之意。不能饮食则精气得不到谷气的助养。

［6］《热论》：《灵枢·热病》云：“热病已得汗而脉尚躁盛，此阴脉之极也，死；其得汗而脉静者，生。”与本文义同，可参。一指上古文献，如王冰注：“谓上古《热论》”。

［7］三死：汗出而热不去，死有三候，一不能食，二脉躁盛，三狂言失志，故曰“三死”。

【经文分析】

1. 阴阳交的病证、病机 阴阳交是热病中邪热亢盛，内入阴分，与阴精交争不解，邪盛正衰的危重证候，是热病变证之一。主症有发热，汗出复热，脉躁疾不因出汗而安静（与热虽盛不死，用汗法后脉静身凉相反），狂言，不能食。病机是邪热炽盛，消灼阴液，阴精亏损，病位较深，多见于温热病中后期。

2. 阴阳交的预后 “交者死也”，提示预后不良。因热邪炽盛，阴精竭乏，正不胜邪，加之不能进食，化源将竭，故曰“其死明矣”。热病“三死”，即不能食、脉躁疾、狂言，分别候胃气衰败而阴精化源枯竭、邪热炽盛、神气将亡，预后凶险，须及时救治。

本段还提示热病预后可从有汗、无汗及汗后症状来辨吉凶，实则是辨阳热与阴精的胜负存亡，因此，热病治疗既要泄热，也要固护阴精，这种治疗思想对后世温病治疗有很大启发，温病学派据此提出了“热病以救阴为先，救阴以泄热为要”及“留得一分津液，便有一分生机”的治则，对临床具有重要指导意义。

（二）

【原文】

帝曰：有病身热，汗出烦满，烦满不为汗解，此为何病？岐伯曰：汗出而身热者，风也；汗出而烦满不解者，厥也。病名曰风厥[1]。帝曰：愿卒闻之。岐伯曰：巨阳主气，故先受邪，少阴与其为表里也，得热则上从之[2]，从之则厥也。帝曰：治之奈何？岐伯曰：表里刺之[3]，饮之服汤[4]。

【注释】

［1］风厥：马莳注：“以其太阳感风，少阴气厥，名谓风厥之证。”

［2］上从之：少阴之气随足太阳经气上逆。

［3］表里刺之：谓刺法当泻足太阳补足少阴。

［4］饮之服汤：《脉经》、《黄帝内经太素》均无“服”字。杨上善注：“饮之汤液，以疗其内”。马莳注：“又当饮之以汤剂，以止逆上之肾气，则可以治斯疾也。”张介宾注：“饮之服汤，即《脉度篇》所谓虚者饮药以补之之意。”

【经文分析】

1. 风厥的病因病机 风厥是外感热病变证之一，病因为汗出时风邪外袭太阳经，引动少阴虚火上逆。病机为太阳少阴表里同病，外有风邪，内有虚热，阴精受损。

2. 风厥的主症 风邪外袭，故见身热汗出；虚热内扰心神，故见烦闷，且不能为汗出所解。

3. 风厥的治疗 风厥的治疗当表里同治，内外兼调。外治宜针刺，泻太阳经外风（如风门穴），补少阴经精气（如太溪穴）。内治当服用疏风清热、养阴生津之汤剂。张仲景在此基础上，提出少阴里阳不足、外感寒邪的表里同病，如“少阴病，始得之，反发热，脉沉者，麻黄附子细辛汤主之”，是对太阳少阴表里同病辨治的发展。

风厥之病，《内经》中有三见。其一，指太阳少阴同病之证，即本篇所言；其二，指风伤肝胃之证，《素问·阴阳别论》曰：“二阳一阴发病，主惊骇，背痛，善噫，善欠，名曰风厥”；其三，指表虚感风之证，《灵枢·五变》曰：“黄帝曰：人之善病风厥漉汗者，何以候之？少俞答曰：肉不坚，腠理疏，则善病风。”

（三）

【原文】

帝曰：劳风[1]为病何如？岐伯曰：劳风法在肺下[2]，其为病也，使人强上冥视[3]，唾出若涕，恶风而振寒，此为劳风之病。帝曰：治之奈何？岐伯曰：以救俛仰[4]。巨阳引，精者三日，中年者五日，不精者七日[5]。咳出青黄涕，其状如脓，大如弹丸，从口中、若鼻中出，不出则伤肺，伤肺则死也。

【注释】

［1］劳风：病名。劳，劳伤。因劳伤过度，外感风邪而致的疾病。杨上善注：“劳中得风为病，名曰劳中，亦曰劳风。”

［2］法在肺下：法，常也。肺下，指肺部。尤在泾《医学读书记》曰：“劳则火起于下，而风

又乘之，风火相搏，气凑于上，故云法在肺下也。”

［3］强上冥视：强上，指头项强直不舒；冥视，指视物模糊不清。王冰注：“膀胱气不能上荣，故使人头项强而视不明也。”

［4］以救俛仰：救，救治。俛，同“俯”。尤在泾《医学读书记》云：“肺主气而司呼吸，风热在肺，其液必结，其气必壅，是以俯仰皆不顺利，故曰当救俯仰也。救俯仰者，即利肺气、散邪气之谓乎。”

［5］巨阳引……不精者七日：巨阳，太阳也。引，针刺以引导经气。巨阳引，谓针刺足太阳以引导其经气，使之沟通肺肾精气。精者，指少壮精气充沛之人，经治疗则三日可愈；中年人精气稍衰，五日才愈；不精指老年体弱精衰者，则其恢复较迟，需七日方愈。

【经文分析】

1. 劳风的病因病机与病位 劳风病起于劳伤过度，正气亏虚，风邪乘虚外袭。病机为风邪郁遏肺卫，肺失清肃，痰热内生。病位在肺。

2. 劳风的症状 风邪外袭肺卫，则见恶风振寒；太阳受风，膀胱经气不利则强上冥视；风邪郁遏，化热内袭，肺失清肃，痰热阻肺，则见咳唾青黄涕。

3. 劳风的治则和预后 劳风的治则为“救俯仰”，“巨阳引”。用针刺太阳经的方法，引导太阳经气，使之通达上下，从而达到疏风散邪的目的，并有助于宣降肺气以排痰外出。临床上常配合疏风清热化痰的汤剂内服治疗。

本病预后转归与精气盛衰、年龄、体质有关。年轻体强者，气血饱满，病程短，预后较好，年老体衰者，气血阴阳俱虚，病程较长，预后稍差。

本文以排痰顺畅与否作为判断疗效与预后的指征之一。若排痰顺畅，则邪有出路，可向愈；若排痰不畅，痰邪内阻于肺，使肺气壅滞，气道阻塞，则必伤肺而病重，预后不佳，提示临床治疗劳风痰涎壅盛之证，当因势利导，清肺化痰排脓，使邪去病除。

（四）

【原文】

帝曰：有病肾风者，面胕痝然[1]壅，害于言[2]，可刺不？岐伯曰：虚不当刺。不当刺而刺，后五日，其气必至[3]。帝曰：其至何如？岐伯曰：至必少气时热，时热从胸背上至头，汗出手热，口干苦渴，小便黄，目下肿，腹中鸣，身重难以行，月事不来，烦而不能食，不能正偃[4]，正偃则咳。病名曰风水，论在《刺法》中。

帝曰：愿闻其说。岐伯曰：邪之所凑，其气必虚。阴虚者，阳必凑之，故少气时热[5]而汗出也。小便黄者，少腹中有热也。不能正偃者，胃中不和也。正偃则咳甚，上迫肺[6]也。诸有水气者，微肿先见于目下也。帝曰：何以言？岐伯曰：水者，阴也。目下，亦阴也。腹者，至阴之所居[7]。故水在腹者，必使目下肿也。真气上逆[8]，故口苦舌乾，卧不得正偃，正偃则咳出清水也。诸水病者，故不得卧，卧则惊，惊则咳甚也。腹中鸣者，病本于胃也。薄脾则烦不能食，食不下者，胃脘隔也。身重难以行者，胃脉在足也。月事不来者，胞脉闭[9]也，胞脉者，属心而络于胞中，今气上迫肺，心气不得下通，故月事不来也。帝曰：善。

【注释】

［1］面胕痝然：张介宾注：“胕，浮肿也。”杨上善注：“痝然者，肿起貌。”按：《针灸甲乙经》“然”下有“肿”字。

［2］害于言：妨碍言语。张志聪注：“少阴之脉，贯肾系舌本，水邪上逆，故壅害于言。”张氏断句在“壅”字前。

［3］其气必至：气，指病气。至，据《易·坤卦》“至哉坤元”注：“至，谓至极也”，可参，指病情加重。

［4］正偃：即仰卧，平卧。

［5］少气时热：张志聪注："风邪伤肾，精气必虚，阴虚则阳往乘之；故时时发热；肾为生气之源，故少气也。"

［6］迫肺：正偃则水邪上迫于肺。

［7］腹者，至阴之所居：张志聪注："太阴者至阴也，水邪上乘于腹，始伤胃而渐及于脾，故微肿先见于目下，脾主约束也。"

［8］真气上逆：张志聪注："真气者，藏真之心气也。心属火而恶水邪，水气上乘，则迫其心气上逆，是以口苦舌干。"

［9］胞脉闭：胞即子宫，胞脉即子宫的络脉。高世栻注："胞脉主冲任之血，月事不来者，乃胞脉闭也。中焦取汁，奉心化赤，血归胞中。故胞脉者，属心而络于胞中。今水气上迫肺，心气不得下通，故月事不来也。"

【经文分析】

1. 肾风的概念、病机与证候　肾风是因风邪伤肾，肾主水功能失常所致的面目浮肿，妨碍言语的一类疾病。其病机是风邪伤肾，肾失气化，水液代谢障碍，水邪泛滥。证候：面目浮肿，言语不清晰。

2. 风水的概念、病机与证候　风水是肾风误治（不当刺而刺）导致真气大亏，水邪泛滥更甚的疾病。风水的病机是因肾风本就有肾精亏虚之证，若误用刺法，使真气愈虚，脏气五日一周，复归于肾，邪气必随之入肾，则肾亏愈甚，气化失司，水液泛滥更为严重。具体病候与病机如下所示（表 6-2）。

表 6-2　风水的病候与病机

病候	病机
少气时热，热从胸背上至头，汗出手热	肾阴不足，虚火内扰
口干苦渴	心火上逆
小便黄	少腹（下焦）湿热
目下肿	眼胞属脾，脾虚不运，水液上泛
腹中鸣，身重难以行	气化失常，水积于胃，胃脉循于足部
月事不来	水气上迫于肺，心气不得下达，胞脉闭阻
烦而不能食	水湿困脾，脾胃失和
不能正偃，正偃则咳出清水	正卧则水气上逆更甚，心肺之气逆乱

3. "邪之所凑，其气必虚"的临床意义　肾风的病因为肾亏于内、风邪乘虚而入，风水的病因也是肾风误治而使肾气愈虚、邪气泛滥，发病皆有正气内虚的因素，故本段提出"邪之所凑，其气必虚"的发病观，揭示了疾病发生的关键在于正气是否强盛，这一观点在《内经》中多次强调，如《素问·刺法论》所说"正气存内，邪不可干"，《灵枢·百病始生》所说"两虚相得，乃客其形"等。突出正气在发病中的主导地位，是《内经》一贯的学术主张，对于预防疾病而言，保养正气就是根本原则，在养生保健、防病治病方面都必须遵循这一原则。

思考题

（1）论述"阴阳交"的病因病机和预后。
（2）简述"风厥"的概念、治法及临床意义。
（3）简述"劳风"的概念、病因病机与证候。
（4）何谓"肾风"、"风水"？
（5）如何理解"邪之所凑，其气必虚"？它对临床有什么指导意义？

素问·咳论

【题解】

咳，即咳嗽。吴崑注：“有声之谓咳，连声之谓嗽，不言嗽者，省文也。”本篇全面论述了咳嗽的成因、分类、症状、传变及针治大法等，故名“咳论”。

（一）

【原文】

黄帝问曰：肺之令人咳，何也？岐伯对曰：五藏六府皆令人咳[1]，非独肺也。帝曰：愿闻其状。岐伯曰：皮毛者，肺之合也，皮毛先受邪气，邪气以从其合也。其寒饮食入胃，从肺脉上至于肺，则肺寒，肺寒则外内合邪，因而客之，则为肺咳。五藏各以其时受病，非其时各传以与之[2]。人与天地相参，故五藏各以治时，感于寒则受病，微则为咳，甚者为泄，为痛。乘秋则肺先受邪，乘春则肝先受之，乘夏则心先受之，乘至阴则脾先受之，乘冬则肾先受之。

【注释】

［1］五藏六府皆令人咳：咳本属肺，但五脏六腑之病变均可影响肺，致肺之气机失调而为咳。

［2］非其时各传以与之：张志聪注：“五脏各以所主之时而受病，如非其秋时，则五脏之邪，各传与之肺而为咳也。”如春天肝木受邪之后，传于肺而致咳。

【经文分析】

1. 咳的病因、病机 本篇认为咳嗽的病因为风寒外袭，从皮毛而入，加之内伤寒冷饮食伤胃。风寒外袭，“皮毛先受邪气”，而“皮毛者，肺之合也”，邪气由表及里，内舍其合而伤肺；加之生冷伤胃，其寒“从肺脉上至于肺，则肺寒”，外内合邪，使肺宣降失常而致咳。《灵枢·邪气藏府病形》云：“形寒寒饮则伤肺，以其两寒相感，中外皆伤，故气逆而上行”，可见“内外合邪”的致病观和肺胃是成咳之源的主要病机。

2. 咳与四时五脏的关系 咳嗽虽是肺系之本病，即肺令人咳，在《灵枢·九针论》指出“肺主咳”。《素问·宣明五气》曰：“肺为咳。”但本篇认为“五藏六府皆令人咳，非独肺也”，概括了咳嗽发生与五脏六腑的关系，说明不单是肺使人发生咳嗽，其他脏腑亦使人发生咳嗽。其含义有二，一是“五藏各以其时受病，非其时各传以与之。”即“乘春则肝先受之，乘夏则心先受之，乘至阴则脾先受之，乘冬则肾先受之”。虽然不同季节有不同的气候特点，不当秋季，其他四脏在其相应季节先受病，然后病气波及于肺而发生咳嗽，强调五脏所对应季节的时邪。二是因五脏功能失调，构成咳嗽发病的内因，这段话反映了《内经》的四时五脏发病观。

（二）

【原文】

帝曰：何以异之？岐伯曰：肺咳之状，咳而喘息有音，甚则唾血。心咳之状，咳则心痛，喉中介介[1]如梗状，甚则咽肿喉痹。肝咳之状，咳则两胁下痛，甚则不可以转，转则两胠[2]下满。脾咳之状，咳则右胁下痛，阴阴[3]引肩背，甚则不可以动，动则咳剧。肾咳之状，咳则腰背相引而痛，甚则咳涎[4]。

帝曰：六府之咳奈何？安所受病？岐伯曰：五藏之久咳，乃移于六府。脾咳不已，则胃受之，胃咳之状，咳而呕，呕甚则长虫[5]出。肝咳不已，则胆受之，胆咳之状，咳呕胆汁。肺咳不已，则大肠受之，大肠咳状，咳而遗失[6]。心咳不已，则小肠受之，小肠咳状，咳而失气，气与咳俱失。肾咳不已，则膀胱受之，膀胱咳状，咳而遗溺。久咳不已，则三焦受之[7]，三焦咳状，咳而腹满，不欲食饮。此皆聚于胃，关于肺，使人多涕唾，而面浮肿气逆[8]也。

【注释】

［1］介介：吴崑注：“介介，坚梗而有妨碍之意。”即梗阻不利之状。

［2］两胠：胠，指腋下。杨上善注：“胠，有本作胁也。”

［3］阴阴：隐隐之意。

［4］咳涎：《素问·宣明五气》曰：“脾为涎。”姚止庵注：“肾主五液，化为五湿，入脾为涎，咳久则肾虚水泛，脾不受湿，反归于肾，故咳涎也。”义亦通。

［5］长虫：杨上善注：“长虫，蛕虫也。”张介宾注：“长虫，蚘虫也。”按：蛕、蚘、蛔并通。

［6］遗失：失，《黄帝内经太素》、《针灸甲乙经》作“矢”，与“屎”同义。

［7］久咳不已，则三焦受之：久咳者，乃泛指诸咳而言。三焦总司上下内外之气化功能，故久咳不已，皆可传入三焦也。

［8］多涕唾，而面浮肿气逆：张志聪注：“水聚于胃，则上关于肺而为咳，咳则肺举，肺举则液上溢，故使人涕唾，水气上乘，故面浮肿而气厥也。”

（三）

【原文】

帝曰：治之奈何？岐伯曰：治藏者，治其俞[1]；治府者，治其合[1]；浮肿者，治其经[1]。帝曰：善。

【注释】

［1］俞，合，经：均为十二经脉分布在四肢的五输穴。

【经文分析】

1. 脏腑咳传变规律及证候特点 本篇将咳分为五脏咳与六腑咳两大类。除都有咳嗽症状外，五脏咳以疼痛为其证候特点，六腑咳则以泄为其证候特点。五脏咳主要是各脏所在部位和经脉循行所涉及的部位出现疼痛不适等症，六腑咳主要兼见脏腑气机失常的表现，如呕逆、遗矢、失气、遗尿等。其传变途径是“五藏之久咳，乃移于六府”，五脏咳久不愈则进一步传于与之相合的六腑，这里不是说病邪由里出表，而是病邪深入，病情加重，即六腑咳是五脏久咳不愈的后期阶段，最后则传至三焦，为三焦咳。

2. 咳嗽的治疗原则 《内经》对于咳嗽的治疗主要是以针刺为主，提出“治藏者，治其俞；治府者，治其合；浮肿者，治其经”的治疗原则，治五脏咳取输穴，如肺经太渊穴、脾经太白穴、心经神门穴、肾经太溪穴、肝经太冲穴；治六腑咳取合穴，如胃经足三里穴、大肠经曲池穴、小肠经小海穴、膀胱经委中穴、三焦经天井穴、胆经阳陵泉穴；治三焦咳取经穴，如肺经经渠穴、大肠经阳溪穴、胃经解溪穴、脾经商丘穴、心经灵道穴、小肠经阳谷穴、膀胱经昆仑穴、肾经复溜穴、心包经间使穴、三焦经支沟穴、胆经阳辅穴、肝经中封穴。

3.“此皆聚于胃，关于肺”的意义 此句本为三焦咳的病机，但三焦咳是五脏六腑久咳不已的结果，因此，如今也将其理解为慢性久咳的基本病机。它强调了咳嗽与肺胃两脏关系最为密切，后世根据这一理论提出“脾为生痰之源，肺为贮痰之器”，以及据此衍生出“培土生金法”的治疗原则。

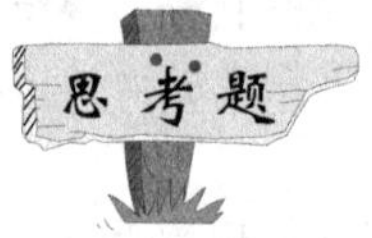

（1）“五藏六府皆令人咳”的含义是什么？临床有何指导意义？

（2）简述肺咳发生的原因。

（3）五脏咳和六腑咳的临床证候特点是什么？它们之间有何传变规律？

（4）咳病的针刺治疗原则有哪些？

（5）试分析“聚于胃，关于肺”对临床的指导意义。

素问·痹论

【题解】

痹，闭也。痹病是指经络闭阻、营卫涩滞、脏腑气血运行不畅而发生的疾病。本篇系统地论述了痹的病因、病机、分类、证候、治法和预后等，故名“痹论”。

（一）

【原文】

黄帝曰：痹之安生[1]？岐伯对曰：风、寒、湿三气杂至，合而为痹也。其风气胜者，为行痹[2]；寒气胜者，为痛痹[3]；湿气胜者，为著痹[4]也。帝曰：其有五者，何也？岐伯曰：以冬遇此者为骨痹[5]；以春遇此者为筋痹[5]；以夏遇此者为脉痹[5]；以至阴遇此者为肌痹[5]；以秋遇此者为皮痹[5]。

帝曰：内舍五藏六府，何气使然？岐伯曰：五藏皆有合，病久而不去者，内舍于其合也。故骨痹不已复感于邪，内舍于肾；筋痹不已，复感于邪，内舍于肝；脉痹不已，复感于邪，内舍于心；肌痹不已，复感于邪，内舍于脾；皮痹不已，复感于邪，内舍于肺。所谓痹者，各以其时重感于风寒湿之气也。

【注释】

［1］痹之安生：《黄帝内经太素》无“之”字，《针灸甲乙经》“之”作“将”。王冰注：“安，犹何也，言何以生。”

［2］行痹：以肢节酸痛，游走无定处为特点的痹病，又称风痹。

［3］痛痹：以剧烈疼痛为特点的痹病，又称寒痹。

［4］著痹：以痛处重滞酸楚、固定不移，或顽麻不仁为特点的痹病，又称湿痹。

［5］骨痹、筋痹、脉痹、肌痹、皮痹：根据邪气侵犯人体的不同季节，以及五脏应五时、合五体的理论而命名的五种痹病，合称“五体痹”。楼英《医学纲目》云：“皆以所遇之时，所客之处命名，非此行痹、痛痹、著痹之外，又别有骨痹、筋痹、脉痹、肌痹、皮痹也。”

【经文分析】

1. 痹的含义 痹者，闭也。痹病是指感受风寒湿等邪气，引起脏腑、气血、经络、肢体痹阻不通而产生的各种病变。《内经》之“痹”含义有四：一指以病机命名的疾病，凡因邪气导致机体闭阻不通的病机所致之病，皆谓之“痹”，如脏腑痹、食痹、喉痹、胸痹等，即“广义之痹”；二指病证特点，具有皮肉筋骨脉疼痛、麻木、重着、酸楚、屈伸不利、拘急、变形等症状特点者，皆言“痹”，如五体痹、腰痹、周痹、颈痹、挛痹等，即“狭义之痹”；三指证候特点，据其病因病性的寒热虚实不同而有痛痹、热痹、著痹、行痹等；四指对发于阴分的病称为“阴痹”，即《素问·宣明五气》之“邪入于阴”和《灵枢·寿夭刚柔》之“病在阴者”所言。痹病是《内经》较为重视的一类疾病，全书以痹命名的病证有50余个，有51篇论及痹病，对临床诊治具有指导意义。

本篇所述之“痹”，指风寒湿等邪气侵犯人体，导致脏腑、经脉、气血痹阻不通，引起以肢体关节疼痛酸楚、麻木不仁、沉重，以及脏腑功能障碍、气机不调为特点的一类疾病。其包括的内容较为广泛，不仅有形体疾病，还有脏腑功能障碍等全身多系统、多种类疾病。

2. 痹病的病因病机 痹病起病有内外两方面因素，外因在于六淫侵袭，即“风寒湿三气杂至，合而为痹”。引起痹病最常见的外邪是风寒湿三者，并相兼入侵，使气血运行受阻，营卫凝涩，壅滞经脉，发为痹病。内因在本篇论述了营卫亏虚、脏腑内虚、饮食不节三方面。除此之外，体质因素、季节气候变化对痹病的发生、演变也有重要影响。在内外因的共同作用下，外邪稽留，痹阻机体，发生痹病。

3. 痹病的分证 本篇提出从病因、病位两方面进行分证的方法。病因分证是按感邪偏重不同，分为行痹、痛痹、著痹三类。病位分证是按邪气侵犯的部位，分为五体痹（皮痹、肌痹、筋痹、骨痹、脉痹）和脏腑痹（心痹、肺痹、肝痹、脾痹、肾痹、肠痹、胞痹）。

4. 五体痹、五脏痹的基本病机

（1）五体痹病机：五脏应五季，外合五体。在五脏主令的季节，若脏气不足，外邪侵犯，最易痹阻其相应的体表组织，使皮肉筋骨血脉不通，气血涩滞，发生五体痹。

（2）五脏痹病机：五体痹久病不已，再于五脏主令的季节，重复感受外邪，邪气即从五体内传其相应的脏，导致五脏功能受损，发生五脏痹。五脏痹是由五体痹传变而来，病情较五体痹更为复杂、深重。

5. 季节气候因素对痹病发病的影响 痹病发病与外邪侵犯相关，而外邪致病有明显的季节性。从五体痹和五脏痹的发病来看，都与时令气候的影响有密切关系。五脏主五季通五气，外合五体，在其所主的季节，若脏气当旺而不旺，防御力下降，极易被该季节的外邪侵犯，在外发为五体痹，在内发为五脏痹，故张志聪注："皮肉脉筋骨，五脏之外合也。五脏之气，合于四时五行，故各以其时而受病，同气相感。"

（二）

【原文】

凡痹之客五藏者，肺痹者，烦满，喘而呕。心痹者，脉不通，烦则心下鼓[1]，暴上气而喘，嗌乾，善噫，厥气[2]上则恐。肝痹者，夜卧则惊，多饮，数小便，上为引如怀[3]。肾痹者，善胀，尻以代踵，脊以代头[4]。脾痹者，四支解堕，发咳，呕汁，上为大塞[5]，肠痹者，数饮而出不得，中气喘争[6]，时发飧泄。胞痹[7]者，少腹膀胱按之内痛，若沃以汤[8]，涩于小便，上为清涕[9]。

【注释】

［1］心下鼓：指心悸。鼓，动也。

［2］厥气：上逆之气。

［3］上为引如怀：马莳注："上引少腹而痛，如怀妊之状也。"

［4］尻以代踵，脊以代头：尻（kāo），脊骨尽处，即尾骨也。踵，足跟也。尻以代踵，形容因脊柱弯曲变形，走路佝偻之状。脊以代头，谓头俯不能仰也。

［5］大塞：大，古通"否"，否又通"痞"，指腹部痞塞。又《黄帝内经太素》"塞"作"寒"。杨上善注："胃寒，呕冷水也。"

［6］中气喘争：指腹中攻冲雷鸣，即肠鸣。

［7］胞痹：膀胱痹。胞，即"脬"，膀胱。

［8］若沃以汤：若热水灌之，有灼热感。汤，热水。

［9］上为清涕：即鼻流清涕。马莳注："膀胱之脉，上额交巅，上入络脑，故邪气上蒸于脑而为清涕也。"

【原文】

阴气者，静则神藏，躁则消亡[1]。饮食自倍，肠胃乃伤。淫气[2]喘息，痹聚在肺。淫气忧思，痹聚于心。淫气遗溺，痹聚在肾。淫气乏竭，痹聚在肝。淫气肌绝[3]，痹聚在脾。

诸痹不已，亦益内[4]也。其风气胜者，其人易已也。

帝曰：痹，其时有死者，或疼久者，或易已者，其故何也？岐伯曰：其入藏者死，其留连筋骨间者疼久，其留皮肤间者易已。

帝曰：其客于六府者，何也？岐伯曰：此亦其食饮居处，为其病本也。六府亦各有俞，风寒湿气中其俞，而食饮应之，循俞而入，各舍其府也。

帝曰：以针治之奈何？岐伯曰：五藏有俞，六府有合，循脉之分，各有所发，各随其过则病瘳[5]也。

【注释】

［1］阴气者，静则神藏，躁则消亡：阴气，指五脏精气。张介宾注："人能安静，则邪不能干，故精神完固而内藏。若燥扰妄动，则精气耗散，神志消亡，故外邪得以乘之，五脏之痹因而生矣。"

［2］淫气：五脏失和而生的淫乱之气。

［3］肌绝：肌肉消瘦。

［4］益内：益，通"溢"，蔓延。益内，指疾病向内发展。

［5］瘳（chōu，音抽）：病愈也。

【经文分析】

1. 脏腑痹的病因病机 脏腑痹的发病是内外因共同作用的结果，然五脏主藏精气，六腑主传化水谷，两者功能特点不同，五脏痹的病因病机：上文论及五脏痹由五体痹久病内传，同时反复外感六淫邪气而致，本段"阴气者，静则神藏，躁则消亡"揭示了五脏痹的内在病理机制，在于五脏精气内伤，外邪得以乘虚入侵五脏，闭阻五脏气血而发病。六腑痹的病因病机：本文以肠痹和膀胱痹为代表，论述六腑痹的病因病机为"饮食自倍，肠胃乃伤"，即饮食不节，使六腑之气紊乱，此为内因，外中风寒湿等邪气，循腧而入，各内舍其腑，内外因共同作用，发生腑气闭阻不通的六腑痹。

2. 脏腑痹的病候 五脏痹与六腑痹在证候表现方面也各有特点，但对应于当今哪些疾病还需要进一步研究。脏腑痹证候与病机归纳如下（表 6-3）。

表 6-3 脏腑痹证候与病机

脏腑痹	病候	病机
肺痹	烦满，喘而呕	肺气壅闭，胃气不降
心痹	脉不通，烦则心下鼓，暴上气而喘，嗌干，善噫，厥气上则恐	心气闭阻，心气上逆，不下交于肾
肝痹	夜卧则惊，多饮，数小便，上为引如怀	肝气闭阻，魂不守舍，肝郁化火灼津，气血瘀滞
肾痹	善胀，尻以代踵，脊以代头	肾气闭阻，关门不利，肾气衰骨失所养
脾痹	四肢解堕，发咳，呕汁，上为大塞	脾气闭阻，运化不利，水谷不荣四肢
肠痹	数饮而出不得，中气喘争，时发飧泄	腑气闭阻，小肠清浊不分，大肠传导失职
胞痹	少腹膀胱按之内痛，若沃以汤，涩于小便，上为清涕	膀胱气化不利，郁而化热

3. 痹病的预后 痹病预后与病程、感受邪气的性质、病变部位深浅有关。病程方面："诸痹不已，亦益内也"，说明病程短者预后好，病程长者，邪气内传，病久难愈。感邪性质方面："风气胜者，其人易已"，风邪趋表，升散主动，易于祛除。寒邪凝滞、湿邪黏滞，相对较难祛除。病变部位方面："留连筋骨间者疼久"、"留皮肤间者易已"、"入藏者死"，说明病位表浅如皮肤者易于祛除；病位在筋骨间者，阻塞经络气血，经脉不通，病位较深，邪气既不易外达，又不内入，故缠绵难愈；病位深入五脏者，损伤精神气血，病位更深，正虚邪盛，预后不佳。

4. 痹病的治疗原则 "循脉之分，各有所发，各随其过"，体现了治疗采取经络辨证，循经、随病、随痛取穴针刺治疗的原则。另一针刺治疗原则是强调五脏痹取输穴，六腑痹取合穴。

（三）

【原文】

帝曰：荣卫之气，亦令人痹乎？岐伯曰：荣者，水谷之精气也，和调于五藏，洒陈于六府，乃能入于脉也，故循脉上下，贯五藏，络六府也。卫者，水谷之悍气也，其气慓疾滑利，不能入于脉也，故循皮肤之中，分肉之间，熏于肓膜，散于胸腹。逆其气[1]则病，从其气则愈，不与风寒湿气合，故不为痹。

【注释】

［1］其气：指营卫之气。

【经文分析】

营卫与痹的关系：痹病的发生固然与外感六淫有关，然本段强调了内在营卫之气充足与否在痹病发生中具有主导作用，“逆其气则病，从其气则愈，不与风寒湿气合，故不为痹”的观点体现了《内经》重视内因的发病观，若营卫之气功能正常，卫外力强，外邪不易入侵；反之，营卫虚损，运行失常，外邪乘虚入侵，则发生痹病。这为临床运用调和营卫之法治疗痹病提供了理论依据，且对于痹病的预防也有指导意义。张仲景在《金匮要略·中风历节病脉证并治》中指出历节病病机在于“营卫不通，卫不独行，营卫俱微”，创制桂枝芍药知母汤治疗历节病，黄芪桂枝五物汤治疗血痹，都是对该理论的实践运用。

（四）

【原文】

帝曰：善。痹或痛，或不痛，或不仁，或寒，或热，或燥，或湿，其故何也？岐伯曰：痛者，寒气多也，有寒故痛也。其不痛不仁者，病久入深，荣卫之行涩，经络时疏，故不通[1]，皮肤不荣，故为不仁。其寒者，阳气少，阴气多，与病相益[2]，故寒也。其热者，阳气多，阴气少，病气胜，阳遭阴[3]，故为痹热。其多汗而濡者，此其逢湿甚也，阳气少，阴气盛，两气相感[4]，故汗出而濡也。

帝曰：夫痹之为病，不痛何也？岐伯曰：痹在于骨则重，在于脉则血凝而不流，在于筋则屈不伸，在于肉则不仁，在于皮则寒，故具此五者，则不痛也。凡痹之类，逢寒则虫[5]，逢热则纵。帝曰：善。

【注释】

［1］经络时疏，故不通：《针灸甲乙经》“不通”作“不痛”。张介宾注：“疏，空虚也。荣卫之行涩，而经络时疏，则血气衰少，血气衰少则滞逆亦少，故为不痛。”

［2］阳气少，阴气多，与病相益：“阳气少，阴气多”指阳气偏少，阴气偏多的虚寒体质；病，指风寒湿邪；益，增加、助长。此句指患者体质阳少阴多，再感受风寒湿邪，其阴寒更甚。

［3］阳遭阴：遭，《针灸甲乙经》作“乘”，乘，战而胜之。阳遭阴，指患者体质阳盛阴虚，感受风寒湿邪后，阴不胜阳，邪气从阳化热，发为热痹。

［4］两气相感：是人体偏盛的阴气与感受的湿邪相互作用。王冰注：“中表相应，则相感也。”

［5］虫：《针灸甲乙经》、《黄帝内经太素》均作“急”。急，拘急。与下句“纵”字相对。可从。

【经文分析】

1.痹病的兼症与病机 痹病症状多样，除了常见的拘急疼痛、肿胀、屈伸不利等症状外，根据发病部位、体质、病邪性质、气候特点等的差异，临床症状各有不同（表 6-4）。

表 6-4 痹病兼症与病机

兼症	病机
痛	寒多，寒邪凝滞收引，气血不通，筋脉拘急
不痛不仁	病久入深，营卫衰少，运行不畅，皮肤失养
寒（形寒肢冷）	体质阳虚阴盛，与阴寒之邪相合
热（痹热）	体质阳盛阴虚，邪气从阳化热
多汗而濡	体质阳虚阴盛，与外感湿气相合，寒湿内盛
拘急	遇时令寒气，寒性收引，筋脉拘挛
弛缓	遇时令热气，气血流通，拘急缓解

2. 五体痹证候特点　五体痹依据病位不同，病证各具特点。骨关节主运动，骨痹则身重，活动不便；脉为血之府，脉痹则血液涩滞不行；筋束骨利关节，筋痹则肢体屈伸不利；脾主肉，脾虚肌肉失养，则见麻木不仁；皮赖卫阳温养，风寒湿邪损伤卫气，皮肤不荣则皮寒不温。

3. 痹病的发病类型与体质的关系　本篇重视患者体质在发病过程中的作用，同样是外感风寒湿之邪，患者发病却有偏寒（寒痹）与偏热（痹热）的差异，究其原因，主要在于体质的阴阳盛衰不同。"阳气少，阴气多"的阴寒体质，邪气从阴化寒，发为寒痹；"阳气多，阴气少"的阳热体质，邪气从阳化热，发为热痹。体质类型对发病的影响，对于临床辨治痹病具有重要指导意义。

思考题

（1）试述痹病的病因病机。
（2）何谓"行痹"、"痛痹"、"著痹"？简述其症状特点。
（3）试述痹病的分类与辨证要点。
（4）论述痹病的发生与营卫之气的关系。
（5）简述痹病的治疗大法。

素问·痿论

【题解】

痿，通"萎"，指肌肉痿软、四肢无力而不能随意运动的一类病证。高世栻注："痿者，四支痿弱，举动不能，如委弃不用之意。"本篇专论痿证的病因、病机、辨证及其治则，故名"痿论"。

（一）

【原文】

黄帝问曰：五藏使人痿，何也？岐伯对曰：肺主身之皮毛，心主身之血脉，肝主身之筋膜，脾主身之肌肉，肾主身之骨髓。故肺热叶焦[1]，则皮毛虚弱急薄[2]，著则生痿躄[3]也。心气热，则下脉厥而上，上则下脉虚，虚则生脉痿，枢折挈[4]，胫纵而不任地也。肝气热，则胆泄口苦，筋膜乾，筋膜乾则筋急而挛，发为筋痿，脾气热，则胃乾而渴，肌肉不仁，发为肉痿。肾气热，则腰脊不举，骨枯而髓减，发为骨痿。

【注释】

[1] 肺热叶焦：《黄帝内经太素》、《针灸甲乙经》作"肺气热则叶焦"，形容肺叶受热灼伤，津枯失养的病理状态。

[2] 急薄：形容皮毛干枯不荣，拘急不舒。

[3] 痿躄：躄，两足痿软不能任地。痿躄，统指四肢痿废不用的病证。

[4] 枢折挈：枢，枢轴。折，断也。挈，提挈也。四肢失养，关节运动不灵，不能提挈，如枢纽之折，故曰"枢折挈"。

【原文】

帝曰：何以得之？岐伯曰：肺者，藏之长也，为心之盖也，有所失亡[1]，所求不得，则发肺鸣，鸣则肺热叶焦。故曰：五藏因肺热叶焦，发为痿躄，此之谓也。悲哀太甚，则胞络绝[2]，胞络绝则阳气内动，发则心下崩，数溲血[3]也。故《本病》[4]曰：大经空虚，发为肌痹[5]，传为脉痿。思想无穷，所愿不得，意淫于外，入房太甚，宗筋[6]弛纵，发为筋痿，及为白淫[7]。故《下经》曰：筋痿者，生于肝，使内[8]也。有渐[9]于湿，以水为事，若有所留，居处相[10]湿，肌肉濡渍，痹而不仁，发为肉痿。故《下经》曰：肉痿者，得之湿地也。有所远行劳倦，逢大热而渴，渴则阳气内伐[11]，内伐则热舍于肾，肾者水藏也，今水不胜火，则骨枯而髓虚，故足不任身，发为骨痿。故《下经》

曰：骨痿者，生于大热也。

【注释】

［1］失亡：指不如意的事情。

［2］胞络绝：绝，谓阻绝不通；胞络，即心包之络脉。胞，当作包。

［3］心下崩，数溲血：王冰注："谓心包内崩而下血也，溲谓溺也。"应指胃出血。

［4］《本病》：王冰注："本病，古经论篇名也。"

［5］肌痹：《黄帝内经太素》作"脉痹"，据上下文，此处当理解为脉痹。肌痹，意为因经脉空虚，血行涩滞而闭阻不通。

［6］宗筋：筋之聚集处，众筋。又，前阴亦称为宗筋。如《素问·厥论曰》："前阴者，宗筋之所聚。"

［7］白淫：指男子滑精、白浊，女子带下等病证。

［8］使内：杨上善注："使内者，亦入房。"

［9］渐（jiān，音尖）：杨上善注："渐，渍也。"

［10］相：《针灸甲乙经》作"伤"，可参。

［11］阳气内伐：谓阳热邪气内侵，灼伤津液。伐，侵也。

【经文分析】

1. 痿病的概念 《内经》论"痿"，包括痿废和枯萎两方面含义，痿废指功能不用，枯萎指肢体不荣，临床两者常互为因果。痿病即指肢体萎缩或痿废不用、活动不利或者形体枯萎不荣的疾病，临床症状或兼弛缓不收或挛缩不伸。《内经》诸痿病可统称为"痿躄"、"痿疾"，除本篇病名外，还有"痿易"、"风痿"、"痿厥"、"痿痿"、"痹痿"等，本篇根据病位分为"痿躄"、"脉痿"、"筋痿"、"肉痿"、"骨痿"（五体痿）。

《内经》里常将痿与痹混称或合称为"痿痹"，说明两者在病因、病证上有相关或相似，如致病因素都有湿邪为患；症状多见于肢体部位，且均可见肢体活动不利、肌肤麻木不仁等症状；痹病日久，气血阻滞不通，肢体失养，可以演变为痿病。但痿与痹属于两种不同的疾病，临床必须加以鉴别（表6-5）。

表6-5 痿与痹的鉴别

鉴别点	痿病	痹病
病因	外感、内伤皆有，尤以内伤为主	外内合邪，病起于外感为多
病机病性	五脏气热，肺热叶焦，五体失养，以阳热证为主	风寒湿三气杂至，痹阻不通，以阴寒证为主
发病途径	病起于内	病发于外
症状特点	以肢体痿废不用、不能随意运动，或形体枯萎不荣为主	以肢体疼痛、酸楚、重滞、麻木不仁为主
发病的季节性	不明显	有较明显的季节性

2. 痿病的病因病机 本篇所述痿病的病因涉及内外两方面，但更重视内因。外因即外感邪气，如热邪（"逢大热而渴"）、湿邪（"有渐于湿，以水为事"、"居处相湿"）。内因则包括情志内伤（如"有所亡失，所求不得"、"悲哀太甚"、"思想无穷，所愿不得"）和劳倦过度（如"远行劳倦"、"入房太甚"）。

痿病的总病机是五脏气热、肺热叶焦，无论是外感暑热，还是情志内伤、郁而化热，抑或劳倦过度、肝肾精血亏损、虚火内生，皆可导致五脏气热，损伤阴精，使脏腑肢体失养，发生痿病。肺为脏之长，全身脏腑组织所需的营养物质，都由肺输布而获得。若肺为热所伤，肺叶焦枯，精微不布，全身筋骨经脉皮肉失养，则致痿病。

此外，肝藏血主筋，肾藏精主骨，若形劳、房劳过度，耗损肝肾精血，导致肝肾亏损，加之阴精不足，虚火内生，灼伤阴液，使得精血阴液不能濡养筋骨肢体，久而必致形体枯萎、筋骨不用的痿病。或湿邪浸淫，湿邪黏滞，易于留连筋脉皮肉，阻碍筋脉皮肉的气血运行，湿郁化热，久之使其不得气血濡养而发病。

在《素问·太阴阳明论》和《素问·藏气法时论》里还提到脾胃虚弱致痿的病机，如“脾病而四肢不用”、“脾病者身重，善肌肉痿，足不收引”等。本篇论痿之病机，有虚实之分，实证多由外感热、暑、湿邪所致，虚证多由情志、劳倦内伤所致，但其核心病机在于“五脏气热”，尤其以“肺热叶焦”为首。

3. 痿病的分类与病候 本篇按照病变部位，分为五体痿，即痿躄（皮痿）、脉痿、筋痿、肉痿、骨痿。五脏外合五体，五体依赖五脏精血充养，若五脏气热，精血亏损，必然累及五体失养而发病。

五体痿病候：①痿躄（皮痿）：皮毛干枯，肌肉瘦削，四肢不用。②脉痿：关节松弛痿软，下肢软弱不能行走、站立，关节不能收提。③筋痿：筋肉干枯、拘急，口苦。④肉痿：肌肉消瘦、麻木不仁，口干而渴。⑤骨痿：腰脊不能自如活动，下肢无法站立或行走。

（二）

【原文】

帝曰：何以别之？岐伯曰：肺热者，色白而毛败，心热者，色赤而络脉溢[1]；肝热者，色苍而爪枯；脾热者，色黄而肉蠕动[2]，肾热者，色黑而齿槁。

【注释】

［1］络脉溢：指浅表部位的血络充盈。杨上善注：“络脉，心之所主也。络脉胀见为溢也。”

［2］肉蠕动：蠕，慢慢地爬动，《黄帝内经太素》作“濡”，软弱之意，形容肌肉软弱，可参。

【经文分析】

痿病的望诊要点：五脏应五色，合五体，荣五华。五脏内热，则五体失养，外华不荣，可望诊以别之。肺热：色白，毛发枯败；心热：色赤，络脉溢；肝热：色苍，爪甲枯；脾热：色黄，肌肉蠕动；肾热：色黑，牙齿枯槁。

（三）

【原文】

帝曰：如夫子言可矣。论言治痿者，独取阳明何也？岐伯曰：阳明者，五藏六府之海，主闰[1]宗筋，宗筋主束骨而利机关[2]也。冲脉者，经脉之海也。主渗灌谿谷，与阳明合于宗筋，阴阳揔宗筋之会[3]，会于气街[4]，而阳明为之长，皆属于带脉，而络于督脉。故阳明虚，则宗筋纵，带脉不引，故足痿不用也。帝曰：治之奈何？岐伯曰：各补其荥而通其俞[5]，调其虚实，和其逆顺，筋脉骨肉，各以其时受月[6]，则病已矣。帝曰：善。

【注释】

［1］闰：《黄帝内经太素》作“润”。吴崑注：“闰、润同。”润，养也。

［2］机关：指关节。

［3］阴阳揔宗筋之会：揔同“总”，会聚、统领。宗筋，众筋。张介宾注：“宗筋聚于前阴，前阴者，足三阴、阳明、少阳及冲、任、督、蹻九脉之所会也。九者之中，则阳明为五脏六腑之海，冲脉为经脉之海，此一阴一阳，总乎其间，故曰阴阳总宗筋之会也。”

［4］气街：《灵枢·卫气》提出：人体有四个气街，这里主要指腹气街。

［5］各补其荥而通其俞：吴崑注：“十二经有荥有俞，所溜为荥，所注为俞。补，致其气也；通，行其气也。”张介宾注：“上文云独取阳明，此复云各补其荥而通其俞。盖治痿者，当取阳明，又必察其所受之经，而兼治也。”

［6］各以其时受月：在各脏所主的季节进行针刺治疗，高世栻注：“肝主之筋，心主之脉，肾主之骨，脾主之肉，各以其四时受气之月而施治之则病已矣。受气者，筋受气于春，脉受气于夏，

骨受气于冬，肉受气于长夏也。”此外，《黄帝内经太素》“月”作“日”解，即按受病之日调治。

【经文分析】

1. 痿病的治疗总则 痿病治疗遵循“调其虚实，和其逆顺”的总则，即在辨清病性的虚实、病情的顺逆基础上，根据痿病的不同证候病机采取不同的治法。

2. 痿病的治法

治痿独取阳明：其一，“阳明者，五藏六府之海”，人身气血生化之源；其二，阳明“主闰宗筋，宗筋主束骨而利机关”，阳明经气血饱满，可滋养骨骼，滑利关节；其三，“阴阳揔宗筋之会，会于气街，而阳明为之长，皆属于带脉，而络于督脉”，阴阳经会于宗筋，合于阳明，冲脉为十二经脉之海，通过气街将阳明经气血渗灌溪谷，并与阳明合于宗筋。冲任督带诸脉皆系于阳明经。故阳明旺则全身得养，阳明虚则全身经脉筋骨关节失养，发生“足痿不用”的痿病。因此，“独取阳明”是治疗痿病的关键。

原文仅指针刺法，即以阳明经的穴位作为主穴进行针刺治疗，如针刺足三里、解溪、冲阳等穴位。后世发展为药物治疗，“阳明”的含义也从所指“经脉”的概念扩大为“脾胃脏腑”的概念，即选取调补脾胃的药物，滋其化源，使五脏精气饱满，气血津液充足，五体乃至全身壮满而病愈。

此外，本篇提出补荥通俞，各以其时受月的治法。痿病治疗要根据辨证，针对病性虚实和脏腑经脉病位的不同，在不同穴位采用不同的针刺方法，即针刺荥穴以补其气，针刺输穴以通其气。如张介宾所注：“如筋痿者，取阳明厥阴之荥俞；脉痿者，取阳明少阴之荥俞；肉痿骨痿，其治皆然。”根据《内经》五脏与时令季节相关的理论，治疗痿病还要结合五脏主时来立法取穴，充分体现了“因时制宜”的治疗思想。

思考题

（1）试述痿病的病因和病机。

（2）为什么说“肺热叶焦”是痿病的首要机制？

（3）简述五体痿的临床证候。

（4）如何理解“治痿独取阳明”？

灵枢·水胀

【题解】

本篇论述了水胀与肤胀、鼓胀、肠覃、石瘕等病证的病因、证候及鉴别诊断。因以水胀开篇，故篇名“水胀”。

（一）

【原文】

黄帝问于岐伯曰：水[1]与肤胀、鼓胀、肠覃、石瘕、石水，何以别之？岐伯答曰：水始起也，目窠上微肿，如新卧起之状。其颈脉动，时咳，阴股[2]间寒，足胫瘇[3]，腹乃大，其水已成矣。以手按其腹，随手而起，如裹水之状，此其候也。

黄帝曰：肤胀何以候之？岐伯曰：肤胀者，寒气客于皮肤之间，鼟鼟然不坚，腹大，身尽肿，皮厚，按其腹，窅[4]而不起，腹色不变，此其候也。

鼓胀何如？岐伯曰：腹胀身皆大，大与肤胀等也，色苍黄，腹筋起[5]，此其候也。

【注释】

［1］水：指水胀。

［2］阴股：会阴部及大腿内侧。

［3］瘇（zhǒng，音踵）：肿足曰“瘇”。
［4］窅（yǎo，音杳）：凹陷之意。
［5］腹筋起：《黄帝内经太素》“筋”作“脉”。腹部有青色脉胀起如筋，故曰“腹筋起”。

（二）

【原文】

肠覃[1]何如？岐伯曰：寒气客于肠外，与卫气相搏，气不得荣，因有所系，癖而内著，恶气乃起，瘜肉[2]乃生。其始生也，大如鸡卵，稍以益大，至其成，如怀子之状，久者离岁[3]，按之则坚，推之则移，月事以时下，此其候也。

石瘕何如？岐伯曰：石瘕生于胞中，寒气客于子门，子门闭塞，气不得通，恶血当写不写，衃以留止[4]。日以益大，状如怀子，月事不以时下。皆生于女子，可导而下[5]。

黄帝曰：肤胀、鼓胀，可刺邪？岐伯曰：先写其胀之血络[6]，后调其经，刺去其血络也。

【注释】

［1］肠覃：覃（xùn，音迅），通“蕈”。《玉篇》注：“蕈，地菌也。”肠中垢滓凝聚生息肉，犹湿气蒸郁，蕈附生于土木，故谓“肠蕈”。
［2］瘜肉：即寄生的恶肉。因其非正常的肉，故也称“恶肉”。
［3］离岁：张介宾注：“越岁也”，即经年的意思。
［4］衃以留止：衃，败恶凝聚之血。张介宾注：“衃血留止，其坚如石，故曰石瘕。”
［5］可导而下：可用导血下行之法以治之。
［6］先写其胀之血络：《针灸甲乙经》“写”作“刺”。

【经文分析】

1. 水胀、肤胀、鼓胀的病因病机、症状及鉴别要点 水胀为阳气不达，水湿内停，泛溢于外的病证。水饮上泛面目，使人目窠上微肿；水气上逆阳明，故见颈脉搏动明显；水气逆于肺，而有咳嗽。阳气不达，故阴股间寒；水流于下，见足胫肿；水聚腹腔，但皮下无水，故见腹部膨大，腹壁无压痕，就像按压在裹水的皮囊上一样。

肤胀是寒邪客于皮肤之间，气滞不行，聚于肌肤所致的病证。症见腹部胀大，空软不实，皮厚，按之无波动感，叩之如鼓，用手按压腹壁深陷不能随手而起，皮色无变化，腹腔无水而有气。

鼓胀是指水液内聚，肝脾不和，气血瘀滞，水与瘀血内停，以腹胀身肿、肤色苍黄、腹壁青筋显露为特征病证。鼓胀与肤胀一样，都有腹胀、周身浮肿，但皮色苍黄（肝脾不和，肝失疏泄）。气不行水，血滞脉络，故见腹大身肿、色苍黄、腹筋起等症（表 6-6）。

表 6-6 水胀、肤胀、鼓胀的鉴别

病名	症状	病机
水胀	水始起也，目窠上微肿，如新卧起之状。颈脉动，时咳，阴股间寒，足胫瘇，腹乃大，其水已成矣。以手按其腹，随手而起，如裹水之状	阳气不达，水湿内停
肤胀	浮肿鼟鼟然不坚，腹大，身尽肿，皮厚，按其腹，窅而不起，腹色不变	寒邪客于皮肤之间，气滞不行
鼓胀	腹胀身皆大，大与肤胀等也，色苍黄，腹筋起	水与瘀血内停

2. 肠覃、石瘕的病因病机、症状及鉴别 肠覃是寒邪入侵肠外，卫气与寒邪相搏结，气机阻滞，血行受阻，日久而形成的包块类病证。症见腹中肿块初起大如鸡蛋，按之坚硬，推之可移，病情发展缓慢，病程较长，后期腹胀大如怀孕之状，月经正常。

石瘕为寒邪侵犯子宫口，闭塞子门，气血不通，恶血留滞宫内所致的包块类病证。症见腹部肿块，按之坚硬如石，其病发展迅速，病之后期，腹部逐渐胀大如怀孕之状。由于病位在胞宫，故月经不能按时来潮（表 6-7）。

表 6-7 肠覃、石瘕的鉴别

病名	病位	症状	病机
肠覃	肠外	腹中肿块初起大如鸡蛋，按之坚硬，推之可移，后期腹胀大如怀孕之状，月经正常	气滞
石瘕	子宫	腹部肿块，按之坚硬如石，后期腹部逐渐胀大如怀孕之状，月经不能按时来	血瘀

两病都是以腹部结块为主要特征，病机相同，病位不同，临床表现特点有别。“皆生于女子”一句，有的理解为石瘕皆生于女子，有的理解为肠覃、石瘕皆生于女子，后世医家将卵巢囊肿称为肠覃，子宫肌瘤称为石瘕，即是在此篇基础上的延伸，临床可作参考。对于肠覃、石瘕的治疗，本篇提出可导而下的方法，如桂枝茯苓丸，符合当今临床。对于肤胀、鼓胀的治疗，本篇提出刺血络、调经气的方法，水胀的治疗未提，可参考《素问·汤液醪醴论》。

思考题

（1）说明水胀、肤胀、鼓胀的主要病候及鉴别要点。

（2）分析肠覃、石瘕的病因病机、症状特征、鉴别要点及治疗方法。

附　篇

素问·疟论（节选）

【题解】

疟，即疟疾。本篇对疟疾的病因、病机、症状、诊断和治疗等，均有较详细的论述，故名篇。

（一）

【原文】

黄帝问曰：夫痎疟[1]，皆生于风，其蓄作有时者，何也？岐伯对曰：疟之始发也，先起于毫毛，伸欠乃作，寒慄鼓颔[2]，腰脊俱痛；寒去则内外皆热，头痛如破，渴欲冷饮。帝曰：何气使然？愿闻其道。岐伯曰：阴阳上下交争，虚实更作，阴阳相移也。阳并于阴，则阴实而阳虚，阳明虚，则寒慄鼓颔也；巨阳虚，则腰背头项痛；三阳俱虚，则阴气胜，阴气胜，则骨寒而痛，寒生于内，故中外皆寒。阳盛则外热，阴虚则内热，外内皆热，则喘而渴，故欲冷饮也。此皆得之夏伤于暑，热气盛，藏于皮肤之内，肠胃之外，此荣气之所舍也。此令人汗空疏，腠理开，因得秋气，汗出遇风，及得之以浴，水气舍于皮肤之内，与卫气并居。卫气者，昼日行于阳，夜行于阴，此气得阳而外出，得阴而内薄，内外相薄，是以日作。

【注释】

［1］痎疟：张介宾注：“痎，皆也；疟，残虐之谓。疟症虽多，皆谓之疟。故曰痎疟。”《圣济总录》云：“痎疟者，以疟发该时，或日作，或间日作者也……寒热瘅疟，动皆有时，故《内经》总谓之痎疟。”故痎疟，是各种疟疾之统称。

［2］寒慄鼓颔：张志聪注：“阳明之气主肌肉，而经脉交于颔下，是以寒慄鼓颔。”

（二）

【原文】

帝曰：其间日而作者，何也？岐伯曰：其气之舍深，内薄于阴，阳气独发，阴邪内著，阴与阳争不得出，是以间日而作也。

帝曰：善。其作日晏[1]与其日早者，何气使然？岐伯曰：邪气客于风府，循膂[2]而下，卫气一日一夜大会于风府，其明日日下一节，故其作也晏。此先客于脊背也，每至于风府则腠理开，腠理开则邪气入，邪气入则病作，以此日作稍益晏也。其出于风府，日下一节，二十五日下至骶骨，二十六日入于脊内，注于伏膂[3]之脉，其气上行，九日出于缺盆之中，其气日高，故作日益早也。其间日发者，由邪气内薄于五藏，横连募原[4]也，其道远，其气深，其行迟，不能与卫气俱行，不得皆出，故间日乃作也。

帝曰：夫子言卫气每至于风府，腠理乃发，发则邪气入，入则病作。今卫气日下一节，其气之发也，不当风府，其日作者奈何？岐伯曰：此邪气客于头项，循膂而下者也，故虚实不同，邪中异所，则不得当其风府也。故邪中于头项者，气至头项而病；中于背者，气至背而病；中于腰脊者，气至腰脊而病；中于手足者，气至手足而病。卫气之所在，与邪气相合则病作。故风无常府，卫气之所发，必开其腠理，邪气之所合，则其府也。

帝曰：善。夫风之与疟也，相似同类，而风独常在，疟得有时而休者，何也？岐伯曰：风气留其处，故常在；疟气随经络，沉以内薄[5]，故卫气应乃作。

帝曰：疟先寒而后热者，何也？岐伯曰：夏伤于大暑，其汗大出，腠理开发，因遇夏气凄沧之水寒，藏于腠理皮肤之中，秋伤于风，则病成矣，夫寒者，阴气也，风者，阳气也，先伤于寒而后伤于风，故先寒而后热也，病以时作，名曰寒疟。帝曰：先热而后寒者，何也？岐伯曰：此先伤于风而后伤于寒，故先热而后寒也，亦以时作，名曰温疟。其但热而不寒者，阴气先绝，阳气独发，则少气烦冤，手足热而欲呕，名曰瘅疟。

【注释】

［1］日晏：晏，晚也。“日晏”与“日早”相反，言疟作之时逐日推迟。

［2］膂：《黄帝内经太素》作“吕”。张介宾注：“膂、吕同，脊骨曰吕，象形也。一曰夹脊两旁之内为膂。”丹波元简注：“据循膂而下语，其为脊骨者，于义为当。”

［3］伏膂：《针灸甲乙经》作“太冲”，《灵枢》作“伏冲”。丹波元简注：“太冲、伏冲、伏膂，皆一脉耳。”伏膂，即奇经八脉之冲脉。

［4］募原：王冰注：“谓鬲募之原系。”林亿注：“按全元起本‘募’作‘膜’。”《素问·举痛论》亦作“膜原”。张介宾注：“膜，筋膜也。原，肓之原也。”在《素问·痹论》注中云：“肓者，凡腔腹肉理之间，上下空隙之处，皆谓之肓。”在《素问·痿论》注中云：“膜，犹幕也。凡肉理脏腑之间，其成片联络之薄筋，皆谓之膜，所以屏障血气者也。”

［5］沉以内薄：《针灸甲乙经》作“次以内传”。沉，深也。

（三）

【原文】

帝曰：夫经言有余者写之，不足者补之。今热为有余，寒为不足。夫疟者之寒，汤火不能温也，及其热，冰水不能寒也，此皆有余不足之类。当此之时，良工不能止，必须其自衰乃刺之，其故何也？愿闻其说。岐伯曰：经言无刺熇熇之热，无刺浑浑之脉，无刺漉漉之汗，故为其病逆，未可治也。夫疟之始发也，阳气并于阴，当是之时，阳虚而阴盛，外无气，故先寒慄也。阴气逆极，则复出之阳，阳与阴复并于外，则阴虚而阳实，故先热而渴。夫疟气者，并于阳则阳胜，并于阴则阴胜，阴胜则寒，阳胜则热。疟者，风寒之气不常也，病极则复至。病之发也，如火之热，如风雨之不可当也，故经言曰：方其盛时必毁，因其衰也，事必大昌，此之谓也。夫疟之未发也，阴未并阳，阳未并阴，因而调之，真气得安，邪气乃亡。故工不能治其已发，为其气逆也。

帝曰：善。攻之奈何？早晏何如？岐伯曰：疟之且发也，阴阳之且移也，必从四末始也。阳已伤，阴从之，故先其时坚束其处，令邪气不得入，阴气不得出，审候见之，在孙络盛坚而血者，皆取之，此真往[1]而未得并者也。

【注释】

[1] 真往：《针灸甲乙经》作“其往”。《黄帝内经太素》作“直往”。按：《针灸甲乙经》似是。

素问·风论

【题解】

风，六气之一，亦为六淫之首。本篇主要论述了风邪致病的病理变化及其临床特征，阐明“风者善行而数变”和“风为百病之长”的病理特点。由于专论风邪为患，故名“风论”。

（一）

【原文】

黄帝问曰：风之伤于人也，或为寒热，或为热中，或为寒中，或为疠风，或为偏枯，或为风也[1]，其病各异，其名不同，或内至五藏六府，不知其解，愿闻其说。

岐伯对曰：风气藏于皮肤之间，内不得通，外不得泄。风者善行而数变，腠理开则洒然寒，闭则热而闷；其寒也，则衰食饮[2]，其热也，则消肌肉[3]，故使人怢慄[4]而不能食，名曰寒热。风气与阳明入胃，循脉而上至目内眦，其人肥则风气不得外泄，则为热中而目黄[5]；人瘦则外泄而寒，则为寒中而泣出。

风气与太阳俱入，行诸脉俞，散于分肉之间，与卫气相干，其道不利，故使肌肉愤䐜膜而有疡[6]，卫气有所凝而不行，故其肉有不仁也。疠者，有荣气热胕[7]，其气不清，故使其鼻柱坏而色败，皮肤疡溃。风寒客于脉而不去，名曰疠风[8]，或名曰寒热[9]。

以春甲乙伤于风者，为肝风。以夏丙丁伤于风者，为心风。以季夏戊己伤于邪者，为脾风。以秋庚辛中于邪者，为肺风。以冬壬癸中于邪者，为肾风。

【注释】

[1] 或为风也：《黄帝内经太素》与《备急千金要方》均作“或为贼风”。丹波元简注：“恐‘为风’之间有脱字。”

[2] 其寒也，则衰食饮：吴崑注：“寒则胃气凝滞，故衰少食饮。”

[3] 其热也，则消肌肉：吴崑注：“热则津液燥涸，故消瘦肌肉。”

[4] 怢慄：王冰注：“卒振寒貌。”张介宾注：“寒热交作，则振寒，故为怢慄不食。”

[5] 热中而目黄：张介宾注：“胃居中焦，其脉上系于目系，人肥则腠理致密，邪不得泄，留为热中，故目黄。”

[6] 愤䐜而有疡：张介宾注：“风与卫气相搏，俱行于分肉之间，故气道涩而不利，不利则风邪搏聚，故肌肉肿如愤䐜而为疮疡。”愤䐜，即肿胀也。

[7] 有荣气热胕：有，《黄帝内经太素》无，疑衍。胕，同腐。

[8] 疠风：张介宾注：“风寒客于血脉，久留不去，则荣气化热，故皮肤胕溃，气血不清，败坏为疠，故《素问脉要精微论》曰：‘脉风成为疠’也。”疠风，即今之麻风病。而姚止庵进一步指出，本病可由外感和父母遗传而得之。

[9] 或名曰寒热：《读素问钞》删此五字。丹波元简注：“此衍文，诸注属强解。”

【原文】

风中五藏六府之俞，亦为藏府之风，各入其门户[1]，所中则为偏风[2]。风气循风府而上，则为脑风[3]。风入系头，则为目风，眼寒。饮酒中风，则为漏风[4]。入房汗出中风，则为内风[5]。新沐中风，则为首风[6]。久风入中，则为肠风飧泄。外在腠理，则为泄风[7]。故风者，百病之长也，至其变化，乃为他病也，无常方[8]，然致有风气也。

【注释】

[1] 门户：指五脏六腑之腧穴。姚止庵注："人身之有俞穴也，犹室之有门户，风邪中人，必由穴俞，故云入其门户也。"

[2] 偏风：指风邪偏中人身之一侧所致，症见一侧肢体偏废不用，或兼疼痛，病久则肌肉萎缩，故又谓"偏枯"。

[3] 脑风：吴崑注："脑痛也。"脑风，指风邪循风府入脑所致的风病。其症见项背怯寒，脑户极冷，头痛难忍等，为头风之一。

[4] 漏风：张介宾注："酒性温散，善开玄府，酒后中风，则汗漏不止，故曰漏风。"其又称酒风。其症见汗出如浴，恶风少气，身热懈怠等。

[5] 内风：张介宾注："内耗其精，外开腠理，风邪乘虚入之，故曰内风。"其症可见眩晕、抽搐、昏仆及口眼㖞斜、两眼上视等。

[6] 首风：因洗头中风所致。其症见恶风，头面多汗，头痛，遇风易发等。

[7] 泄风：张介宾注："汗泄不止，故曰泄风。"其症见多汗，腰以上多汗，口干，不能劳事，身体尽痛，发寒热。

[8] 无常方：没有一定的规则。方，规则。

（二）

【原文】

帝曰：五藏风之形状不同者何？愿闻其诊及其病能[1]。岐伯曰：肺风之状，多汗恶风，色皏[2]然白，时咳，短气，昼日则差，暮则甚，诊在眉上，其色白。心风之状，多汗恶风，焦绝[3]，善怒吓[4]，赤色，病甚则言不可快[5]，诊在口[6]，其色赤。肝风为状，多汗恶风，善悲，色微苍，嗌乾，善怒，时憎女子[7]，诊在目下，其色青。脾风之状，多汗恶风，身体怠惰，四支不欲动，色薄微黄，不嗜食，诊在鼻上，其色黄。肾风之状，多汗恶风，面痝然浮肿，脊痛，不能正立，其色炲[8]，隐曲不利[9]，诊在肌上[10]，其色黑。

【注释】

[1] 病能：王冰注："能，谓内作病形。"吴崑注："能，犹形也。"即病态。"能"，音义同态。病能是疾病病因、病机、临床症状与体征的统称。

[2] 皏（pèng，音碰；又 pìn，音聘）：浅白色。

[3] 焦绝：张介宾注："唇舌焦燥，津液干绝也。"

[4] 善怒吓：王冰注："风薄于心则神乱，故善怒而吓人也。"张介宾注："风薄于心则木火合邪，神志溃乱，故或为善怒，或为惊吓。"按：《针灸甲乙经》无"吓"字。

[5] 言不可快：心开窍于舌，其脉系舌本，经络受邪，故舌本强而舌语不便。

[6] 诊在口：张介宾注："心和则舌能知味，故诊当在口。口者兼唇而言，色当赤也。"高世栻注："口"改作"舌"。

[7] 时憎女子：憎，嫌恶也。张介宾注："肝为阴中之阳，其脉环阴器，强则好色，病则妒阴，故时憎女子也。"

[8] 炲：王冰注："炲，黑色也。"

[9] 隐曲不利：杨上善注："谓大小便不利。"

[10] 诊在肌上：肌，《说文解字》注："颊肉也。"高世栻注："肌上，颧也，肾所主也。"

【原文】

胃风之状，颈多汗，恶风，食饮不下，鬲塞不通，腹善满，失衣则䐜胀，食寒则泄，诊形瘦而腹大。首风之状，头面多汗，恶风，当先风一日[1]则病甚，头痛不可以出内[2]，至其风日则病少愈。漏风之状，或多汗，常不可单衣，食则汗出，甚则身汗，喘息，恶风，衣常濡[3]，口干善渴，不能劳事。

泄风之状，多汗，汗出泄衣上，口中干，上渍[4]，其风不能劳事，身体尽痛，则寒。帝曰：善。

【注释】

［1］先风一日：张介宾注："凡患首风者，止作无时，故凡于风气将发，必先风而病甚头痛，以阳邪居于阳位，阳性先而速也。"

［2］头痛不可以出内：王冰注："不可以出室屋之内者，以头痛甚而不喜外风故也。"

［3］衣常濡：常，作"裳"解。濡，湿也，汗多之故。

［4］上渍：以水浸物谓之渍。上渍，谓腰以上多汗。吴崑注："上渍，半身之上汗多如浸渍也。"

素问·逆调论

【题解】

逆调，即失调。高世栻注："调，调和也；逆调，逆其寒热水火荣卫之气，不调和也。"本篇专论阴阳、营卫气血失调所致内热、里寒、肉烁、骨痹、肉苛等证的各种病理变化，故名"逆调论"。

（一）

【原文】

黄帝问曰：人身非常温[1]也，非常热也，为之热而烦满者，何也？岐伯对曰：阴气少而阳气胜，故热而烦满也。帝曰：人身非衣寒也，中非有寒气[2]也，寒从中生者何？岐伯曰：是人多痹气也，阳气少，阴气多，故身寒如从水中出。

【注释】

［1］非常温：王冰注："异于常候，故曰非常。"张琦注："非逢暑温之时而生烦满，是即所谓能冬不能夏者。"

［2］中非有寒气：中非，《素问札记》注："中非二字恐倒"。寒气，指外来寒邪。中非有寒气，谓非有寒邪侵入体内。

【原文】

帝曰：人有四支热，逢风寒[1]如炙如火者，何也？岐伯曰：是人者，阴气虚，阳气盛。四支者，阳也，两阳相得[2]而阴气虚少，少水不能灭盛火，而阳独治。独治者，不能生长也，独胜而止耳。逢风而如炙如火者，是人当肉烁[3]也。

【注释】

［1］寒：观下文"逢风而如炙如火者"，"寒"当是"而"字。肉烁者，当能冬不能夏，逢寒不当如炙如火。

［2］两阳相得：四肢属阳，风亦属阳，四肢热而逢风阳之邪，故谓之两阳相得。

［3］肉烁：肌肉为热所消烁而瘦削也。

【原文】

帝曰：人有身寒，汤火不能热，厚衣不能温，然不冻慄，是为何病？岐伯曰：是人者，素肾气胜，以水为事[1]，太阳气衰，肾脂枯不长[2]，一水不能胜两火。肾者，水也，而生于骨，肾不生，则髓不能满，故寒甚至骨也。所以不能冻慄者，肝一阳也，心二阳也，肾孤藏也[3]，一水不能胜二火，故不能冻慄，病名曰骨痹，是人当挛节[4]也。

【注释】

［1］以水为事：《素问·痿论》云："有渐于湿，以水为事。"王冰注："业惟近湿，居处泽下，皆水为事也。"

［2］太阳气衰，肾脂枯不长：高世栻注："太阳气衰，则为孤阴，孤阴不长，故肾脂枯不长。"

［3］肾孤藏也：高世栻注："肾水生肝木，肝为阴中之阳，故肝一阳也，少阴合心火，心为阳中之阳，故心二阳也；肾为阴中之阴，故肾孤脏也。"

［4］挛节：骨节拘挛也。

【原文】

帝曰：人之肉苛[1]者，虽近衣絮，犹尚苛也。是谓何疾？岐伯曰：荣气虚，卫气实也[2]。荣气虚则不仁，卫气虚则不用，荣卫俱虚则不仁且不用，肉如故也。人身与志不相有[3]，曰死。

【注释】

［1］肉苛：张介宾注："苛者，顽木沉重之谓。"肉苛，即肌肉顽麻沉重之证。

［2］荣气虚，卫气实也：丹波元简谓此七字与下文"荣气虚"、"卫气虚"、"荣卫俱虚"不相冒，恐是衍文。

［3］人身与志不相有：人身，形也。志，意志也。身形受到刺激，意志不能感觉，而意志也不能指使身形活动，是谓人身与志不相有。

（二）

【原文】

帝曰：人有逆气不得卧而息有音者，有不得卧而息无音者，有起居如故而息有音者，有得卧行而喘者，有不得卧不能行而喘者，有不得卧卧而喘者，皆何藏使然？愿闻其故。岐伯曰：不得卧而息有音者，是阳明之逆也。足三阳者下行，今逆而上行，故息有音也。阳明者，胃脉也。胃者，六府之海，其气亦下行。阳明逆，不得从其道。故不得卧也。《下经》[1]曰：胃不和则卧不安[2]，此之谓也。夫起居如故而息有音者，此肺之络脉逆也。络脉不得随经上下，故留经而不行[3]，络脉之病人也微，故起居如故而息有音也。夫不得卧，卧则喘者，是水气之客也。夫水者，循津液而流也。肾者水藏，主津液，主卧与喘也。帝曰：善。

【注释】

［1］《下经》：已佚亡的一种古医经。王冰注："上古经也。"

［2］胃不和则卧不安：不安，反复不宁之状。张琦注："卫气昼行于经则寤，夜行于脏则寐，而卫气之出入依乎胃气。阳明逆则诸阳皆逆，不得入于阴，故不得卧。"张介宾注："今人有过于饱食，或病胀满者，卧必不安，此皆胃气不和之故。按上文所问，不得卧而息无音者，义亦同，故不复答。"

［3］故留经而不行：张志聪注："络脉逆则气留于经，而不行络矣。"马莳注："故留于本经而不行之别经"。按：马莳注较张志聪注为胜。

素问·厥论

【题解】

厥，即厥逆，是指一种阴阳不相顺接，气血逆乱的证候。本篇专论厥证的病因、病机、症状及治法，故名"厥论"。

（一）

【原文】

黄帝问曰：厥之寒热者，何也？岐伯对曰：阳气衰于下，则为寒厥；阴气衰于下，则为热厥。帝曰：热厥之为热也，必起于足下者，何也？岐伯曰：阳气起于足[1]五趾之表[2]；阴脉者，集于足下而聚于足心，故阳气胜，则足下热也。帝曰：寒厥之为寒也，必从五趾而上于膝者，何也？岐伯曰：阴气起于五趾之里，集于膝下而聚于膝上。故阴气胜，则从五趾至膝上寒。其寒也，不从外，皆从内也。

【注释】

[1] 阳气起于足：林亿注：《针灸甲乙经》“阳气起于足”作“走于足”。按：足之三阳从头走足，“起”当作“走”，唯查今本《针灸甲乙经》仍作“起”。

[2] 表：指足趾之外侧。

（二）

【原文】

帝曰：寒厥何失而然也？岐伯曰：前阴者，宗筋之所聚，太阴阳明之所合也。春夏则阳气多而阴气少，秋冬则阴气盛而阳气衰。此人者质壮，以秋冬夺于所用[1]，下气上争不能复[2]，精气溢下，邪气因从之而上也。气因于中[3]，阳气衰，不能渗营其经络，阳气日损，阴气独在，故手足为之寒也。帝曰：热厥何如而然也？岐伯曰：酒入于胃，则络脉满而经脉虚，脾主为胃行其津液者也，阴气虚则阳气入，阳气入则胃不和，胃不和则精气竭，精气竭则不营其四支也。此人必数醉若饱以入房，气[4]聚于脾中不得散，酒气与谷气相薄，热盛于中，故热偏于身，内热而溺赤也。夫酒气盛而慓悍，肾气有衰[5]，阳气独胜，故手足为之热也。

【注释】

[1] 秋冬夺于所用：张介宾注：“质壮者有所持，当秋冬阴盛之时，必多情欲之用，以夺肾中之精气。”

[2] 下气上争不能复：争，《说文解字》云：“引也”。段玉裁注：“凡言争者，谓引之使归于已也。”张介宾注：“精虚于下，则取足于上，故下气上争也。去者太过，生者不及，故不能复也。”

[3] 气因于中：《黄帝内经太素》作“气居于中”。杨上善注：“寒邪之气因虚上乘，以居其中，以寒居中，阳气衰虚。”

[4] 气：指酒食之气。

[5] 有衰：“有”，《针灸甲乙经》作“日”。

（三）

【原文】

帝曰：厥，或令人腹满，或令人暴不知人，或至半日远至一日乃知人者，何也？岐伯曰：阴气盛于上则下虚，下虚则腹胀满，阳气盛于上，则下气重上而邪气逆，逆则阳气乱，阳气乱则不知人也。

（四）

【原文】

帝曰：善，愿闻六经脉之厥状病能也。岐伯曰：巨阳之厥，则肿首，头重，足不能行，发为眴仆[1]。阳明之厥，则癫疾欲走呼，腹满不得卧，面赤而热，妄见而妄言。少阳之厥，则暴聋，颊肿而热，胁痛，䯒不可以运。太阴之厥，则腹满䐜胀，后不利，不欲食，食则呕，不得卧。少阴之厥，则口干，溺赤，腹满，心痛。厥阴之厥，则少腹肿痛，腹胀，泾溲[2]不利，好卧屈膝，阴缩肿，䯒内热。盛则写之，虚则补之，不盛不虚，以经取之。

【注释】

[1] 眴仆：眴，目眩乱也。仆，猝倒也。

[2] 泾溲：指大小便。

（五）

【原文】

太阴厥逆[1]，䯒急挛，心痛引腹，治主病者。少阴厥逆，虚满呕变，下泄清，治主病者。厥阴厥逆，挛腰痛，虚满，前闭[2]，谵言，治主病者。三阴俱逆，不得前后[3]，使人手足寒，三日死。太阳厥逆，僵仆、呕血，善衄，治主病者。少阳厥逆，机关不利，机关不利者，腰不可以行，项不可以顾，发肠痈，不可治，惊者死。阳明厥逆，喘咳身热，善惊，衄，呕血。手太阴厥逆，虚满而咳，善呕沫，治主病者。手心主少阴厥逆，心痛引喉，身热，死不可治。手太阳厥逆，耳聋，泣出，项不可以顾，腰不可以俛仰，治主病者。手阳明少阳厥逆，发喉痹，嗌肿，痓[4]，治主病者。

【注释】

［1］太阴厥逆：林亿注："详从太阴厥逆至篇末全元起本在第六卷，王氏移于此。"

［2］前闭：前阴闭塞，即小便不通。

［3］不得前后：大小便闭结不通也。

［4］痓（zhì，音治）：杨上善注："痓，身项强直也。"林亿注："全元起本'痓'作'痉'。"

素问·奇病论

【题解】

奇，罕见，不寻常。丹波元简说："此篇所载，重身而喑，息积，疹筋等，率皆奇特之病，故以奇病名篇。"

【原文】

黄帝问曰：人有重身[1]，九月而瘖[2]，此为何也？岐伯对曰：胞之络脉绝也。帝曰：何以言之？岐伯曰：胞络者，系于肾，少阴之脉，贯肾系舌本，故不能言。帝曰：治之奈何？岐伯曰：无治也，当十月复。《刺法》曰：无损不足，益有余，以成其疹[3]。所谓无损不足者，身羸瘦，无用鑱石也；无益其有余者，腹中有形而泄之，泄之则精出，而病独擅中，故曰疹成也。

【注释】

［1］重身：妇人怀孕，则身中有身，故曰"重身"。

［2］瘖：同"喑"，声哑不能出也。

［3］疹：张介宾注："疹，疾也。"原本"疹"下有"然后调之"句。今依林亿《新校正》删。

【原文】

帝曰：病胁下满，气逆，二三岁不已，是为何病？岐伯曰：病名曰息积[1]，此不妨于食，不可灸刺，积为导引服药[2]，药不能独治也。

【注释】

［1］息积：《针灸甲乙经》作"息贲"。张志聪注："此肺积之病也。肺主气而司呼吸定息，故肺之积曰息奔，在本经曰息积。"

［2］积为导引服药：高世栻注："积，渐次也。须渐次为之导引而服药。导引，运行也，运行则经脉之亏者可复。若但服药，则药不能独治也。"

【原文】

帝曰：人有身体髀股䯒皆肿，环齐而痛，是为何病？岐伯曰：病名曰伏梁，此风根也[1]。其气溢于大肠，而著于肓，肓之原在齐下[2]，故环齐而痛也。不可动之，动之为水溺涩之病也。

【注释】

［1］此风根也：即风寒之气是伏梁发病的根源之意。张介宾注："风根，即寒气也，如《百病始生篇》曰：'积之始生，得寒乃生，厥乃成积。'即此谓也。"

［2］肓之原在齐下：张介宾注："肓之原在脐下，即下气海也，一名下肓。"

【原文】

帝曰：人有尺脉数甚，筋急而见，此为何病？岐伯曰：此所谓疹筋[1]，是人腹必急，白色黑色见，则病甚。

【注释】

［1］疹筋：高世栻注："疹，犹病也。筋急而见，其病在筋，此所谓疹筋。"

【原文】

帝曰：人有病头痛，以数岁不已，此安得之？名为何病？岐伯曰：当有所犯大寒，内至骨髓，髓者以脑为主，脑逆[1]，故令头痛，齿亦痛，病名曰厥逆。帝曰：善。

【注释】

［1］脑逆：张介宾注："髓以脑为主，诸髓皆属于脑也，故大寒至髓，则上入头脑而为痛，其邪深，故数岁不已，髓为骨之充，故头痛，齿亦痛。"

【原文】

帝曰：有病口甘者，病名为何？何以得之？岐伯曰：此五气之溢也，名曰脾瘅。夫五味入口，藏于胃，脾为之行其精气，津液在脾，故令人口甘也。此肥美之所发也。此人必数食甘美而多肥也。肥者令人内热，甘者令人中满，故其气上溢，转为消渴[1]。治之以兰[2]，除陈气也。

【注释】

［1］消渴：病名。其症状为口渴，善饥，尿多，多为内热伤阴所致。《针灸甲乙经》"渴"作"瘅"。

［2］兰：张介宾注："兰草性味甘寒，能利水道，辟不祥，除胸中痰癖，其气清香，能生津止渴，润肌肉，故可除陈积蓄热之气。"

【原文】

帝曰：有病口苦，取阳陵泉[1]。口苦者，病名为何？何以得之？岐伯曰：病名曰胆瘅。夫肝者，中之将也，取决于胆，咽为之使[2]。此人者，数谋虑不决，故胆虚，气上溢而口为之苦。治之以胆募俞[3]，治在《阴阳十二官相使》[4]中。

【注释】

［1］有病口苦，取阳陵泉：《新校正》云："按全元起本及《太素》无'口苦取阳陵泉'六字，详前后文势，疑此为误。"张琦亦云："六字衍文。"当是，宜删。

［2］咽为之使：王冰注："咽胆相应，故咽为使焉。"张介宾注："足少阳之脉上挟咽，足厥阴之脉循喉咙之后，上入颃颡，是肝胆之脉皆会于咽，故咽为之使。"使，役使。

［3］胆募俞：脏腑的募穴皆在胸腹部，脏腑的俞穴皆在背部。胆俞在第十椎骨下旁开一寸五分；胆募在期门穴下五分处，即日月穴。

［4］《阴阳十二官相使》：古经篇名。

【原文】

帝曰：有癃者，一日数十溲，此不足也；身热如炭，颈膺如格[1]，人迎躁盛，喘息气逆，此有余也；太阴脉微细如发者，此不足也。其病安在？名为何病？岐伯曰：病在太阴，其盛在胃，颇在肺，病名曰厥。死不治。此所谓得五有余二不足[2]也。帝曰：何谓五有余二不足？岐伯曰：所谓五有余者，五病之气有余也，二不足者，亦病气之不足也。今外得五有余，内得二不足，此其身不表不里，亦正死明矣[3]。

【注释】

［1］如格：张介宾注："如格者，上下不通，若有所格也。"

［2］五有余二不足：五有余，①身热如炭；②颈膺如格；③人迎躁盛；④喘息；⑤气逆。二不足，①病癃而一日数十溲；②太阴脉微细如发。

［3］此其身不表不里，亦正死明矣：王冰注："谓其病在表，则内有二不足，谓其病在里，则外得五有余，表里既不可凭，补泻固难为法，故曰：此其身不表不里，亦正死明矣。"

【原文】

帝曰：人生而有病巅疾者，病名曰何？安所得之？岐伯曰：病名为胎病，此得之在母腹中时，其母有所大惊，气上而不下，精气并居，故令子发为巅疾也。

帝曰：有病痝然[1]如有水状，切其脉大紧，身无痛者，形不瘦，不能食，食少，名为何病？岐伯曰：病生在肾，名为肾风。肾风而不能食，善惊，惊已心气痿者死。帝曰：善。

【注释】

［1］痝然：面目浮肿而面色晦暗不荣之貌。王冰注："谓面目浮起而色杂也。"

灵枢·周痹

【题解】

周，环绕，循环；痹，闭塞不通。风寒湿客于人体，邪气随经脉移行全身，产生全身游走性的疼痛，称周痹。本篇主要论述周痹的证候特点及针治方法，故名篇。

【原文】

黄帝问于岐伯曰：周痹之在身也，上下移徙随脉，其上下左右相应，间不容空，愿闻此痛，在血脉之中耶？将在分肉之间乎？何以致是？其痛之移也，间不及下针，其慉痛[1]之时，不及定治，而痛已止矣，何道使然，愿闻其故。岐伯答曰：此众痹也，非周痹也。

黄帝曰：愿闻众痹？岐伯对曰：此各在其处，更发更止，更居更起，以右应左，以左应右，非能周也，更发更休也。

【注释】

［1］慉痛：慉，《针灸甲乙经》、《黄帝内经太素》作"蓄"，义同，聚积之意。痛聚于一处，谓之慉痛。

【原文】

黄帝曰：善。此痛安生？何因而有名？岐伯对曰：风寒湿气，客于外分肉之间，迫切而为沫[1]，沫得寒则聚，聚则排分肉而分裂也，分裂则痛，痛则神归之，神归之则热[2]，热则痛解，痛解则厥[3]，厥则他痹发，发则如是[4]。此内不在藏，而外未发于皮，独居分肉之间，真气不能周[5]，故命曰众痹[6]。

黄帝曰：善。刺之奈何？岐伯对曰：刺此者，痛虽已止，必刺其处，勿令复起[7]。

【注释】

［1］迫切而为沫：张介宾注："邪气客于肌表，渐入分肉之间，则迫切津液而为汁沫。"

［2］痛则神归之，神归之则热：马莳注："痛则心专在痛处，而神亦归之，神归即气归也，所以痛处作热。"

［3］热则痛解，痛解则厥：张介宾注："热则寒散而痛暂解，然其逆气仍在，故痛虽解而厥未除。"

［4］发则如是：此下原有"帝曰：善，余已得其意矣"一句，张介宾注："九字乃下文之误复于此者，今删去之。"删之前后文义贯通，今从之。

［5］真气不能周：张介宾注："真气不能周，即气闭不行也。故曰痹者闭也。"

［6］故命曰众痹：自"黄帝曰：善。此痛安生"至此，原在下文"后刺其下以脱之"句下。今楼英移于此。又"众痹"原误作"周痹"，亦从改。楼英云："周痹当作众痹。夫周痹邪在分肉血脉，今云邪独居分肉之间，而命曰周痹者，是众痹之误为周痹也，明矣。神归之则热，热则痛解者，所谓更止更居也。痛解则厥，厥则他痹发者，所谓更发更起也。"

［7］黄帝曰……勿令复起：原在"更发更休也"句下，今依文意移于此。

【原文】

帝曰：善。愿闻周痹何如？岐伯对曰：周痹者，在于血脉之中，随脉以上，随脉以下，不能左右，各当其所。黄帝曰：刺之奈何？岐伯对曰：痛从上下者，先刺其下以遏之[1]，后刺其上以脱之[1]；

痛从下上者，先刺其上以遏之，后刺其下以脱之。故刺痹者，必先切循其下之六经[2]，视其虚实，及大络之血结而不通，及虚而脉陷空者而调之，熨而通之。其瘛坚转引而行之[3]。黄帝曰：善。余已得其意矣，亦得其事也。九者，经巽之理[4]，十二经脉阴阳之病也[5]。

【注释】

[1] 以遏之，以脱之："遏"原作"过"，今据《黄帝内经太素》改。"遏"与"脱"均为祛邪之意。

[2] 下之六经：张介宾注："足六经也。"按：《针灸甲乙经》作"上下之六经"，似是。

[3] 其瘛坚转引而行之：《针灸甲乙经》"瘛坚"作"瘛紧者"三字讲。《类经》于"转"字断句，注云："其瘛坚转者，瘛急转筋之谓，当针引其气而行之也。"

[4] 九者，经巽之理：张介宾注："九者，针也。巽者，具也。言其意其法，在乎九针，而经具其理。"马莳注："九针为用最大，故叹九者，乃至恒至顺之理，凡十二经之病，不可不用者也。"

[5] 故刺痹者……十二经脉阴阳之病也：原在"故命曰众痹"句下，今依文意移于此。

灵枢·口问

【题解】

本篇所论奇邪上走孔窍而致的十二种病证，经书上无记载，是岐伯从师传口授中所得，故名"口问"。主要内容包括疾病的基本病因与病机；奇邪上走空窍所致的十二种疾病的机理，症状及针治法则；上气、中气、下气不足的主要病候。

【原文】

黄帝闲居，辟[1]左右而问于岐伯曰：余已闻九针之经，论阴阳逆顺，六经已毕，愿得口问。岐伯避席[2]再拜曰：善乎哉问也！此先师之所口传也。黄帝曰：愿闻口传。岐伯答曰：夫百病之始生也，皆生于风雨寒暑，阴阳喜怒，饮食居处。大惊卒恐，则血气分离，阴阳破败，经络厥绝，脉道不通，阴阳相逆，卫气稽留，经脉虚空，血气不次，乃失其常。论不在经者，请道其方。

【注释】

[1] 辟：马莳注："辟，通'辟'"，摒除也。《黄帝内经太素》作"避"，义同。

[2] 避席：离坐之谓，古人席地而坐，与尊长言，辄离席而起，以表敬意。

【原文】

黄帝曰：人之欠者，何气使然？岐伯答曰：卫气昼日行于阳，夜半则[1]行于阴。阴者主夜，夜者卧。阳者主上，阴者主下。故阴气积于下，阳气未尽，阳引而上，阴引而下，阴阳相引，故数欠[2]。阳气尽，阴气盛，则目瞑；阴气尽而阳气盛，则寤矣。写足少阴，补足太阳[3]。

【注释】

[1] 半则：《黄帝内经太素》、《针灸甲乙经》均无"半"字。

[2] 阴阳相引，故数欠：张介宾注："欠者，张口呵吸，或伸臂展腰，以阴阳相引而然也。夫阳主昼，阴为夜，阳主升，阴主降。凡人之寤寐，由于卫气。卫气者，昼行于阳，则动而为寤，夜行于阴，则静而为寐。故人欲卧未卧之际，欠必先之者，正以阳气将入阴分，阴积于下，阳犹未静，故阳欲引而升，阴欲引而降，上下相引，而欠由生也。"

[3] 写足少阴，补足太阳：卫气之行于阳者，自足太阳始，行于阴者，自足少阴始，阴盛阳衰，所以为欠，故当泻少阴补太阳。

【原文】

黄帝曰：人之哕[1]者，何气使然？岐伯曰：谷入于胃，胃气上注于肺。今有故寒气与新谷气，俱还入于胃。新故相乱，真邪相攻，气并相逆，复出于胃，故为哕。补手太阴，写足少阴[2]。

【注释】

［1］哕：即呃逆。

［2］补手太阴，写足少阴：张介宾注："手太阴，肺经也。足少阴，肾经也。寒气自下而升，逆则为哕，故当补肺于上以壮其气，泻肾于下以引其寒。盖寒从水化，哕之标在胃，哕之本在肾也。"

【原文】

黄帝曰：人之唏[1]者，何气使然？岐伯曰：此阴气盛而阳气虚，阴气疾而阳气徐，阴气盛而阳气绝，故为唏。补足太阳，写足少阴[2]。

【注释】

［1］唏：悲泣时哽咽抽息之声。

［2］补足太阳，写足少阴：杨上善注："以膀胱太阳气绝，故须补之；肾脏少阴气盛，故须泻之。"

【原文】

黄帝曰：人之振寒者，何气使然？岐伯曰：寒气客于皮肤，阴气盛，阳气虚，故为振寒寒慄。补诸阳。

黄帝曰：人之噫[1]者，何气使然？岐伯曰：寒气客于胃，厥逆从下上散[2]，复出于胃，故为噫。补足太阴、阳明[3]，一曰补眉本也[4]。

【注释】

［1］噫：嗳气，打嗝。

［2］厥逆从下上散：即厥逆之气从下向上，散于胃中。

［3］补足太阴、阳明：杨上善注："脾胃脏腑皆虚，故补此二脉。"

［4］补眉本也：张介宾注："眉本，即是太阳经攒竹穴，是亦补阳气也。"

【原文】

黄帝曰：人之嚏[1]者，何气使然？岐伯曰：阳气和利，满于心，出于鼻，故为嚏。补足太阳荥眉本，一曰眉上也[2]。

【注释】

［1］嚏：喷嚏。

［2］补足太阳荥眉本，一曰眉上也：张介宾注："凡阳虚于下，则不能上达而为嚏，补足太阳荥于眉本者，其名攒竹，一曰眉上，亦即此穴。盖太阳与肾为表里，所以补阴中之阳也。观《素问·宣明五气》曰：'肾为欠为嚏'，其义正与此通。"一说：眉上指眉冲穴。

【原文】

黄帝曰：人之亸[1]者，何气使然？岐伯曰：胃不实则诸脉虚，诸脉虚则筋脉懈惰，筋脉懈惰则行阴用力[2]，气不能复，故为亸。因其所在，补分肉间。

【注释】

［1］亸（duǒ）：马莳注："亸，音妥，释云：下垂貌，则是首身下垂，而不能举也。"《诸病源候论·风亸曳候》云："肢体弛缓不收摄也。人以胃气养于肌肉经络也，胃若衰损，其气不实，经脉虚则筋肉懈惰，故风邪搏于筋而使亸曳也。"

［2］则行阴用力：《黄帝内经太素》无"则"字。杨上善注："行阴，入房也。"张志聪注："行阴用力，则阳明不能复养于筋脉，故为亸。"

【原文】

黄帝曰：人之哀而泣涕出者，何气使然？岐伯曰：心者，五藏六府之主也。目者，宗脉之所聚也，上液[1]之道也。口鼻者，气之门户也。故悲哀愁忧则心动，心动则五藏六府皆摇，摇则宗脉感[2]，宗脉感则液道开，液道开，故泣涕出焉。液者，所以灌精濡空窍[3]者也。故上液之道开则泣，泣不止则液竭，液竭则精不灌，精不灌则目无所见矣。故命曰夺精。补天柱，经挟颈[4]。

【注释】

［1］上液：是指出于头部诸窍的体液，如眼泪之类。

［2］宗脉感：感，谓感动。杨上善注："脏腑既动，脏腑之脉皆动，脏腑宗筋摇动，则目鼻液道并开。"

［3］灌精濡空窍：灌，渗灌之意。精，作"精微"解。空与"孔"同。全句谓渗灌精微，以濡润全身孔窍。

［4］补天柱，经挟颈：马莳注："当补足太阳膀胱经之天柱穴，此经乃挟于后之项颈者是也。"

【原文】

黄帝曰：人之太息[1]者，何气使然？岐伯曰：忧思则心系急，心系急则气道约，约则不利，故太息以伸出之。补手少阴、心主、足少阳，留之也[2]。

【注释】

［1］太息：即叹气，以呼气为主的深呼吸。太息，是过度忧思、心系急迫、气道不畅所致。

［2］补手太阴、心主、足少阳，留之也：张介宾注："手少阴，心经也。心主，手厥阴经也。足少阳，胆经也。助木火之脏，则阳气可舒，抑郁可解。故皆宜留针补之。"

【原文】

黄帝曰：人之涎下者，何气使然？岐伯曰：饮食者，皆入于胃，胃中有热则虫动，虫动则胃缓，胃缓则廉泉开，故涎下。补足少阴[1]。

【注释】

［1］补足少阴：张介宾注："肾为胃关而脉系于舌，故当补之，以壮水制火，则液有所生，而涎自止也。"

【原文】

黄帝曰：人之耳中鸣者，何气使然？岐伯曰：耳者，宗脉之所聚也。故胃中空则宗脉虚，虚则下溜[1]，脉有所竭者，故耳鸣。补客主人、手大指爪甲上与肉交者也[2]。

【注释】

［1］下溜：即下流。张介宾注："阳明为诸脉之海，故胃中空则宗脉虚，宗脉虚则阳气不升而下溜，下溜则上竭，轻则为鸣，甚则为聋矣。"

［2］补客主人、手大指爪甲上与肉交者也：客主人，即上关穴。张介宾注："客主人是少阳经穴，为手足少阳、足阳明之会。手大指爪甲上者，手太阴之少商穴，肺气所出之井，故皆当补之，以助其阳气。"按：手太阴为手阳明之里，今阴阳气血皆虚，故并补之。

【原文】

黄帝曰：人之自啮[1]舌者，何气使然？岐伯曰[2]：此厥逆走上，脉气辈至[3]也，少阴气至则啮舌，少阳气至则啮颊，阳明气至则啮唇矣。视主病者，则补之[4]。

【注释】

［1］啮：通"啮"。噬也，谓以齿断物也，在此作"咬"字解。

［2］岐伯曰：三字原本脱。诸注皆云："缺岐伯曰"。今依《黄帝内经太素》补。

［3］脉气辈至：辈，类也。张介宾注："厥逆走上，则血涌气腾，至生奇疾，所至之处，各有其部，如少阴之脉行舌本，少阳之脉循耳颊，阳明之脉环唇口，故或为肿胀，或为怪痒，各因其处，随而啮之，不独止于舌也。"据此，"脉气辈至"，可理解为脉气厥逆上行，影响到某一特定部位。

［4］视主病者，则补之：治疗当视其所咬部位的所属经脉，施行补法。

【原文】

凡此十二邪者，皆奇邪之走空窍者也，故邪之所在，皆为不足。故上气不足，脑为之不满，耳为之苦鸣，头为之苦倾，目为之眩。中气不足，溲便为之变，肠为之苦鸣。下气不足，则乃为痿厥心悗[1]。补足外踝下，留之[2]。

【注释】

［1］痿厥心悗：张介宾注："痿，足痿弱也。厥，四肢清冷也。悗，闷也。下气不足，则升降

不交，故心气不舒而为悗闷。”

［2］补足外踝下，留之：张介宾注：“此昆仑穴也，为足太阳所行之经。凡于上中下气虚之病，皆可留针补之。”

【原文】

黄帝曰：治之奈何？岐伯曰：肾主为欠，取足少阴[1]。肺主为哕，取手太阴、足少阴。唏者，阴与阳绝[2]，故补足太阳，写足少阴。振寒者，补诸阳。噫者，补足太阴、阳明。嚏者，补足太阳眉本。亸，因其所在，补分肉间。泣出，补天柱，经挟颈。挟颈者，头中分也。太息，补手少阴、心主、足少阳，留之。涎下，补足少阴。耳鸣，补客主人、手大指爪甲上与肉交者。自啮舌，视主病者，则补之。目眩、头倾，补足外踝下，留之[3]。痿厥心悗，刺足大趾间上二寸，留之[4]，一曰足外踝下，留之。

【注释】

［1］取足少阴：按：依上文，此脱“足太阳”三字。

［2］阴与阳绝：《针灸甲乙经》“与”作“盛”。按上文，《针灸甲乙经》为是。

［3］补足外踝下，留之：《黄帝内经太素》无“补”字。钱熙祚云：“按《甲乙》此句在‘肠为之苦鸣’下，不当独举目眩头倾，其为浅人增窜，明矣。”

［4］刺足大趾间上二寸，留之：张介宾注：“大趾间上二寸，足厥阴之太冲也，或足太阴之太白也。”

灵枢·胀论

【题解】

胀，即胀满。本篇专论胀证的脉象、病变部位、与脏腑组织的关系、病因病机、分类和治法，故篇名为“胀论”。

（一）

【原文】

黄帝曰：脉之应于寸口，如何而胀？岐伯曰：其脉大坚以涩者，胀也[1]。黄帝曰：何以知藏府之胀也。岐伯曰：阴为藏，阳为府[2]。

【注释】

［1］脉大坚以涩者，胀也：马莳注：“其脉大者，以邪气有余也，其脉坚者，以邪气不散也，其脉涩者，以气血涩滞也，故为胀。”

［2］阴为藏，阳为府：张介宾注：“涩而坚者为阴，其胀在藏；大而坚者为阳，其胀在腑。一曰，脉病在阴则胀在藏，脉病在阳则胀在腑，亦通。”

【原文】

黄帝曰：夫气之令人胀也，在于血脉之中耶？藏府之内乎？岐伯曰：三者皆存焉[1]。然非胀之舍也。黄帝曰：愿闻胀之舍。岐伯曰：夫胀者，皆在于藏府之外，排藏府而郭胸胁[2]，胀皮肤，故命曰胀。

【注释】

［1］三者皆存焉：“三”下原注“一云二”。《针灸甲乙经》、《黄帝内经太素》均作“二”。按：三者，一血脉，二五脏，三六腑也。若五脏六腑合而为一，则为“二者”。

［2］排藏府而郭胸胁：郭，古通“廓”字，《针灸甲乙经》作“廓”，扩也、大也。胀气舍于脏腑之外，胸胁之内，故内排脏腑而外扩胸胁。

【原文】

黄帝曰：藏府之在胸胁腹里之内也，若匣匮[1]之藏禁器[2]也，各有次舍，异名而同处，一域之中，其气各异，愿闻其故[3]。岐伯曰：夫胸腹，藏府之郭[4]也。膻中者，心主之宫城也。胃者，太仓也。咽喉、小肠者，传送也[5]。胃之五窍者，闾里门户[6]也。廉泉、玉英[7]者，津液之道也。故五藏六府者，各有畔界，其病各有形状。营气循脉，卫气逆为脉胀[8]，卫气并脉循分为肤胀。取三里而写之，近者一下，远者三下[9]，无问虚实，工在疾写。

【注释】

［1］匮（guì，音贵）：即藏物之匣也。大者为匮，小者为匣。

［2］禁器：泛指珍秘之器。

［3］愿闻其故：此下原本有“黄帝曰：未解其意，再问”九字。上下文义不属，《针灸甲乙经》、《黄帝内经太素》均无，钱熙祚云：“其为衍文无疑”，今删之。

［4］郭：谓外郭，与上文之“郭”不同义。

［5］咽喉、小肠者，传送也：张介宾注：“咽喉传送者，谷气自上而入；小肠传送者，清浊自下而出。”

［6］胃之五窍者，闾里门户：张介宾注：“闾，巷门也。里，邻里也。胃之五窍，为闾里门户者，非言胃有五窍，正以上自胃脘，下至小肠大肠，皆属于胃，故曰闾里门户。如咽门、贲门、幽门、阑门、魄门，皆胃气之所行也，故总属胃之五窍。”

［7］廉泉、玉英：两穴俱属任脉。玉英，即玉堂穴。

［8］营气循脉，卫气逆为脉胀：张介宾注：“清者为营，营在脉内，其气精专，未即致胀。浊者为卫，卫行脉外，其气慓疾滑利，而行于分肉之间，故必由卫气之逆，而后病及于营，则为脉胀。是以凡病胀者，皆发于卫气也。”

［9］近者一下，远者三下：张介宾注：“一下、三下，谓一次、二次、三次也。盖邪有远近，故泻有难易耳。”

（二）

【原文】

黄帝曰：愿闻胀形。岐伯曰：夫心胀者，烦心短气，卧不安。肺胀者，虚满而喘咳。肝胀者，胁下满而痛引小腹。脾胀者，善哕，四肢烦悗，体重不能胜衣，卧不安。肾胀者，腹满引背，央央然[1]腰髀[2]痛。六府胀，胃胀者，腹满，胃脘痛，鼻闻焦臭，妨于食，大便难。大肠胀者，肠鸣而痛濯濯[3]，冬日重感于寒，则飧泄不化。小肠胀者，少腹䐜胀，引腰而痛。膀胱胀者，少腹满而气癃。三焦胀者，气满于皮肤中，轻轻然而不坚。胆胀者，胁下痛胀，口中苦，善太息。

【注释】

［1］央央然：《针灸甲乙经》作“怏怏然”，《黄帝内经太素》作“快然”。张介宾注：“央央然，困苦貌。”

［2］髀（bì，音必）：指大腿部。

［3］濯濯（zhuó，音浊）：水声，指肠鸣的声音。

【原文】

凡此诸胀者，其道在一，明知逆顺，针数[1]不失。写虚补实，神去其室，致邪失正，真不可定[2]，粗之所败，谓之夭命。补虚写实，神归其室，久塞其空[3]，谓之良工。

【注释】

［1］针数：数，术也，针数，即针术。

［2］真不可定：言真气动摇而不能守于内之意。

［3］久塞其空：马莳注：“久塞其空，虚则补之，其穴空皆正气充塞。”

（三）

【原文】

黄帝曰：胀者焉生？何因而有？岐伯曰：卫气之在身也，常然并脉，循分肉，行有逆顺，阴阳相

[9] 此令人汗出至足：张志聪注："肩髃乃肺脏之部分，故令人汗出至足。"按："此"字指治法而言。全句意谓灸焫之使患者全身出汗，则痈毒不致内陷五脏，故下文曰："痈发四五日，逞焫之。"

[10] 逞焫之：张介宾注："逞，疾也。焫，艾炷也。谓宜速灸以除之也。"

【原文】

发于腋下赤坚者，名曰米疽[1]。治之以砭石，欲细而长，疏砭之[2]，涂以豕膏，六日已，勿裹之。其痈坚而不溃者为马刀挟瘿，急治之。发于胸，名曰井疽[3]。其状如大豆，三四日起，不早治，下入腹，不治，七日死矣。发于膺，名曰甘疽[4]。色青，其状如穀实栝蒌[5]，常苦寒热，急治之，去其寒热。十岁死，死后出脓。发于胁，名曰败疵[6]，败疵者，女子之病也。灸之，其病大痈脓，治之，其中乃有生肉，大如赤小豆，蔆薽草根[7]各一升，以水一斗六升煮之，竭为取三升，强饮厚衣[8]，坐于釜上，令汗出至足，已。

发于股胫，名曰股胫疽。其状不甚变，而痈脓搏骨[9]，不急治，三十日死矣。发于尻，名曰锐疽[10]。其状赤坚大，急治之，不治。三十日死矣。

【注释】

[1] 米疽：即腋疽。《外科心法》云："腋疽，一名米疽，又名疚疽，发于肐肢窝正中。初起之时，其形如核，由肝脾二经忧思恚怒，气凝血滞而成。"

[2] 欲细而长，疏砭之：疏，疏而不密之义。张介宾注："砭石欲细者，恐伤肉也；欲长者，用中深也，故宜疏不宜密。"

[3] 井疽：井，形容深而险恶。《外科准绳》云："心窝生疽，初起如黄豆，肉色不变，名曰井疽，又名穿心冷瘘。"

[4] 发于膺，名曰甘疽：李念莪注："膺，逼近在乳上也。穴名膺窗，足阳明胃之脉也。土味甘，故曰甘疽。"

[5] 穀实栝蒌："穀"（gǔ，又音构），字从"木"从"㱿"。谷实即楮实也。此言甘疽之小者如楮实，大者如栝蒌。

[6] 发于胁，名曰败疵：今名腋痈。腋下，肝之部，肝喜条达，女子多郁，易得此病。故下文："败疵者，女子之病也。"

[7] 蔆薽草根：马莳注："薽，今之连翘也。"《外台秘要》："薽"作"连"，"草根"作"草及根。"

[8] 强饮厚衣：强饮下，并着厚衣，取汗。

[9] 痈脓搏骨：张介宾注："痈脓搏骨，亦脓着于骨，即今人之所谓贴骨痈也。"

[10] 锐疽：疽发于尾骶骨，其形尖锐，故名锐疽。顾氏《疡医大全》以此为鹳口疽，《外科正宗》云：鹳口疽"初起形似鱼胞，久则突如鹳咀。"

【原文】

发于股阴，名曰赤施[1]。不急治，六十日死。在两股之内，不治十日而当死[2]。

发于膝，名曰疵痈[3]。其状大，痈色不变，寒热，如坚石。勿石[4]，石之者死，须其柔，乃石之者生。诸痈疽之发于节而相应者[5]，不可治也。发于阳者，百日死；发于阴者，三十日死[6]。发于胫，名曰兔啮[7]。其状赤至骨，急治之，不治害人也。发于内踝，名曰走缓[8]。其状痈也，色不变，数石其输[9]，而止其寒热，不死。发于足上下，名曰四淫[10]。其状大痈，急治之，百日死。发于足傍，名曰厉痈[11]。其状不大，初如小指发[12]，急治之，去其黑者，不消辄益，不治，百日死。发于足指，名曰脱痈[13]。其状赤黑，死不治。不赤黑，不死。不衰，急斩之，不则死矣[14]。

【注释】

[1] 发于股阴，名曰赤施：张志聪注："股阴者，足三阴之部分也。以火毒而施于阴部，故名赤施。"

[2] 在两股之内，不治十日而当死：张介宾注："股阴，大股内侧也，当足太阴箕门、血海及足厥阴五里、阴包之间，皆阴气所聚之处，故不治则死。若两股俱病，则伤阴之极，其死尤速。"

[3] 疵痈：《针灸甲乙经》、《黄帝内经太素》、《诸病源候论》及《千金翼方》"痈"均作"疽"。

按：上文云：“发于肩及臑，名曰疵痈”，此发于膝，色不变而坚如石，当作“疵疽”。《集韵》云：“疵，必至切，音闭，脚冷湿病。”《医宗金鉴·外科心法要诀》云：“膝痈生膝盖，色红肿痛，属实；疵疽生膝盖，肿大如痈，色不变，属虚。”

［4］勿石：谓不可砭刺。

［5］诸痈疽之发于节而相应者：相应谓上下、左右相对应而生。马莳注：“节者，关节也。”张介宾注：“诸节者，神气之所游行出入也，皆不宜有痈毒之患，若其相应，则发于上而应于下，发于左而应于右，其害尤甚，为不可治。”

［6］发于阳者，百日死；发于阴者，三十日死：张介宾注：“然发于三阳之分者，毒浅在腑，其死稍缓；发于三阴之分者，毒深在脏，不能出一月也。”

［7］兔啮：啮，咬也。因其初起红肿疼痛，溃后脓水淋漓，状如兔咬，故名。

［8］走缓：张志聪注：“夫痈疽之变，有病因于内而毒气走于外者，有肿见于外而毒气走于内者，此邪留于脉而不行，故名走缓。”

［9］数石其输：输，在此指患处而言。《灵枢·经筋》云：“以痛为输”，义与此合。石，针砭之意。数石其输，指屡用石针砭痈疽肿患之处。

［10］四淫：痈毒淫于四肢，故名。张介宾注：“阳受气于四末，而大痈淫于其间，阳毒之盛极也。”

［11］厉痈：《千金翼方》作“疠疽”。“厉”与“疠”通。疠者，恶疠之义。

［12］初如小指发：张志聪注引闵士先云：“初如小指发者，谓初发如小指，其状肿而长，乃邪在经络之形也。卫气归之，则圆而坟起矣。”

［13］脱痈：《黄帝内经太素》、《针灸甲乙经》及《刘涓子鬼遗方》均作“脱疽”，作“脱疽”为是。《外科正宗》云：“脱疽者，多生于手足。初生如粟米，头便一点黄泡，其皮犹如煮熟红枣，黑色侵漫相传，五趾传遍，上至脚面，疼如汤泼火燃，其形骨枯筋纵；其秽异香难解。”

［14］不衰，急斩之，不则死矣：张介宾注：“六经原腧，皆在于足，所以痈发于足者，多为凶候，至于足趾，又皆六井所出，而痈色赤黑，其毒尤甚，若无衰退之状，则急当斩去其趾，庶得保生，否则毒气连脏，必至死矣。”

（三）

【原文】

黄帝曰：夫子言痈疽，何以别之？岐伯曰：营卫稽留于经脉之中，则血泣而不行，不行则卫气从之而不通，壅遏而不得行，故热。大热不止，热胜则肉腐，肉腐则为脓。然不能陷，骨髓不为燋枯，五藏不为伤，故命曰痈。

黄帝曰：何谓疽？岐伯曰：热气淳盛，下陷肌肤，筋髓枯，内连五藏，血气竭，当其痈下，筋骨良肉皆无余，故命曰疽。疽者，上之皮夭[1]以坚，上如牛领之皮[2]。痈者，其皮上薄以泽，此其候也。

【注释】

［1］夭：张介宾注：“夭以色言，黑暗不泽也，此即皮色之状，可以辨其浅深矣。”

［2］上如牛领之皮：领，颈项也。牛领之皮，喻其厚也。

素问·水热穴论（节选）

【题解】

本篇主要论述水病、热病的发病机理，治疗水病五十七穴，治疗热病五十九穴的部位及作用，故篇名为“水热穴论”。

【原文】

黄帝问曰：少阴何以主肾，肾何以主水？岐伯对曰：肾者，至阴也；至阴者，盛水也。肺者，太阴也；少阴者，冬脉也。故其本在肾，其末在肺，皆积水也。帝曰：肾何以能聚水而生病？岐伯曰：肾者，胃之关也[1]。关门不利，故聚水而从其类[2]也。上下溢于皮肤，故为胕肿。胕肿者，聚水而生病也。

帝曰：诸水皆生于肾乎？岐伯曰：肾者牝藏也，地气上者，属于肾，而生水液也。故曰：至阴勇而劳甚，则肾汗出，肾汗出逢于风，内不得入于脏腑，外不得越于皮肤，客于玄府，行于皮里，传为胕肿，本之于肾，名曰风水。所谓玄府者，汗空也。

【注释】

［1］肾者，胃之关也：马莳云："关者，有出入可司之义也，肾主下焦，膀胱为腑，开窍于二阴，故肾气化则二阴通，肾气不化则二阴闭，闭则胃上满，故曰肾者胃之关也。"

［2］聚水而从其类：张志聪云："盖肾者主水，水不沾流，则水亦类聚矣。"

灵枢·厥病（节选）

【题解】

本篇讨论由经气上逆所导致的头痛、心痛等的证治，兼论虫瘕、蛟蛔（蛕）等肠寄生虫病证，以及风痹、耳鸣、耳聋等症的刺法及预后。因首论厥头痛、厥心痛等病，故名篇。

【原文】

厥头痛，面若肿起而烦心，取之足阳明太阴。厥头痛，头脉痛，心悲，善泣，视头动脉反盛者，刺尽去血，后调足厥阴。厥头痛，贞贞头重而痛，写头上五行，行五，先取手少阴，后取足少阴。厥头痛，意善忘，按之不得，取头面左右动脉，后取足太阴。厥头痛，项先痛，腰脊为应，先取天柱，后取足太阳。厥头痛，头痛甚，耳前后脉涌有热，泻出其血，后取足少阳。

真头痛，头痛甚，脑尽痛，手足寒至节，死不治。头痛不可取于腧者，有所击堕，恶血在于内，若肉伤，痛未已，可则刺，不可远取也。头痛不可刺者，大痹为恶，日作者，可令少愈，不可已。头半寒痛，先取手少阳阳明，后取足少阳阳明。

厥心痛，与背相控，善瘈，如从后触其心，伛偻者，肾心痛也，先取京骨、昆仑，发狂不已，取然谷。厥心痛，腹胀胸满，心尤痛甚，胃心痛也，取之大都、大白。厥心痛，痛如以锥针刺其心，心痛甚者，脾心痛也，取之然谷、太溪[1]。厥心痛，色苍苍如死状，终日不得太息，肝心痛也，取之行间、太冲。厥心痛，卧若徒居，心痛间，动作，痛益甚，色不变，肺心痛也，取之鱼际、太渊。

真心痛，手足清至节，心痛甚，旦发夕死，夕发旦死。心痛不可刺者，中有盛聚，不可取于腧。

【注释】

［1］取之然谷、太溪：然谷、太溪属足少阴肾经。按本段所述各种厥心痛，皆取所病脏腑经脉的穴位进行针刺，唯此脾气犯心的心痛，取足少阴肾经的穴位，其意难以解释。故张志聪认为"然谷当作漏谷，太溪当作天溪"，可参。

本章课件

第七章 诊 法

诊法是中医诊断疾病的基本方法，中医诊法理论是建立在“以表知里”、“以常衡变”的基本认识论基础上，以“四诊合参”及四诊的灵活运用为基本方法体系的诊断疾病、辨识证候的理论。《内经》诊法理论又是在阴阳、藏象及病因病机等理论指导下，提出通过望、闻、问、切四诊全面获取脏腑外现信息，以阴阳、病因病机分析的方法判断机体存在的病态问题——病、证的理论。四诊是诊断疾病的手段和方法，辨证是诊断分析的途径和过程，《内经》奠定的中医诊断学基本思路是透过现象看本质，而诊断的参照系是平人、常事。

《内经》诊法理论很丰富，包括四诊、脉学，以及疾病诊断的思路、方法和预后判断等，涉及诊法的篇章很多，在阴阳、藏象、经络及病因病机等基础理论篇章里也有大量的诊断学理论与方法，在病证、治则治法等篇章里也有很多论及诊断，因此，诊断是中医理论临床应用的基础。《内经》论述诊断及诊法为主的篇章有《素问·脉要精微论》、《素问·平人气象论》、《灵枢·五色》、《素问·玉机真藏论》、《素问·徵四失论》、《素问·疏五过论》、《素问·三部九候论》、《素问·方盛衰论》、《灵枢·邪气藏府病形》、《灵枢·师传》、《灵枢·五阅五使》、《灵枢·外揣》、《灵枢·论疾诊尺》等。

素问·脉要精微论

【题解】

脉，指切诊中的脉诊，在此统指整个诊法而言；要，指要点、纲要；精，精确；微，细微。本篇讨论了望、闻、问、切等诊察疾病的原理和方法，特别是脉诊，尤为精深全面，故名篇。

（一）

【原文】

黄帝问曰：诊法[1]何如？岐伯对曰：诊法常以平旦[2]，阴气未动，阳气未散，饮食未进，经脉未盛，络脉调匀，气血未乱，故乃可诊有过之脉[3]。

切脉动静，而视精明[4]，察五色，观五藏有余不足，六府强弱，形之盛衰，以此参伍[5]，决死生之分。

【注释】

［1］诊法：即诊察疾病的方法，泛指望、闻、问、切四诊而言。

［2］平旦：即清晨。旦，太阳刚出地平线之际。

［3］有过之脉：过，失常之意。有过之脉，即有病之脉。

［4］精明：指两目的神气。张介宾注：“视目之精明，诊神气也。”

［5］参伍：即四诊合参之意。

【经文分析】

1. 脉诊时间 平旦是诊脉的最佳时间，此时受外界干扰最少，人体之气血阴阳、脏腑经络较为安静平和，此状态下较易辨明病脉，从而避免误诊、漏诊。虽然临床中难以做到都在平旦诊脉，但其要旨是要求医者在诊病时尽量确保患者就诊时体内外环境的相对安定，从而排除非疾病因素的干扰。

2. 四诊合参 原文提出脉诊须与其他诊法合参，强调脉诊虽重要，但必须坚持全面诊察、四诊合参的原则。

（二）

【原文】

夫脉者，血之府也。长则气治；短则气病；数则烦心；大则病进；上盛则气高；下盛则气胀[1]；代则气衰；细则气少；涩则心痛；浑浑革至如涌泉，病进而色弊；绵绵其去如弦绝，死[2]。

【注释】

［1］上盛则气高；下盛则气胀：上、下指脉象的部位，分别指上部脉和下部脉。上盛者，邪壅于上也，故气高喘满；下盛者，邪滞于下，故腹胀满。

［2］浑浑革至如涌泉，病进而色弊；绵绵其去如弦绝，死：浑浑，滚滚之意；革，急也；弊，通“败”；绵绵，微微似有而不应手；弦绝，言脉卒断，如弓弦断绝。全句形容脉来滚滚，若泉水涌出，是病势进展到危重阶段，气色已经败坏了；若脉来沉细，微微似有而骤然又如弓弦断绝的，是濒临死亡的象征。

【原文】

夫精明五色者，气之华也。赤欲如白裹朱[1]，不欲如赭[2]；白欲如鹅羽，不欲如盐；青欲如苍璧[3]之泽，不欲如蓝[4]；黄欲如罗裹雄黄[5]，不欲如黄土；黑欲如重漆色，不欲如地苍[6]。五色精微象见[7]矣，其寿不久也。夫精明[8]者，所以视万物，别白黑，审短长。以长为短，以白为黑，如是则精衰矣。

【注释】

［1］白裹朱：马莳注：“白，当作帛。”帛，即白色的丝绸；朱，即朱砂。白裹朱，谓隐然红润而不露。

［2］赭：即代赭石，其色赤而灰暗不泽。

［3］苍璧：苍，即青色；璧，即玉石。张介宾注：“苍璧之泽，青而明润。”

［4］蓝：蓝草，色深蓝，其叶可制作染料靛青。

［5］罗裹雄黄：罗，是丝织的纱；雄黄，中药，色黄。罗裹雄黄，指色黄而明润含蓄。

［6］地苍：形容色黑晦暗而无光泽。张介宾注：“地之苍黑，枯暗如尘。”

［7］五色精微象见：见，同现。五色精微象见，指五脏之真脏色显露于外。

［8］精明：目，眼睛。

【原文】

五藏者，中之守[1]也。中盛藏满，气盛伤恐者，声如从室中言[2]，是中气之湿也；言而微，终日乃复言者，此夺气也；衣被不敛，言语善恶不避亲疏者，此神明之乱也；仓廪不藏者，是门户不要[3]也；水泉不止[4]者，是膀胱不藏也。得守者生，失守者死。

【注释】

［1］五藏者，中之守：中，即内、里；守，即藏守。“五藏者，中之守”，谓五脏是精气神内藏之处。《灵枢·本神》云：“血、脉、营、气、精、神，此五脏所藏也。”

［2］中盛藏满，气盛伤恐者，声如从室中言：张介宾注：“中，胸腹也。藏，脏腑也。盛、满，胀急也。气盛，喘息也。伤恐者，肾受伤也。声如室中言，混浊不清也。是皆水气上逆之候，故为

中气之湿证。”

［3］门户不要：要，通“约”；不要，即不约，失去约束之力。张介宾注：“要，约束也。幽门、阑门、魄门，皆仓廪之门户。门户不能固，则肠胃不能藏，所以泄利不禁，脾脏之失守也。”

［4］水泉不止：即小便失禁。王冰注：“水泉，谓前阴之流注也。”

【原文】

夫五藏者，身之强[1]也。头者，精明之府[2]，头倾视深[3]，精神将夺矣；背者，胸中之府[4]，背曲肩随[5]，府将坏矣；腰者，肾之府，转摇不能，肾将惫[6]矣；膝者，筋之府，屈伸不能，行则偻附[7]，筋将惫矣；骨者，髓之府，不能久立，行则振掉，骨将惫矣。得强则生，失强则死。

【注释】

［1］五藏者，身之强：身，指形体。张介宾注：“脏气充则形体强，故五脏为身之强。”

［2］精明之府：即精气神明之府。高世栻注：“人身精气上会于头，神明上出于目，故头者精明之府。”

［3］头倾视深：头倾，为头低垂不能举；视深，形容目陷无神。

［4］胸中之府：张志聪注：“心肺居于胸中，而俞在肩背，故背为胸中之府。”

［5］背曲肩随：随，同垂。肩随，肩下垂。背曲不能伸，肩垂不能举，为脏气衰败，不能营于肩背之故。

［6］惫：音义同“败”，坏也，衰败之意。

［7］偻附：偻，身体屈曲不伸；附，行走不便，必须附物而行。

【经文分析】

1. 脉诊原理及脉象主病　“夫脉者，血之府也”，血充于脉，气鼓动而行，脉象反映气血盛衰，而气血的生成、运行与五脏六腑均有密切关系，故切脉能诊全身病。原文以长、短、数、大、上、下、代、细、涩、革为例，阐述其主病和临床意义，在脉象的描述上，涉及脉率、节律、部位、脉形、脉势等方面，为后世识别和分析脉象提供了重要理论依据。

2. 望诊原理及望神色辨善恶　从面部的色泽，可以观察人的正气是否充沛。望面部气色的要点在于明暗、隐露，并提出五色的善恶特点：①以明润光泽，含蓄不露为善，如“白裹朱”、“鹅羽”、“苍璧之泽”、“罗裹雄黄”、“重漆色”，是精气充盛，预后良好；②以五色暴露，晦暗为恶，如“赭”、“盐”、“蓝”、“黄土”、“地苍”，则是“五色精微象见”，预后不良。察目是望神的主要内容，本篇指出两目及其视觉功能，系脏腑精气上注形成的，所以视觉丧失或错乱是“精衰”的表现。

3. 五脏者，中之守也　人以五脏为本，五脏藏精舍神，各有职守，五脏功能正常，得其职守者可生；五脏不能固藏，失其职守者则死。通过闻诊、问诊可以判断五脏功能的盛衰。如声音重浊，好像是在房间里面讲话，是中土壅滞、水湿不运、湿邪内蕴的表现，责之脾脏失守。声音低微，断断续续，且喜重复话语，是正气被劫夺，属于肺脏失守。衣被不敛，言语善恶不避亲疏，此乃神志错乱，多为心神失守。五脏失守还表现为泄利失禁，如泄泻不止，甚则久泻、脱肛等，皆为“门户不要”，是脾气虚弱的表现，乃脾气失守。遗尿、小便失禁是由于膀胱的功能失常。膀胱与肾互为表里，膀胱的开闭全赖肾气的调节和肾阳的温化，膀胱失于约束，实乃肾脏功能失守。

4. 五藏者，身之强也　形体是人体生命活动的基本表现，也是病证的客观反映，通过望身形可以推测五脏的强弱和疾病的轻重。头藏精神，若头低垂不举、两目深陷无光，则五脏精气已衰，神气将失；胸背内藏心肺，若背曲肩随，为心肺精气衰败之象；腰为肾之所居，腰疼转侧困难，为肾气衰败之象；肝主筋，膝为筋之所聚，若膝关节屈伸不利、走路弯腰扶物，为肝气衰败之征；骨中藏髓，若不耐久立、行则震颤摇摆，为肾气衰败、肾脏失强之征。观形诊病是藏象表里相应，以表知里，判断五脏六腑病变及其预后的重要途径。

（三）

【原文】

岐伯曰：反四时者，有余为精[1]，不足为消[2]。应太过，不足为精[3]；应不足，有余为消[4]。阴阳不相应，病名曰关格[5]。

【注释】

[1] 有余为精：有余，指脉大；精，谓邪甚。

[2] 不足为消：不足，指脉小；消，指正气消沉。王冰注："诸不足，皆为血气消损。"

[3] 应太过，不足为精：脉应有余，而反见不足，是邪气太甚而致正气消损。

[4] 应不足，有余为消：脉应不足，而反见有余之象，是正气消损而阴虚阳亢（阳脉有余）或阳虚阴盛（阴脉有余）之征。

[5] 关格：阴阳之气不能互相应接为用，而互相格拒。

【原文】

帝曰：脉其四时动奈何？知病之所在奈何？知病之所变奈何？知病乍[1]在内奈何？知病乍在外奈何？请问此五者，可得闻乎？岐伯曰：请言其与天运转大也[2]。万物之外，六合之内，天地之变，阴阳之应，彼春之暖，为夏之暑，彼秋之忿，为冬之怒[3]。四变之动，脉与之上下[4]，以春应中规[5]，夏应中矩[6]，秋应中衡[7]，冬应中权[8]。是故冬至四十五日，阳气微上，阴气微下；夏至四十五日，阴气微上，阳气微下。阴阳有时，与脉为期，期而相失，知脉所分，分之有期，故知死时。微妙在脉，不可不察，察之有纪，从阴阳始，始之有经，从五行生，生之有度，四时为宜。补泻勿失，与天地如一，得一之情，以知死生。是故声合五音，色合五行，脉合阴阳。

【注释】

[1] 乍：忽然，在此作发生解。

[2] 其与天运转大也：其，指脉；大，广大微妙之意。此句言脉之变化与天地运转相应，其道理广大而微妙。

[3] 彼秋之忿，为冬之怒：忿，指秋气劲急；怒，指冬气肃杀。忿、怒在此喻秋气与冬气，即凉、寒的代词。成无己云："秋忿为冬怒，从肃而至杀也。"

[4] 四变之动，脉与之上下：四变之动，指春夏秋冬四季的变动。上下，指脉象的浮沉。

[5] 春应中规：中，合也；规，作圆之器。马莳注："春脉软弱轻虚而滑，如规之象，圆活而动，故曰'春应中规'也。"

[6] 夏应中矩：矩，作方之器。马莳注："夏脉洪大滑数，如矩之象，方正而盛，故曰'夏应中矩'也。"

[7] 秋应中衡：衡，指秤杆。马莳注："秋脉浮毛，轻涩而散，如衡之象，其取在平，故曰'秋应中衡'也。"

[8] 冬应中权：权，指秤锤。马莳注："冬脉如石，兼沉而滑，如权之象，其势下垂，故曰'冬应中权'也。"

【原文】

是知阴盛则梦涉大水恐惧，阳盛则梦大火燔灼，阴阳俱盛则梦相杀毁伤；上盛则梦飞，下盛则梦堕；甚饱则梦予，甚饥则梦取；肝气盛则梦怒，肺气盛则梦哭[1]；短虫[2]多则梦聚众，长虫[3]多则梦相击毁伤。

【注释】

[1] 梦哭：肺在志为悲，肺气盛则梦哭。

[2] 短虫：即蛲虫。《说文解字》云："蛲，腹中短虫也。"

[3] 长虫：即蛔虫。

【原文】

是故持脉有道，虚静为保。春日浮，如鱼之游在波；夏日在肤，泛泛乎万物有余；秋日下肤，蛰虫将去[1]；冬日在骨，蛰虫周密[2]，君子居室。故曰：知内者按而纪之，知外者终而始之[3]。此六者，持脉之大法。

【注释】

［1］蛰虫将去：蛰虫，指藏伏土中越冬之虫。“去”，与“藏”义同。

［2］蛰虫周密：杨上善注：“周”字作“固”。蛰虫周密，形容脉沉如蛰伏的冬虫一样，伏而不见，闭藏不出。

［3］知内者按而纪之，知外者终而始之：指诊脉时，必须内知脏腑部位，外明经脉循行之终始。“内”，指五脏。“外”，指经脉。

【经文分析】

1. 脉合四时阴阳 人与天地相参，脉亦当与天地相应，顺从四时阴阳，反映到脉象上就是春应中规、夏应中矩、秋应中衡、冬应中权。春天阳气渐升，主生发，故脉气流畅；夏天阳气旺盛，鼓动有力，故脉象洪大；秋天阳气开始收敛，脉气也从洪盛逐渐减弱转为平缓；冬季阳气潜藏，脉气收敛，故脉象相应沉紧。本篇还形象地将四时脉象比作春季如鱼游在波，夏季泛泛乎万物有余，秋季如蛰虫将去，冬季如蛰虫周密、君子居室。

四时脉法是脉诊判断疾病证候的基础，即“阴阳有时，与脉为期”，通过脉与四时是否相应，即可判断病与非病、病在何脏腑、病的轻重和预后等，这是阴阳五行理论在诊断、脉法方面的应用。

2. 诊脉方法 本段提出“持脉有道，虚静为保”，是与“诊法常以平旦”的呼应，强调诊脉必须平心静气，认真揣摩，虚静既是对患者和环境的要求，也是对医者的要求。此外，四时常脉还具有脉位深浅的不同，如春季之脉“如鱼之游在波”，显现部位浅，着力要轻；冬季之脉“蛰虫周密，君子居室”，脉位深，需要按至骨。同时指出与四时阴阳相反的脉象，如“反四时者，有余为精，不足为消”，即与四时相反之脉，脉大有余则邪气甚，脉小不足，则正气消。

3. 梦境与脏腑气血的关系 “阴盛则梦涉大水恐惧，阳盛则梦大火燔灼”等，阐述了人体阴阳之盛衰、五脏虚实及感邪不同，是不同梦境的病理基础，据此可测知患者脏腑阴阳气血之盛衰、邪气之强弱及病变之部位，进而指导临床诊断。在《素问·方盛衰论》、《灵枢·淫邪发梦》中亦有论述。

（四）

【原文】

心脉搏坚而长[1]，当病舌卷不能言；其耎而散者，当消环[2]自已。肺脉搏坚而长，当病唾血；其耎而散者，当病灌汗[3]，至令不复散发也。肝脉搏坚而长，色不青，当病坠若搏[4]，因血在胁下，令人喘逆；其耎而散色泽者，当病溢饮，溢饮者，渴暴多饮，而易入肌皮肠胃之外也。胃脉搏坚而长，其色赤，当病折髀[5]；其耎而散者，当病食痹[6]。脾脉搏坚而长，其色黄，当病少气；其耎而散，色不泽者，当病足骱肿[7]，若水状也。肾脉搏坚而长，其色黄而赤者，当病折腰；其耎而散者，当病少血，至令不复也。

【注释】

［1］搏坚而长：搏坚，是脉来应指搏击而坚挺；长，指脉体而言。凡见搏坚而长之脉，皆主邪盛正虚。

［2］消环：《黄帝内经太素》、《针灸甲乙经》均作“消渴”，于意为顺。

［3］灌汗：《脉经》作“漏汗”，张介宾注：“肺虚不敛，汗出如水，故云灌汗，汗多亡阳，故不可更为发散也。”

［4］坠若搏：坠，倾跌也；搏，搏击也。坠若搏，即跌仆损伤之谓。

［5］折髀：髀，股部。折髀是股部疼痛如折。

［6］食痹：即胸膈闭阻闷痛，饮食不下之证。

［7］足骱肿：骱，即胫骨，位于小腿部的内侧。足骱肿是小腿连及足部浮肿。

【原文】

帝曰：诊得心脉而急，此为何病？病形何如？岐伯曰：病名心疝[1]，少腹当有形也。帝曰：何以言之？岐伯曰：心为牡藏[2]，小肠为之使，故曰少腹当有形也。帝曰：诊得胃脉，病形何如？岐伯曰：胃脉实则胀，虚则泄。

帝曰：病成而变何谓？岐伯曰：风成为寒热，瘅成为消中[3]，厥成为巅疾，久风为飧泄，脉风成为疠。病之变化，不可胜数。帝曰：诸痈肿筋挛骨痛，此皆安生？岐伯曰：此寒气之肿，八风之变也。帝曰：治之奈何？岐伯曰：此四时之病，以其胜治之，愈也。

【注释】

［1］心疝：病名。心疝，是因寒邪侵犯心经而致的一种急性痛证。其症见下腹有形肿块突起，气上冲胸，心暴痛，脉弦急。

［2］心为牡藏：牡，五脏中属于阳者为牡脏。张介宾注："牡，阳也，心属火，而居于膈上，故曰牡脏。"

［3］瘅成为消中：瘅，热症。消中，即指消渴病中的中消症。张介宾注："瘅，热邪也。热积于中，当病为消中，善食易饥也。"

【原文】

帝曰：有故病五藏发动[1]，因伤脉色，各何以知其久暴至之病乎？岐伯曰：悉乎哉问也！徵[2]其脉小色不夺者，新病也；徵其脉不夺，其色夺者，此久病也；徵其脉与五色俱夺者，此久病也；徵其脉与五色俱不夺者，新病也。肝与肾脉并至[3]，其色苍赤，当病毁伤，不见血，已见血，湿若中水也。

【注释】

［1］有故病五藏发动：故病，旧有之宿病。五脏发动，即病发于五脏的意思。

［2］徵：验也，即验看，检查的意思。

［3］肝与肾脉并至：肝脉弦，肾脉沉，肝与肾脉并至即脉见沉弦。

【经文分析】

1. 脉象主病 原文分举心、肺、肝、脾、肾五脏及胃腑，论证其脉虚实及所主病证，重视脉诊与色诊合参，并阐发五行生克之理。各脏腑之脉均分虚实两类，实脉"搏坚而长"，主邪气盛；虚脉"耎而散"，主正气虚。如"肝脉搏坚而长，色不青，当病坠若搏，因血在胁下，令人喘逆"，肝脉端直以长，色不青，乃见本经之气而色不应者，为外伤之实邪，即跌扑损伤之血在胁下，血气上熏于肺，则令人喘逆；而肝脉"其耎而散，色泽者，当病溢饮"，指肝木不足，脾湿胜之，湿在皮肤，则皮色光泽。继而举例论述"心脉紧急"等所主病证、形成机理及复杂的疾病发展变化。

2. 色脉合参 色脉互参是四诊合参的重要内容，经文"徵脉小色不夺者，新病也……徵其脉与五色俱不夺者，新病也"是以色脉互参的方法，来判断疾病的新久吉凶。久病深及于脏，气血俱损，因而"脉与五色俱夺"或"脉不夺，其色夺"；而新病尚在浅表，气血微伤，所以"脉与五色俱不夺"或"脉小（夺）色不夺"。

（五）

【原文】

尺内两傍[1]，则季胁也，尺外[2]以候肾，尺里[2]以候腹。中附上[3]，左外以候肝，内以候鬲；右外以候胃，内以候脾。上附上[3]，右外以候肺，内以候胸中，左外以候心，内以候膻中。前以候前，后以候后。上竟上[4]者，胸喉中事也；下竟下[5]者，少腹腰股膝胫足中事也。

【注释】

［1］尺内两傍：王冰注："尺内，谓尺泽之内也。两傍，各谓尺之外侧也。"

［2］尺外，尺里：尺部内侧（阴侧）前缘为尺外，后缘为尺里，即小指侧为尺内，拇指侧为尺外。下文凡言内外者仿此。

［3］中附上，上附上：从尺泽至鱼际，分为三段，中即中段，上即上段，上文尺外、尺里为下段。中附上，中部附于尺之上。上附上，上部附于中部之上。

［4］上竟上：竟，尽也。上竟上，指上部之前，即腕横纹之前鱼际部位。

［5］下竟下：指下部之后，即肘横纹之后。

【原文】

粗大者，阴不足阳有余，为热中[1]也。来疾去徐，上实下虚，为厥巅疾；来徐去疾[2]，上虚下实，为恶风[3]也。故中恶风者，阳气受也。有脉俱沉细数者，少阴厥也；沉细数散者，寒热也；浮而散者为眴仆。诸浮不躁者皆在阳，则为热；其有躁者在手。诸细而沉者皆在阴，则为骨痛；其有静者在足。数动一代者，病在阳之脉也，泄及便脓血。诸过者切之，涩者阳气有余也，滑者阴气有余也。阳气有余为身热无汗，阴气有余为多汗身寒，阴阳有余则无汗而寒。推而外之，内而不外[4]，有心腹积也。推而内之，外而不内[5]，身有热也。推而上之，上而不下[6]，腰足清也。推而下之，下而不上[7]，头项痛也。按之至骨，脉气少者，腰脊痛而身有痹也。

【注释】

［1］热中：病证名，由饮食劳倦等损伤脾胃所致的阴虚火旺病证。

［2］来疾去徐：疾，是快；徐，是慢。张介宾注："来疾者，其来急也。去徐者，其去缓也。"

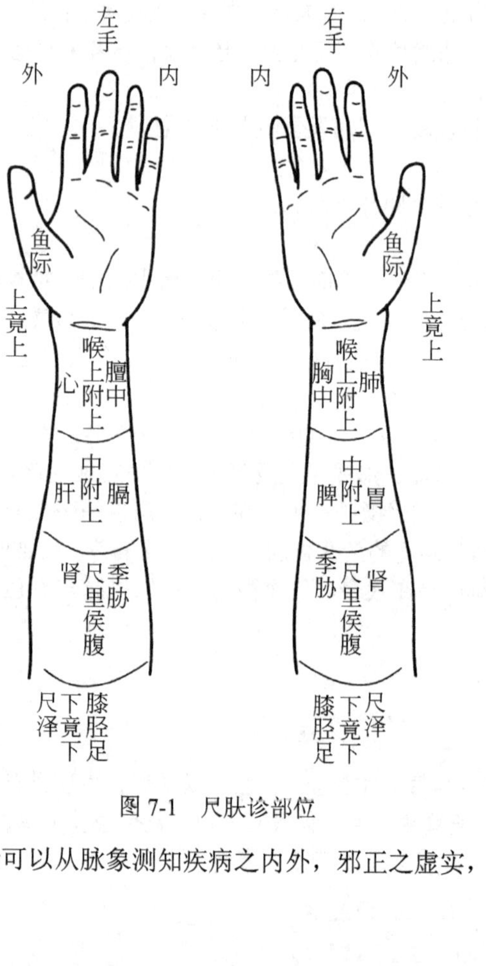

图 7-1 尺肤诊部位

［3］恶风：即恶厉之风邪也。

［4］推而外之，内而不外：马莳注："按指于皮肤之间，宜乎脉之浮也，但沉而不浮，则内而不外。"此句言诊脉之"举法"，即沉取而脉象明显，浮取则不明显。

［5］推而内之，外而不内：马莳注："按指于筋骨之间，宜乎脉之沉也，但浮而不沉，则外而不内。"此句言诊脉之"按法"，即浮取脉象明显，沉按则不明显。

［6］推而上之，上而不下：高世栻注："医之手指向寸关尺之上以按之，脉随应指，上而不下，此上盛下虚，故腰足当清冷也。"

［7］推而下之，下而不上：高世栻注："医之手指向寸关尺之下以按之，脉随应指，下而不上，此下盛上虚，故头项当强痛也。"

【经文分析】

1. 尺肤诊 主要依据脏腑身躯分部，尺肤从腕至肘分为上、中、下三段，其分部的基本原则是上以候上，下以候下，前以候前，后以候后。其配属原则与后世寸口三部脉的配属基本相同（图 7-1）。

2. 脉象主病 列举不同的脉体形象及主病，提示可以从脉象测知疾病之内外，邪正之虚实，阴阳之盛衰等（表 7-1）。

表 7-1　脉象及主病表

脉象	病变属性	主病
粗大	阴不足阳有余	热中
来疾去徐	上实下虚	厥巅疾
来徐去疾	上虚下实	恶风
脉俱沉细数		少阴厥
沉细数散		寒热
浮而散		眴仆
诸浮不躁	在阳	热
诸细而沉	在阴	骨痛
数动一代	病在阳	泄及便脓血
涩	阳气有余	身热无汗
滑	阴气有余	多汗身寒
推而外之，内而不外		心腹积
推而内之，外而不内		身有热
推而上之，上而不下		腰足清
推而下之，下而不上，按之至骨	脉气少	头项痛，腰脊痛而身有痹

思考题

（1）简述“诊法常以平旦”的机理及其临床应用。

（2）试论四诊合参的重要性。

（3）如何通过望精明、察五色以辨色之善恶？

（4）简述五脏“失守”、“失强”的表现，试述其各自的临床意义。

（5）试从生理、病理两方面简要分析人体脉象与四时相应的关系。

素问·平人气象论

【题解】

平人，即气血平和、健康无病之人；气，指经脉之气；象，指脉体形象。本篇首论正常人的脉象，并以之为标准分析判别患者脉象，故名篇。经文还强调脉以胃气为本，并讨论了虚里诊法。

（一）

【原文】

黄帝问曰：平人何如？岐伯对曰：人一呼脉再动，一吸脉亦再动，呼吸定息[1]脉五动，闰以太息[2]，命曰平人。平人者，不病也。常以不病调病人[3]，医不病，故为病人平息以调之为法。人一呼脉一动，一吸脉一动，曰少气。人一呼脉三动，一吸脉三动而躁，尺热曰病温，尺不热脉滑曰病风，脉涩曰痹。人一呼脉四动以上曰死，脉绝不至曰死，乍疏乍数[4]曰死。

【注释】

［1］呼吸定息：指两次呼吸之间的间歇。张介宾注：“出气为呼，入气为吸，一呼一吸，总名

一息……呼吸定息，谓一息既尽，而换息未起之际也。”

［2］闰以太息：平人除正常呼吸节律外，偶有一次呼气时间较长，称“太息”，由于太息仅是偶然出现，有似历法之闰月，故称为“闰以太息”。

［3］常以不病调病人：调（diào，音掉），作计算解释。“不病”，指健康人，即本文所讲的“平人”。本句言以健康人的呼吸来衡量患者的脉率。

［4］乍疏乍数：疏，慢也；数，快也。脉忽慢忽快，为阴阳败乱无主，后天化源已绝，故为死脉。

【经文分析】

1. 平人脉息 原文提出“人一呼脉再动，一吸脉亦再动，呼吸定息脉五动，闰以太息”，即一息脉跳四到五至为成年人正常的脉象，而一息脉至四次以下和五次以上，均为病脉。

2. “以不病调病人”的诊脉方法 原文提出“常以不病调病人，医不病，故为病人平息以调之为法”，即平息调脉。这种在“以常衡变”思想指导下，以“不病调病人”，以平人气息测算患者的脉率的平息调脉方法，科学合理且实用。

本段经文根据脉率来判断平、病、死脉（表 7-2）。

表 7-2 脉率之平、病、死脉

脉象		脉率	兼脉	尺肤温度	病证
平脉		一呼脉再动，一吸脉亦再动，呼吸定息，脉五动			
病脉	迟	一呼脉一动，一吸脉一动			少气
	数	一呼脉三动，一吸脉三动	躁	热	温病
			滑	不热	风病
			涩		痹病
死脉	疾	一呼脉动八至以上			
	促	乍疏乍数			
	绝	脉绝不至			

（二）

【原文】

平人之常气禀于胃[1]，胃者平人之常气也，人无胃气曰逆，逆者死。春胃微弦曰平，弦多胃少曰肝病，但弦无胃曰死，胃而有毛曰秋病，毛甚曰今病[2]。藏真散于肝[3]，肝藏筋膜之气也。夏胃微钩曰平，钩多胃少曰心病，但钩无胃曰死，胃而有石曰冬病，石甚曰今病。藏真通于心，心藏血脉之气也。长夏胃微软弱曰平，弱多胃少曰脾病，但代无胃曰死，软弱有石曰冬病，弱甚曰今病。藏真濡于脾，脾藏肌肉之气也。秋胃微毛曰平，毛多胃少曰肺病，但毛无胃曰死，毛而有弦曰春病，弦甚曰今病。藏真高于肺，以行营卫阴阳也。冬胃微石曰平，石多胃少曰肾病，但石无胃曰死，石而有钩曰夏病，钩甚曰今病。藏真下于肾，肾藏骨髓之气也。

【注释】

［1］胃：即有胃气之脉。下文“春胃”等均同此。“胃”，是指脉来流畅，从容和缓，节律规整者，是有胃气之脉。

［2］胃而有毛曰秋病，毛甚曰今病：张介宾注：“毛为秋脉属金，春时得之，是为贼邪，以胃气尚存，故至秋而后病。春脉毛甚，则木被金伤，故不必至秋，今即病矣。”下文“有石曰冬病，

石甚曰今病”，义仿此。

［3］藏真散于肝：脏真，指五脏所藏的真气。吴崑注：“肝气喜散，春时肝木用事，故五脏天真之气，皆散于肝。”

【经文分析】

1. 脉以胃气为本　原文指出：“平人之常气禀于胃，胃者平人之常气也”。《素问·玉机真藏论》也有：“五脏者，皆禀气于胃，胃者五脏之本也”和“脉弱以滑，是有胃气”的论述。《灵枢·终始》云：“邪气来也紧而疾，谷气来也徐而和。”胃气是人体生命的根本，脏腑、经脉都要依赖胃气提供的物质基础，才能发挥各自的正常功能，脉象的变化反映了五脏气血的盛衰，故脉以胃气为本。有胃气的脉即平脉，表现为和缓有力，节律均匀。即本篇云，春肝“微弦”，夏心“微钩”，长夏脾“微耎弱”，秋肺“微毛”，冬肾“微石”。张介宾则称之为“自有一种雍容和缓之状者”。

2. 四时五脏平脉、病脉与死脉　胃气的多少有无是判断四时五脏平脉、病脉与死脉的依据。平脉指胃气充足，病脉则胃气不足，死脉则胃气全无。这种诊脉方法对预测病情轻重、预后好坏有积极意义。原文还从四时五脏兼脉或出现相乘相侮之脉象，结合胃气的多少，总结了五脏病发病时间规律（表 7-3）。

表 7-3　四时五脏平脉、病脉与死脉

五脏	四时	平脉	病脉	死脉	发病时间
肝	春	春胃微弦（弦）	弦多胃少	但弦无胃	毛甚——今病；胃而有毛——秋病
心	夏	夏胃微钩（洪）	钩多胃少	但钩无胃	石甚——今病；胃而有石——冬病
脾	长夏	长夏胃微软弱（缓）	弱多胃少	但代无胃	弱甚——今病；软弱有石——冬病
肺	秋	秋胃微毛（浮）	毛多胃少	但毛无胃	弦甚——今病；毛而有弦——春病
肾	冬	冬胃微石（沉）	石多胃少	但石无胃	钩甚——今病；石而有钩——夏病

（三）

【原文】

胃之大络，名曰虚里[1]，贯鬲络肺，出于左乳下，其动应衣[2]，脉宗气[3]也。盛喘数绝[4]者，则病在中；结而横[5]，有积矣；绝不至曰死。乳之下，其动应衣，宗气泄也。

【注释】

［1］虚里：位于左乳下，心尖搏动处。

［2］其动应衣：《针灸甲乙经》作“其动应手”，因下文“其动应衣”为宗气泄，故此当为“应手”，以手诊之。此外，也有认为当为“其动应脉”，可参。

［3］脉宗气：脉，诊也。虚里为诊察宗气的部位。

［4］盛喘数绝：盛，大也，指搏动幅度；喘，急促，形容虚里搏动的速度；数，频繁之意；绝，指有短暂的搏动停歇。此句意即心尖搏动较快，而且频繁地出现搏动暂停。

［5］结而横：结，指虚里处搏动时有一止，止无定数；横，指其搏动盛满有力，是为心胸有积气之征。

【经文分析】

虚里诊法：虚里为胃经大络，位于胸中，水谷精气与肺吸入清气交汇于此而形成宗气，因而虚里搏动能反映宗气之盛衰。若其搏动急促，并时有歇止，多系胸中心肺病变；搏动无常，坚硬横挺，则是腹内积聚的征象；若搏动断绝不续，必宗气衰败，预后不良；若搏动剧烈，甚至震动应衣，乃宗气外泄不藏，预后不好。可见，虚里诊法能够测候宗气的盛衰，对于判断病位、病性及预后等均有临床指导意义。

（四）

【原文】

欲知寸口太过与不及，寸口之脉中手[1]短者，曰头痛；寸口脉中手长者，曰足胫痛；寸口脉中手促上击者，曰肩背痛。寸口脉沉而坚者，曰病在中；寸口脉浮而盛者，曰病在外。寸口脉沉而弱，曰寒热及疝瘕少腹痛；寸口脉沉而横，曰胁下有积，腹中有横积痛；寸口脉沉而喘[2]，曰寒热。脉盛滑坚者，曰病在外；脉小实而坚者，病在内。脉小弱以涩，谓之久病；脉滑浮而疾者，谓之新病。脉急者，曰疝瘕少腹痛。脉滑曰风，脉涩曰痹，缓而滑曰热中，盛而紧曰胀[3]。脉从阴阳，病易已；脉逆阴阳，病难已。脉得四时之顺，曰病无他；脉反四时及不间藏[4]，曰难已。

【注释】

［1］中手：即脉动应手。

［2］脉沉而喘：喘，在此形容脉搏跳动急促。脉沉而喘，指脉象既沉且数。

［3］盛而紧曰胀：王冰注："寒气否满，故脉盛紧也。"

［4］不间藏：指传其所胜之脏，如肝病传脾即是。

【原文】

臂多青脉曰脱血，尺脉缓涩谓之解亦[1]，安卧脉盛谓之脱血，尺涩脉滑谓之多汗，尺寒脉细谓之后泄，脉尺粗常热者谓之热中。肝见[2]庚辛死，心见壬癸死，脾见甲乙死，肺见丙丁死，肾见戊己死，是谓真藏见皆死。

颈脉动喘疾咳曰水，目裹微肿如卧蚕起之状曰水，溺黄赤安卧者黄疸，已食如饥者胃疸，面肿曰风，足胫肿曰水，目黄者曰黄疸。妇人手少阴脉动甚者，妊子也。

脉有逆从四时，未有藏形[3]，春夏而脉瘦[4]，秋冬而脉浮大，命曰逆四时也。风热而脉静，泄而脱血脉实，病在中脉虚，病在外脉涩坚者，皆难治，命曰反四时也。

【注释】

［1］解亦：即指四肢懈惰，倦怠无力的病证。

［2］肝见：指肝之真脏脉见。下"心见"、"脾见"等同。

［3］未有藏形：马莳注："未有正脏之脉相形，而他脏之脉反见。"

［4］脉瘦：脉细小。王冰注："谓脉沉细。"

【经文分析】

1. 寸口部各种病脉及其所主病证　原文从寸口脉的形态，判断疾病的性质、部位和预后，从脉之逆顺辨别预后善恶，说明《内经》十分重视寸口脉诊，为《难经》"独取寸口"诊脉法奠定了基础（表 7-4）。

表 7-4　寸口脉诊治

脉象	病证
寸口之脉中手短	头痛
寸口脉中手长	足胫痛
寸口脉中手促上击	肩背痛
寸口脉沉而坚	病在中
寸口脉浮而盛	病在外
寸口脉沉而弱	寒热及疝瘕少腹痛
寸口脉沉而横	胁下有积，腹中有横积痛

续表

脉象	病证
寸口脉沉而喘	寒热
脉盛滑坚者	病在外
脉小实而坚	病在内
脉小弱以涩	久病
脉滑浮而疾	新病
脉急	疝瘕、少腹痛
脉滑	风
脉涩	痹
缓而滑	热中
盛而紧	胀

2. 脉之顺逆辨善恶 脉从阴阳，脉证相符，脉得四时之顺，“春弦、夏钩、秋毛、冬石”，预后良好；脉逆阴阳，脉证相反，脉反四时，或脉不间脏，则预后不良。此外还举例阐释了脉证相反、脉与四时相反的概念，即春夏脉瘦，秋冬脉浮大，为逆四时；脉证相反，为反四时。

3. 人迎脉诊及孕脉 原文提出人迎脉诊法在水肿病等鉴别诊断的应用，列举水肿、黄疸、胃疸等病证要点，有较大的临床意义。原文云：“妇人手少阴脉动甚者，妊子也”，“手少阴脉”全元起本作“足少阴脉”，故当为尺部脉；另有解释为神门脉动滑而有力为孕脉。本段还提出了脉诊与尺肤诊合参的诊病方法，充分体现了四诊合参的思想，其以五行相克关系论述了五脏真脏脉见的死亡日期，其实用价值有待考究。

（五）

【原文】

人以水谷为本，故人绝水谷则死，脉无胃气亦死。所谓无胃气者，但得真藏脉[1]不得胃气也。所谓脉不得胃气者，肝不弦，肾不石[2]也。太阳脉至，洪大以长；少阳脉至，乍数乍疏，乍短乍长；阳明脉至，浮大而短[3]。

【注释】

［1］真藏脉：是脉无胃气而真脏之气独见的现象。如但弦无胃，但钩无胃之类即是。

［2］肝不弦，肾不石：高世栻注：“至春而肝不微弦，至冬而肾不微石也。”

［3］太阳脉至……浮大而短：这段话与《难经》七难相似，在此或有脱文。

【原文】

夫平心脉来，累累[1]如连珠，如循琅玕[2]，曰心平，夏以胃气为本；病心脉来，喘喘连属[3]，其中微曲，曰心病；死心脉来，前曲后居，如操带钩，曰心死。

平肺脉来，厌厌聂聂，如落榆荚[4]，曰肺平，秋以胃气为本；病肺脉来，不上不下，如循鸡羽[5]，曰肺病；死肺脉来，如物之浮，如风吹毛，曰肺死。

平肝脉来，耎弱招招[6]，如揭长竿末梢，曰肝平，春以胃气为本；病肝脉来，盈实而滑，如循长竿，曰肝病；死肝脉来，急益劲，如新张弓弦[7]，曰肝死。

平脾脉来，和柔相离，如鸡践地[8]，曰脾平，长夏以胃气为本；病脾脉来，实而盈数，如鸡举足，曰脾病；死脾脉来，锐坚如乌之喙，如鸟之距，如屋之漏，如水之流，曰脾死。

平肾脉来，喘喘累累如钩，按之而坚，曰肾平，冬以胃气为本；病肾脉来，如引葛[9]，按之益坚，曰肾病；死肾脉来，发如夺索，辟辟如弹石[10]，曰肾死。

【注释】

［1］累累：形容脉象连续不断之意。

［2］如循琅玕：琅玕，玉石。如循琅玕，如像触摸到琅玕美石一样的圆滑。

［3］喘喘连属：谓脉来急数之象。

［4］厌厌聂聂，如落榆荚：形容肺的平脉如榆荚下落一样的轻浮和缓。

［5］如循鸡羽：形容肺的病脉，是毛中带有刚劲不柔和之象。

［6］耎弱招招：形容肝的平脉具有弦长柔和起伏之象。

［7］急益劲，如新张弓弦：张介宾注："劲，强急也，如新张弓弦，弦之甚也，亦但弦无胃之义。"

［8］和柔相离，如鸡践地：形容脉来和柔舒缓，从容不迫。张介宾注："和柔，雍容不迫也，相离，云净分明也。如鸡践地，从容轻缓也。"

［9］引葛：形容脉搏坚紧，如牵引的葛藤一样。

［10］辟辟如弹石：形容脉来坚实，如指弹石一样。

【经文分析】

1. 真脏脉的含义　真脏脉就是无胃气之脉，是脏腑精气衰败、耗散于外的表现。其脉象表现为毫无从容柔和之脉象，即原文所言的春季肝脉无胃但弦、冬季肾脉无胃但石之类的脉象。

2. 五脏平、病、死脉　上述五段原文在强调脉以胃气为本的基础上，着重论述了春、夏、长夏、秋、冬五脏的正常、病理和衰亡的脉象，并借助于各种具体事物作了生动的比喻，从各自特点的比较中，突出了共同的征象，即柔和，是有胃气的象征（表 7-5）。

表 7-5　五脏平脉、病脉、死脉

五脏	平脉	病脉	死脉
肝	耎弱招招，如揭长竿末梢	盈实而滑，如循长竿	急益劲，如新张弓弦
心	累累如连珠，如循琅玕	喘喘连属，其中微曲	前曲后居，如操带钩
脾	和柔相离，如鸡践地	实而盈数，如鸡举足	锐坚如乌之啄，如鸟之距，如屋之漏，如水之流
肺	厌厌聂聂，如落榆荚	不上不下，如循鸡羽	如物之浮，如风吹毛
肾	喘喘累累如钩，按之而坚	如引葛，按之益坚	发如夺索，辟辟如弹石

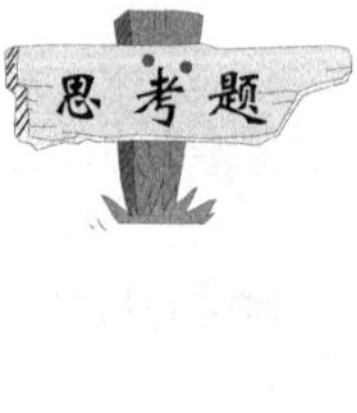

（1）简述平息调脉的方法及临床应用。

（2）如何理解"脉以胃气为本"？四时脉象特点是什么？

（3）怎样辨脉之顺逆？并举例说明"脉逆阴阳"、"脉逆四时"难治的道理。

（4）试述四时五脏平脉、病脉、死脉的特点及鉴别要点。

（5）如何认识本篇虚里诊法、人迎尺肤诊法、妊娠脉诊。

（6）举例说明何为真脏脉？

素问·玉机真藏论

【题解】

玉机：古代观测天象的仪器；真藏：真脏之气，即五脏真气。本篇从五脏真气的角度出发，讨论诊察疾病的方法，对真脏脉、疾病传变、预后判断等进行了系统的论述，作者认为这些方法象玉机观察天象一样精确、细致，故名篇。

（一）

【原文】

黄帝问曰：春脉如弦，何如而弦？岐伯对曰：春脉者肝也，东方木也，万物之所以始生也，故其气来，软弱轻虚而滑，端直以长，故曰弦，反此者病。帝曰：何如而反。岐伯曰：其气来实而强，此谓太过，病在外；其气来不实而微，此谓不及，病在中。帝曰：春脉太过与不及，其病皆何如？岐伯曰：太过则令人善忘，忽忽眩冒[1]而巅疾；其不及，则令人胸痛引背，下则两胁胠满。帝曰：善。

夏脉如钩，何如而钩？岐伯曰：夏脉者心也，南方火也，万物之所以盛长也，故其气来盛去衰，故曰钩，反此者病。帝曰：何如而反。岐伯曰：其气来盛去亦盛，此谓太过，病在外；其气来不盛去反盛，此谓不及，病在中。帝曰：夏脉太过与不及，其病皆何如？岐伯曰：太过则令人身热而肤痛，为浸淫；其不及，则令人烦心，上见欬唾，下为气泄。帝曰：善。

秋脉如浮，何如而浮？岐伯曰：秋脉者肺也，西方金也，万物之所以收成也，故其气来，轻虚以浮，来急去散，故曰浮，反此者病。帝曰：何如而反。岐伯曰：其气来，毛而中央坚，两傍虚，此谓太过，病在外；其气来，毛而微，此谓不及，病在中。帝曰：秋脉太过与不及，其病皆何如？岐伯曰：太过则令人逆气而背痛，愠愠然；其不及，则令人喘，呼吸少气而欬，上气见血，下闻病音。帝曰：善。

冬脉如营，何如而营？岐伯曰：冬脉者肾也，北方水也，万物之所以合藏也，故其气来，沉以搏[2]，故曰营，反此者病。帝曰：何如而反。岐伯曰：其气来如弹石者，此谓太过，病在外；其去如数者，此谓不及，病在中。帝曰：冬脉太过与不及，其病皆何如？岐伯曰：太过，则令人解㑊，脊脉痛而少气不欲言；其不及，则令人心悬如病饥，䏚中清[3]，脊中痛，少腹满，小便变。帝曰：善。

帝曰：四时之序，逆从之变异也，然脾脉独何主。岐伯曰：脾脉者土也，孤藏以灌四傍者也。帝曰：然则脾善恶，可得见之乎。岐伯曰：善者不可得见，恶者可见。帝曰：恶者何如可见。岐伯曰：其来如水之流者，此谓太过，病在外；如鸟之喙者，此谓不及，病在中。帝曰：夫子言脾为孤藏，中央土以灌四傍，其太过与不及，其病皆何如？岐伯曰：太过，则令人四支不举；其不及，则令人九窍不通，名曰重强。帝瞿然[4]而起，再拜而稽首曰：善。吾得脉之大要，天下至数，五色脉变，揆度奇恒，道在于一，神转不回，回则不转，乃失其机，至数之要，迫近以微，着之玉版，藏之藏府，每旦读之，名曰玉机。

【注释】

[1] 忽忽眩冒：忽忽，精神恍惚。冒，同瞀。眩冒，即眩瞀。

[2] 搏：《针灸甲乙经》作“濡”，软也。

[3] 䏚中清：䏚，季肋下空软处。清，寒也。䏚中清，指季肋下空软处感觉寒冷。

[4] 瞿然：肃然起敬。

【经文分析】

四时五脏平脉、病脉、死脉与临床症状：原文讨论了四时五脏平脉的特点、形成原理，“太过”和“不及”的病脉脉象表现及相对应的不同临床症状。本篇对平脉、病脉、死脉的描述较《素问·平人气象论》更形象、具体，并结合了证候，确是“至数之要”（诊脉的最高要领）。文中“揆度奇恒，道在于一，神转不回，回则不转，乃失其机”是《内经》人体观和疾病观的高度概括，恽铁樵云：“一者何？天也，使吾身脏腑之气，与天地运行之气，合而为一，能一者不病，不能则病。”“一”就是统一、和谐、有序，“道在于一”，神气才能正常运转，若这种统一、和谐、有序被破坏，则“乃失其机”，就会发生疾病。

【原文】

五藏受气于其所生[1]，传之于其所胜[2]，气舍于其所生，死于其所不胜[3]。病之且死，必先传行至其所不胜，病乃死[4]。此言气之逆行[5]也，故死。肝受气于心，传之于脾，气舍于肾，至肺而死。心受气于脾，传之于肺，气舍于肝，至肾而死。脾受气于肺，传之于肾，气舍于心，至肝而死。肺受气于肾，传之于肝，气舍于脾，至心而死。肾受气于肝，传之于心，气舍于肺，至脾而死。此皆逆死也。一日一夜五分之，此所以占死生之早暮也[6]。黄帝曰：五藏相通，移皆有次，五藏有病，则各传其所胜。不治，法三月若六月，若三日若六日，传五藏而当死[7]，是顺传所胜之次。故曰：别于阳者，知病从来；别于阴者，知死生之期。言知至其所困而死[8]。

是故风者百病之长也，今风寒客于人，使人毫毛毕直，皮肤闭而为热，当是之时，可汗而发也；或痹不仁肿痛，当是之时，可汤熨及火灸刺而去之。弗治，病入舍于肺，名曰肺痹[9]，发欬上气。弗治，肺即传而行之肝，病名曰肝痹，一名曰厥[10]，胁痛出食[11]，当是之时，可按若刺耳。弗治，肝传之脾，病名曰脾风[12]，发瘅[13]，腹中热，烦心出黄，当此之时，可按可药可浴。弗治，脾传之肾，病名曰疝瘕[14]，少腹冤热而痛，出白，一名曰蛊[15]，当此之时，可按可药。弗治，肾传之心，病筋脉相引而急，病名曰瘛，当此之时，可灸可药。弗治，满十日，法当死[16]。肾因传之心，心即复反传而行之肺，发寒热，法当三岁死[17]，此病之次也。然其卒发者，不必治于传，或其传化有不以次，不以次入者，忧恐悲喜怒，令不得以其次，故令人有大病矣。因而喜，大虚，则肾气乘矣[18]，怒则肝气乘矣，悲则肺气乘矣，恐则脾气乘矣，忧则心气乘矣，此其道也。故病有五，五五二十五变[19]，及其传化。传，乘之名也。

【注释】

[1] 五藏受气于其所生：受气，遭受病气。所生，指我生之脏。此即五脏从其所生的子脏接受病气，如心病传肝。

[2] 传之于其所胜：所胜，即我克之脏。此指五脏疾病的一般传变规律是相克而传，即下文所说的顺传，如肝病传脾等。

[3] 气舍于其所生，死于其所不胜：舍，留止。所生，此处指生我之脏。所不胜，克我之脏。此指病气的留舍按子病传母的方式传变，若传至克我之脏时，预后不好。

[4] 病之且死，必先传行至其所不胜，病乃死：疾病发展到将要死亡之时，病气一般是传到克我之脏。

[5] 气之逆行：指病气的逆传，即上文子病传母的疾病传变方式，因其与一般相克而传的顺传方式不同，故曰“逆行”。

[6] 一日一夜五分之，此所以占死生之早暮也：占，预测。死生，偏义复词，即死亡。朝暮，此处引申为时辰。此指一昼夜十二时辰分属五脏，据此可以预测出五脏病气逆传至其所不胜而死的大约时辰。

[7] 不治，法三月若六月，若三日若六日，传五藏而当死：指五脏病气各传其所胜，推测其死期的约略时数。

[8] 至其所困而死：指至其所不胜的脏气当旺之时令则死，如脾病至肝当旺之时，则土不胜木克，故死。

[9] 肺痹：病证名。此指因肺气闭阻不通，以发咳上气为主症的病证。

[10] 病名曰肝痹，一名曰厥：肝痹，病证名。此指以胁痛出食为主症的病证。厥，逆也。

[11] 胁痛出食：胁痛，肝病也。出食，食入而出，脾病也。胁痛出食，肝病传脾之兆。

[12] 脾风：病证名。此指以发瘅，腹中热，烦心，出黄为主症的病证。

[13] 发瘅：瘅，通“疸”。发瘅，发为黄疸。

[14] 疝瘕：病证名。此指脾经湿热下注于肾，湿热结聚少腹，气机被阻而以少腹闷胀、发热、

疼痛、出白为主症的病证。

[15] 蛊：毒虫，在此为病证名。因病邪深入，真阴亏蚀，形体消瘦，如被蛊虫吸蚀一样，故名。

[16] 满十日，法当死：吴崑《素问吴注》注："满十天则天干一周，五脏生意皆息，故死。"

[17] 法当三岁死：滑寿《读素问钞》注："三岁，当作三日"，可从。此时病气由心再传至肺，使肺气更衰，甚至败绝，故曰三日而死。

[18] 因而喜，大虚，则肾气乘矣：乘，相胜太过。心属火，心火不足，肾水乘而胜之。下文诸"乘"皆同此类，意传变方式。

[19] 故病有五，五五二十五变：人有五脏，一脏有病可兼传其他四脏。每一脏病变有五，故五脏病变谓五五二十五变。

【经文分析】

1. 五脏疾病的传变 五脏中任何一脏疾病的发生都和其余四脏有传变关系。五脏疾病传变以五行生克关系为基础，人体是一个有机的整体，五脏之间除了在生理上息息相关，在病理上更有着密切的联系。五脏疾病传变方式包括逆行传变和顺传两种方式，逆行传变，即子病传母的疾病传变方式，如肝传肾、肾传肺、肺传脾、脾传心。顺传，即相克关系而传变的方式，如肝传脾、脾传肾、肾传心、心传肺、肺传肝等（表 7-6）。

表 7-6 五脏疾病的传变规律

五脏	受气于（其所生）	传之于（其所胜）	气舍于（所生）	死于（其所不胜）
肝	心	脾	肾	肺
心	脾	肺	肝	肾
脾	肺	肾	心	肝
肺	肾	肝	脾	心
肾	肝	心	肺	脾

2. 随证而治 原文以外邪侵犯人体是由表入里顺传为例说明五脏疾病由轻到重的传变规律，提出随证而治的原则，即在掌握五脏疾病相克而传规律的基础上，进行有针对性的治疗。仲景"见肝之病，知肝传脾，当先实脾"就是这个原则的体现。

然而临床疾病变化多端，特殊情况下也有"不以次传"的。如"然其卒发者，不必治于传"即猝然暴发之病，其传变迅速，不以次传；又如喜怒悲恐忧等七情，由内而生，"令不得以其次，故令人有大病矣"，治疗也不必根据一般相传的次序而行。

【原文】

大骨枯槁，大肉陷下，胸中气满，喘息不便，其气动形，期六月死，真藏脉见，乃予之期日。大骨枯槁，大肉陷下，胸中气满，喘息不便，内痛引肩项，期一月死，真藏见，乃予之期日。大骨枯槁，大肉陷下，胸中气满，喘息不便，内痛引肩项，身热脱肉破䐃，真藏见，十月之内死。大骨枯槁，大肉陷下，肩髓内消，动作益衰，真藏来见，期一岁死，见其真藏，乃予之期日。大骨枯槁，大肉陷下，胸中气满，腹内痛，心中不便，肩项身热，破䐃脱肉，目匡陷，真藏见，目不见人，立死，其见人者，至其所不胜之时则死。急虚身中卒至，五藏绝闭，脉道不通，气不往来，譬如堕溺，不可为期。其脉绝不来，若人一息五六至，其形肉不脱，真藏虽不见，犹死也。

真肝脉至，中外急[1]，如循刀刃，责责然[2]，如按琴瑟弦，色青白不泽[3]，毛折[4]乃死。真心脉至，坚而搏，如循薏苡子，累累然，色赤黑不泽，毛折乃死。真肺脉至，大而虚，如以毛羽中人肤，色白赤不泽，毛折乃死。真肾脉至，搏而绝，如指弹石辟辟然[5]，色黑黄不泽，毛折乃死。真脾脉至，弱而乍数乍疏，色黄青不泽，毛折乃死。诸真藏脉见者，皆死不治也。

黄帝曰：见真藏曰死，何也？岐伯曰：五藏者，皆禀气于胃，胃者五藏之本也；藏气者，不能自致于手太阴，必因于胃气，乃至于手太阴也。故五藏各以其时，自为[6]而至于手太阴也。故邪气胜者，精气衰也。故病甚者，胃气不能与之俱至于手太阴，故真藏之气独见，独见者，病胜藏[7]也，故曰死。帝曰：善。

【注释】

[1] 中外急：中，内也；急，坚劲不柔和。犹言浮中沉三候都见坚劲不柔和之象。

[2] 责责然：指脉现弦细而硬之象。

[3] 色青白不泽：张介宾注："青本木色，而兼白不泽者，金克木也。"下仿此。

[4] 毛折：折，有损意。毛折，谓阴精损伤，毛发枯槁。

[5] 辟辟然：硬实之貌。

[6] 为：张琦注："为当作胃。"

[7] 病胜藏：病，邪气也；脏，此指正气。张介宾注："邪气盛而正气竭者，是病胜脏也。"

【经文分析】

1. 真脏脉的脉象 原文论述了真脏脉是在"大骨枯槁，大肉陷下，胸中气满"这样的严重病情下出现的特殊脉象。原文以形象的比喻描述了五脏真脏脉的脉象特点（表7-7）。

表7-7 五脏真脏脉脉象及预后

五脏	脉象	色泽	预后
肝	中外急，如循刀刃，责责然，如按琴瑟弦	色青白不泽	毛折乃死
心	坚而搏，如循薏苡子，累累然	色赤黑不泽	毛折乃死
肺	大而虚，如以毛羽中人肤	色白赤不泽	毛折乃死
肾	搏而绝，如指弹石辟辟然	色黑黄不泽	毛折乃死
脾	弱而乍数乍疏	色黄青不泽	毛折乃死

2. 真脏脉产生的机理 五脏皆禀气于胃，胃为五脏六腑之本，五脏六腑之气必须借助于胃气的滋养或补充，才能至于手太阴肺经变见于气口，分别于当旺时令（四时）与胃气一并到达手太阴肺经的寸口，表现为胃微弦、胃微钩、胃微毛、胃微石的正常四时五脏脉象。如果邪气盛极、胃气枯竭，五脏精气得不到胃气滋养而败露于外，真脏之气独见于手太阴寸口部。其表现为弦硬坚搏，毫无和缓从容之象，或是节律紊乱，时数时迟，或是虚浮外散、浮大虚弱的脉象，即是真脏脉。

（二）

【原文】

黄帝曰：凡治病，察其形气色泽，脉之盛衰，病之新故，乃治之，无后其时[1]。形气相得[2]，谓之可治；色泽以浮，谓之易已[3]；脉从四时，谓之可治；脉弱以滑，是有胃气，命曰易治，取之以时[4]。形气相失[2]，谓之难治；色夭不泽，谓之难已，脉实以坚，谓之益甚，脉逆四时，为不可治。必察四难，而明告之。所谓逆四时者，春得肺脉，夏得肾脉，秋得心脉，冬得脾脉，其至皆悬绝沉涩者，命曰逆四时。未有藏形[5]，于春夏而脉沉涩，秋冬而脉浮大，名曰逆四时也。病热脉静，泄而脉大，脱血而脉实，病在中脉实坚，病在外脉不实坚者，皆难治。

【注释】

[1] 无后其时：后，有错过、耽误之意。此指不要错过治疗的时机。

[2] 形气相得，形气相失：马莳注："气盛形盛，气虚形虚，谓之相得，其病可治。若形盛气虚，气盛形虚，谓之相失，则难治矣。"

[3] 色泽以浮，谓之易已：张介宾注："泽，润也。浮，明也。颜色明润者，病必易已也。"

[4] 取之以时：谓根据不同时令选用不同治法。

[5] 未有藏形：指不见五脏应时的脉象，如春不见肝之弦脉，夏不见心之钩脉。

【经文分析】

1. 形、气、色、脉及辨别疾病预后 形体为病之外候，神气反应病之内在变化，颜色为脏腑精气之外华，光泽是胃气之外荣。形气色泽及脉逆从对判断疾病的预后有重要意义。形气相得，外候与内在变化一致，可治；色泽以浮，精气未败，病尚表浅，易已；脉从四时，天人合一，可治；脉弱以滑，是有胃气，正气未衰，化源不绝，易治。此为"四易"。形气相失，表里不一致，病情复杂，难治；色夭不泽，精气衰败，气不荣色，难已；脉逆四时，人体失去适应调节能力，不可治；脉实以坚，邪盛正衰，胃气已伤，病益甚。此为"四难"。

2. 脉逆四时 脉逆四时表现为春得肺脉，夏得肾脉，秋得心脉，冬得脾脉，即四季出现所不胜之脉。春夏属阳，脉当浮滑，而脉反见沉涩（阴）；秋冬属阴，脉当沉细，而脉反见浮大（阳），此为四时阴阳相逆。脉证相逆的表现更为特殊：病热属阳，脉当躁，而反见脉静（阴），此为正气虚；里虚，脉当小，而反见脉大（实脉），说明邪胜病进；脱血为营血亏，脉当芤，而脉实，此亦为邪胜病进；病在中脉实坚，为里已虚但邪仍盛；病在外脉不实坚，为邪方盛而正已虚。此皆为正气已衰败但邪气仍炽盛，皆难治。

（三）

【原文】

黄帝曰：余闻虚实以决死生，愿闻其情。岐伯曰：五实死，五虚死。帝曰：愿闻五实五虚。岐伯曰：脉盛、皮热、腹胀、前后不通、闷瞀[1]，此谓五实；脉细、皮寒、气少、泄利前后、饮食不入，此谓五虚。帝曰：其时有生者何也？岐伯曰：浆粥入胃，泄注止，则虚者活[2]；身汗得后利，则实者活[3]。此其候也。

【注释】

[1] 闷瞀：即胸中郁闷，眼目昏花。

[2] 浆粥入胃，泄注止，则虚者活：张志聪注："五脏之气，皆由胃气所资生；浆粥入胃，泄注止，胃气复也。"

[3] 身汗得后利，则实者活：张介宾注："得身汗则表邪解，得后利则里邪除，内外通和，故实者活也。"

【经文分析】

1. 五虚、五实病候及预后 "五实"证表现为"脉盛、皮热、腹胀、前后不通、闷瞀"，病机为邪气盛、气机阻绝、胃气不通。"五虚"证表现为"脉细、皮寒、气少、泄利前后、饮食不入"，病机为正气虚极、胃气衰败。两者预后皆差，即"五实死，五虚死"。

2. 五虚、五实的转机 若"浆粥入胃，泄注止"，则胃气尚存，正气可望得复，"虚者活"；若"身汗得后利"，则邪有出路，气机（包括胃气）得通，"实者活"。

胃气存亡与疾病的预后有着密切关系，"五虚死，五实死"的根本原因在于胃气衰败或隔阻不通，所以疾病的转机就在于胃气未绝或胃气得通，提示虚实证候的治疗均应重视胃气，以通胃气或养胃气为根本。

思考题

（1）结合本篇及《素问·平人气象论》的有关内容，阐释真脏脉的脉象特点，从真脏脉的形成原因说明其机理。

（2）从本篇观点分析形气色脉的关系及诊病意义。

（3）何为“五虚”证？何为“五实”证？为什么说“五虚死”、“五实死”？又为什么“其时有生者”？

灵枢·五色（节选）

【题解与提要】

本篇主要讨论了面部明堂分区与五脏的对应关系，提出望面色诊的要领，并通过对面部五色变化的观察，判断疾病、证候与转归，故名篇。

（一）

【原文】

雷公问于黄帝曰：五色独决于明堂乎？小子[1]未知其所谓也。黄帝曰：明堂[2]者鼻也，阙者眉间也，庭者颜也，蕃者颊侧也，蔽者耳门也，其间欲方大[3]，去之十步，皆见于外，如是者寿必中百岁。雷公曰：五官之辨奈何？黄帝曰：明堂骨高以起，平以直，五藏次于中央，六府挟其两侧，首面上于阙庭，王宫在于下极[4]，五藏安于胸中，真色以致，病色不见，明堂润泽以清，五官恶得无辨乎？雷公曰：其不辨者，可得闻乎？黄帝曰：五色之见也，各出其色部，部骨陷者，必不免于病矣。其色部乘袭[5]者，虽病甚，不死矣。雷公曰：官五色奈何？黄帝曰：青黑为痛，黄赤为热，白为寒，是谓五官。

【注释】

[1] 小子：雷公的自谦之辞。

[2] 明堂：古代天子朝会诸侯的场所，位于各宫殿的中央，鼻位于面部的中央，故称鼻为明堂。

[3] 方大：指端正、宽大、丰隆之意。

[4] 王宫在于下极：张介宾注：“下极居两目之中，心之部也，心为君主，故曰王宫。”

[5] 乘袭：此指母子相承，即母之部见子之色。张志聪注：“承（乘）袭者，谓子袭母气也。如心部见黄，肝部见赤，肺部见黑，肾部见青，此子之气色，承（乘）袭于母部。”

【经文分析】

1. 颜面各部的名称 经文提出“明堂者鼻也，阙者眉间也，庭者颜也，蕃者颊侧也，蔽者耳门也”。庭指前额部、阙指两眉之间的部位、蕃指两颊之外侧、蔽指耳门前的部位（图 7-2）。

2. 脏腑在颜面的色部 面部各个部位分属不同的脏腑，观察面部不同部位的色泽变化，可了解相应脏腑的病变。中央指从两眉间至鼻根部，“五藏次于中央，六府挟其两侧”，是脏腑候诊的总部位；“首面上于阙庭”是头面组织器官的色诊部位；“王宫在于下极”是心的色诊部位，下极指两目之间的部位（图 7-3）。

3. 明堂在色诊中的重要性 “明堂骨高以起，平以直，五藏次于中央”，说明明堂是五脏候诊之处；“明堂润泽以清”，是五脏安和，气色正常的标志，即“常色”，文中又称为“真色”，反之表现出病色则为五脏功能失常之征。古人根据“有诸内，必形诸外”的道理，说明脏藏于内，而其气色荣于外，故在色诊中，诊察明堂的色泽变化可判断五脏功能之正常与否，观察颜面各部的色泽变化，可以测知内在脏腑精气的盛衰。

4. 面部五色主病 青黑，主寒，主血脉凝滞不通，不通则痛；黄赤，赤为火热，黄为湿热；白主气血虚衰，阳气不足。

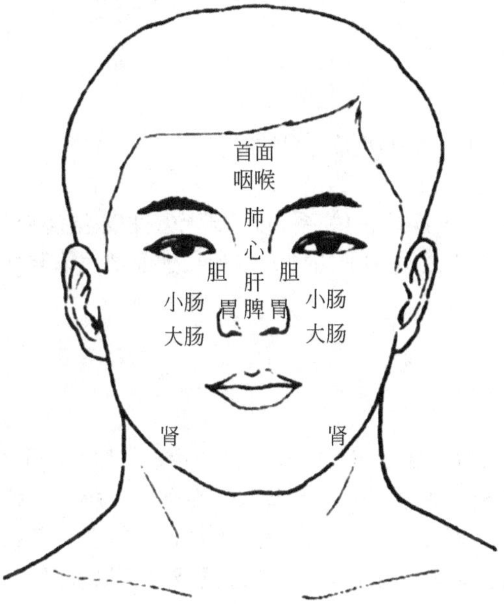

图 7-2 面部明堂与脏腑对应

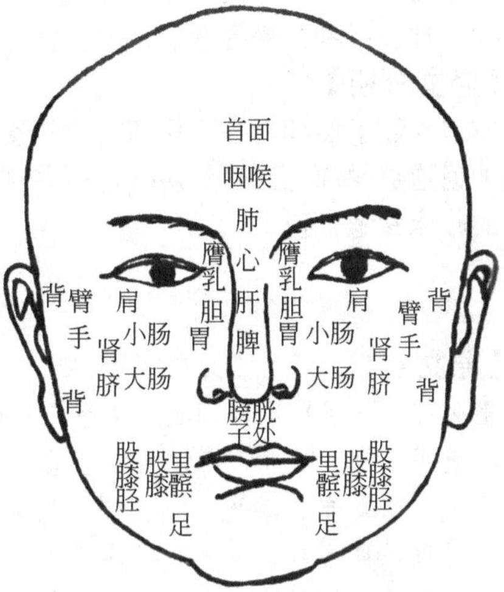

图 7-3 面部明堂与脏腑肢体对应

（二）

【原文】

雷公曰：病之益甚[1]，与其方衰[2]如何？黄帝曰：外内皆在焉。切其脉口，滑小紧以沉者，病益甚，在中；人迎气大紧以浮者，其病益甚，在外。其脉口浮滑者，病日进；人迎沉而滑者，病日损。其脉口滑以沉者，病日进，在内；其人迎脉滑盛以浮者，其病日进，在外。脉之浮沉及人迎与寸口气小大等者，病难已。病之在藏，沉而大者，易已，小为逆；病在府，浮而大者，其病易已。人迎盛坚者，伤于寒；气口盛坚者，伤于食。

【注释】

［1］益甚：指病情逐渐加重。

［2］方衰：指病邪日衰，病渐好转。张介宾注："益甚言进，方衰言退也。"

【经文分析】

本段讨论了寸口、人迎诊脉法，指出其主病的不同。寸口，手太阴肺经动脉，主内（中）、五脏、阴分、内伤。人迎，足阳明胃经动脉（位于颈部喉结旁），主外、六腑、阳分、外感。

【原文】

雷公曰：以色言病之间甚奈何？黄帝曰：其色粗以明，沉夭者为甚，其色上行者病益甚，其色下行如云彻散者病方以。五色各有藏部，有外部，有内部也。色从外部走内部者，其病从外走内；其色从内走外者，其病从内走外。病生于内者，先治其阴，后治其阳，反者益甚；其病生于阳者，先治其外，后治其内，反者益甚。其脉滑大以代而长者，病从外来，目有所见，志有所恶，此阳气之并也，可变而已。雷公曰：小子闻风者，百病之始也；厥逆者，寒湿之起也，别之奈何？黄帝曰：常候阙中[1]，薄泽[2]为风，冲浊[3]为痹，在地为厥，此其常也，各以其色言其病。

雷公曰：人不病卒死，何以知之？黄帝曰：大气入于藏府者，不病而卒死矣。雷公曰：病小愈而卒死者，何以知之？黄帝曰：赤色出两颧，大如母指者，病虽小愈，必卒死。黑色出于庭，大如母指，必不病而卒死。雷公再拜曰：善哉！其死有期乎？黄帝曰：察色以言其时。

【注释】

［1］常候阙中：《针灸甲乙经》作“当候眉间”。

［2］薄泽：与浮泽同，指色浮浅而光泽。

［3］冲浊：冲是深的意思，浊是浑浊不清。冲浊，指色深沉而混浊。

【经文分析】

本节论述了面部色泽变化和病势轻重、疾病在脏腑间转化的关系。以风邪致病和寒湿痹痛为例，说明如何通过面部色诊来对疾病进行鉴别诊断。原文中还列举了几种突然死亡的面部色诊表现，有一定的临床参考价值。

（三）

【原文】

雷公曰：善乎！愿卒闻之。黄帝曰：庭者，首面也。阙上者，咽喉也。阙中者，肺也。下极者，心也。直下[1]者，肝也。肝左者，胆也。下者，脾也。方上[2]者，胃也。中央者，大肠也。挟大肠者，肾也。当肾者，脐也。面王[3]以上者，小肠也。面王以下者，膀胱子处[4]也。颧者，肩也。颧后者，臂也。臂下者，手也。目内眦上者，膺乳也。挟绳[5]而上者，背也。循牙车[6]以下者，股也。中央者，膝也。膝以下者，胫也。当胫以下者，足也。巨分者，股里也。巨屈者，膝膑也。此五藏六府肢节之部也，各有部分。有部分，用阴和阳，用阳和阴[7]，当明部分，万举万当，能别左右[8]，是谓大道，男女异位[9]，故曰阴阳，审察泽夭，谓之良工。

【注释】

［1］直下：指鼻柱部位，下极的直下方。鼻柱部位应肝。

［2］方上：指鼻准头的两旁。

［3］面王：即鼻头部位。

［4］子处：即子宫。

［5］挟绳：绳，指耳边部位，即沿耳垂前缘。

［6］牙车：即牙床，颊车穴部位。

［7］用阴和阳，用阳和阴：张介宾注：“阳盛者阴必衰，当助其阴以和之；阴盛者阳必衰，当助其阳以和之。”

［8］能别左右：即能辨别阴阳之意，《素问・阴阳应象大论》云：“左右者，阴阳之道路也。”

［9］男女异位：男女面色的顺逆不同，男子，面色从左而右为顺，反之为逆；女子面色从右而左为顺，反之为逆。

【经文分析】

本段论述了面部各部位与全身脏腑肢节的对应配属关系，内容详尽，以此作为望诊判断病变的依据，这是对面部“明堂蕃蔽”部位的进一步细分和说明。

这种把体表某一部位视为全身的缩影，是中医基于“表里通应”的整体观念而形成的独特生理观，这种生理观对望诊及针灸按摩等治疗方法的实施尤有指导意义。

（四）

【原文】

沉浊为内，浮泽为外，黄赤为风，青黑为痛，白为寒，黄而膏润为脓，赤甚者为血，痛甚为挛，寒甚为皮不仁。五色各见其部，察其浮沉，以知浅深；察其泽夭，以观成败[1]；察其散抟[2]，以知远近；视色上下，以知病处，积神于心，以知往今。故相气不微，不知是非，属意勿去，乃知新故。色明不粗，沉夭为甚；不明不泽，其病不甚。其色散，驹驹然[3]未有聚，其病散而气痛，聚未成也。

【注释】

[1] 成败：指疾病预后的好坏、吉凶。

[2] 抟：聚结不散的意思。

[3] 驹驹然：张介宾注："稚马曰驹，驹驹然者如驹无定，散而不聚之谓，故其为病尚散。"驹驹然，形容病色如小马奔驰无定，散而不聚的样子。

【经文分析】

1. 五色主病 本处五色主病的内容是对前一部分五色主病内容的进一步细化和补充。

2. 望色要领 望色要领包括察其浮沉、泽夭、散抟、上下，后世医家在运用《内经》理论基础上又各从不同方面有所发展。如清·汪宏《望诊遵经》提出望浮沉、清浊、微甚、散抟、泽夭十法，用以鉴别疾病的表里、阴阳、虚实、新久、轻重。

"相气不微，不知是非，属意勿去，乃知新故"。面部色泽变化非常微妙，望色必须认真细致，《难经》亦有"望而知之谓之神"之说。

思考题

（1）说明"明堂蕃蔽"分部及各部位与脏腑形身的对应关系。

（2）如何根据五色诊断疾病的性质？

（3）望色诊病的要领是什么？

素问·疏五过论

【题解】

疏，陈述；五过，五种过错。本篇主要论述医者在诊治上的五种过失，指出医疗上应遵循的常规法则，强调临证时应结合天时、人事、藏象、色脉等多方面因素来诊治疾病，故名篇。

（一）

【原文】

黄帝曰：呜呼远哉！闵闵[1]乎若视深渊，若迎浮云，视深渊尚可测，迎浮云莫知其际。圣人之术，为万民式[2]，论裁志意，必有法则，循经守数[3]，按循医事，为万民副[4]，故事有五过四德，汝知之乎？雷公避席再拜曰：臣年幼小，蒙愚以惑，不闻五过与四德，比类形名，虚引其经，心无所对。

帝曰：凡未诊病者，必问尝贵后贱，虽不中邪，病从内生，名曰脱营[5]。尝富后贫，名曰失精[5]。五气留连，病有所并。医工诊之，不在藏府，不变躯形，诊之而疑，不知病名。身体日减，气虚无精，病深无气，洒洒然时惊，病深者，以其外耗于卫，内夺于荣。良工所失，不知病情，此亦治之一过也。

凡欲诊病者，必问饮食居处，暴乐暴苦，始乐后苦，皆伤精气，精气竭绝，形体毁沮[6]。暴怒伤阴，暴喜伤阳，厥气上行，满脉去形[7]。愚医治之，不知补写，不知病情，精华日脱，邪气乃并，此治之二过也。

善为脉者，必以比类奇恒，从容知之，为工而不知道，此诊之不足贵，此治之三过也。

诊有三常，必问贵贱，封君败伤，及欲侯王。故贵脱势，虽不中邪，精神内伤，身必败亡。始富后贫，虽不伤邪，皮焦筋屈，痿躄为挛。医不能严，不能动神，外为柔弱，乱至失常，病不能移，则医事不行，此治之四过也。

凡诊者，必知终始，有知余绪[8]，切脉问名，当合男女。离绝菀结[9]，忧恐喜怒，五藏空虚，血气离守，工不能知，何术之语。尝富大伤，斩筋绝脉，身体复行，令泽不息，故伤败结留，薄归阳，脓积寒炅。粗工治之，亟刺阴阳，身体解散，四支转筋，死日有期，医不能明，不问所发，唯言死日，亦为粗工，此治之五过也。凡此五者，皆受术不通，人事不明也。

【注释】

［1］闵闵：深奥高远的意思。张介宾注："闵闵，玄远无穷之谓。"

［2］式：模范、准则之意。

［3］循经守数：遵循常规，依守法度。

［4］副：辅助的意思。

［5］脱营，失精：病名，皆为情志抑郁所致。

［6］形体毁沮：沮，败坏之意。形体毁沮，即形体败坏。

［7］满脉去形：满脉，脉气壅满。去形，形神涣散。

［8］有知余绪：有，同"又"。余绪，枝节的意思。张介宾注："察其本知其末也。"

［9］离绝菀结：离绝，指生离死别。菀结，菀同"郁"，指情志郁结。

【经文分析】

诊疗过程中易犯的五种过失：一是不善于通过问诊收集病史资料，未能了解患者的社会生活经历，忽视了官位失落、生活变迁给患者带来的心灵创伤。对因此所发的"脱营"、"失精"等病的早期，即"不在藏府，不变躯形"阶段，失于辨别，没能及时采取正确的治疗措施。二是诊病时没有全面了解患者生活状况及形志的苦乐，未施以相应的补泻之法。三是"为工而不知道"，不熟悉《比类》、《奇恒》等古医经，诊治水平低下。四是医师既未掌握贵贱、贫富、苦乐之"三常"，更未抓住治病尤要治人这一要素。因此，医师必须全面掌握病情，同时要严格管理教育患者，否则无法实施治疗计划，去病无望。五是诊病之时，没有明了发病的全过程，没能注意患者男女之别，以及情绪之变给脏腑气血带来的损害、生活境遇之变给形体带来的影响等；治病之时，不察表里虚实，草率施针，使已虚之体更耗其气，出现全身懈堕、筋脉拘挛的危候。此时医误而不知误，仍不能正确治疗，而只说将死于某日了事。

总之，其过在于，不注意了解患者社会地位、经济条件的变动、饮食居住的优劣、精神状态的好坏；不注意探求疾病的根由，不了解疾病发生发展的全过程；不善于运用诊脉和比类、奇恒等方法。

（二）

【原文】

故曰：圣人之治病也，必知天地阴阳，四时经纪，五藏六府，雌雄表里[1]，刺灸砭石，毒药所主，从容人事，以明经道，贵贱贫富，各异品理，问年少长，勇怯之理，审于分部，知病本始，八正九候[2]，诊必副矣。治病之道，气内为宝[3]，循求其理，求之不得，过在表里。守数据治，无失俞理，能行此术，终身不殆。不知俞理，五藏菀熟，痈发六府[4]。诊病不审，是谓失常，谨守此治，与经相明，《上经》《下经》，揆度阴阳，奇恒五中，决以明堂，审于终始，可以横行。

【注释】

［1］雌雄表里：在此指经脉而言。如六阴经为雌，六阳经为雄。阳经行于表，阴经行于里。

［2］八正九候：八正，四时八风正气；九候，三部九候脉象。

［3］气内为宝：张介宾注："气内者，气之在内者也，即元气也。凡治病者，当先求元气之强弱，元气既明，大意见矣。"

［4］五藏菀熟，痈发六府：熟，同"热"，五脏指内而言，六腑指外而言。张志聪注："夫在内者，五脏为阴，六腑为阳，谓菀热在内，而痈发于在外之皮肉间也。"

【经文分析】

医者诊治疾病时应当遵循的法则：一是必知“天地阴阳，四时经纪”，通晓自然界阴阳变化之道，四时寒暑之规律法则。二是必知“五藏六府，雌雄表里，刺灸砭石，毒药所主”，全面掌握藏象、经络、刺灸、药石等医药理论知识。三是必知“从容人事，以明经道”，深谙人情事理，掌握人的社会性及患者的个体差异。四是必知“审于分部，知病本始，八正九候，诊必副矣”，熟练掌握色脉诊法，四诊合参，以求诊断全面周到。

同时，还提出两个治病原则：一是强调元气强弱是治病过程中的关键，治疗时必须先固护元气，而后察其邪之表里以治之；二是要本着治病的规律、法则，掌握针刺之法及腧穴之理，并熟悉经典理论，才能避免诊治的差错。

思考题

（1）简述“五过”、“四德”的基本内容。

（2）试述“脱营”、“失精”、“瘘躄”的病因病机及表现。

附 篇

灵枢·动输

【题解】

本篇主要论述了手太阴、足阳明、足少阴三脉分别在太渊、人迎、太溪穴处搏动而不休的机理，故名篇。马莳注：“内论手太阴、足少阴、足阳明之俞穴独动不休，故名篇。”

（一）

【原文】

黄帝曰：经脉十二，而手太阴、足少阴、阳明独动不休，何也？岐伯曰：足阳明胃脉也。胃为五藏六府之海，其清气上注于肺，肺气从太阴而行之，其行也，以息往来[1]，故人一呼脉再动，一吸脉亦再动，呼吸不已，故动而不止。黄帝曰：气之过于寸口也，上十焉息？下八焉伏[2]？何道从还？不知其极。岐伯曰：气之离藏也，卒然如弓弩之发，如水之下岸，上于鱼以反衰[3]，其余气衰散以逆上，故其行微。

黄帝曰：足之阳明何因而动？岐伯曰：胃气上注于肺，其悍气上冲头者，循咽，上走空窍，循眼系，入络脑，出顑，下客主人，循牙车，合阳明，并下人迎[4]，此胃气别走于阳明者也。故阴阳上下，其动也若一。故阳病而阳脉小者为逆，阴病而阴脉大者为逆。故阴阳俱静俱动[5]，若引绳相倾者病。

黄帝曰：足少阴何因而动？岐伯曰：冲脉者，十二经之海也，与少阴之大络，起于肾，下出于气街，循阴股内廉，邪[6]入腘中，循胫骨内廉，并少阴之经，下入内踝之后，入足下，其别者，邪入踝，出属跗上，入大指之间，注诸络，以温足胫，此脉之常动者[7]也。

【注释】

[1] 以息往来：息，指呼吸而言，一呼一吸称为一息。以息往来，指呼吸与脉气的往来运行有密切的关系。

[2] 上十焉息？下八焉伏：《针灸甲乙经》“十”、“八”二字俱作“出”，于义为顺。

[3] 上于鱼以反衰：鱼，谓鱼际。此指脉气从寸口上鱼际之后，出现由盛而反衰现象。

[4] 并下人迎：并，汇聚。并下人迎，指胃中悍气经肺布于头面后，随脉下行时，汇聚于

人迎。

［5］阴阳俱静俱动：阴，在此处指手太阴太渊处的动脉。阳，指足阳明人迎处的动脉。

［6］邪：同“斜”，下同。

［7］此脉之常动者：此指足少阴脉之太溪。张介宾注：“此太溪等脉，所以常动不已也。”

（二）

【原文】

黄帝曰：营卫之行也，上下相贯，如环之无端。今有其卒然遇邪气，及逢大寒，手足懈惰，其脉阴阳之道，相输之会，行相失也，气何由还？岐伯曰：夫四末阴阳之会者，此气之大络也；四街[1]者，气之径路也。故络绝则径通，四末解则气从合[2]，相输如环。黄帝曰：善。此所谓如环无端，莫知其纪[3]，终而复始，此之谓也。

【注释】

［1］四街：街，冲要之道。四街，即气血经脉之间转输的要道。头、胸、腹、胫均有“气街”，故称。

［2］四末解则气从合：解，和解。此指四肢在气血通畅后，懈怠之态缓解。

［3］莫知其纪：纪，头绪。莫知其纪，形容营卫气血的运行如环无端，无穷无尽，往来不息。

素问·三部九候论（节选）

【题解】

本篇将诊脉部位分为上、中、下三部，每部又分为天、地、人三候，三部综合，共为九候。因主要论述三部九候诊脉法的基本原理和临床应用，故名篇。

【原文】

帝曰：何谓三部。岐伯曰：有下部，有中部，有上部，部各有三候，三候者，有天有地有人也，必指而导之，乃以为真[1]。上部天，两额之动脉；上部地，两颊之动脉；上部人，耳前之动脉。中部天，手太阴也；中部地，手阳明也；中部人，手少阴也。下部天，足厥阴也；下部地，足少阴也；下部人，足太阴也。故下部之天以候肝，地以候肾，人以候脾胃之气。

帝曰：中部之候奈何？岐伯曰：亦有天，亦有地，亦有人。天以候肺，地以候胸中之气，人以候心。帝曰：上部以何候之。岐伯曰：亦有天，亦有地，亦有人，天以候头角之气，地以候口齿之气，人以候耳目之气。三部者，各有天，各有地，各有人。三而成天，三而成地，三而成人，三而三之，合则为九，九分为九野，九野为九藏。故神藏五[2]，形藏四[3]，合为九藏。五藏已败，其色必夭，夭必死矣。

【注释】

［1］必指而导之，乃以为真：《类经·脉色类》云：“指而导之，言必受师之指授，庶得其真也。”真，指三部九候之真正意义。

［2］神藏五：王冰云：“所谓神藏者，肝藏魂，心藏神，脾藏意，肺藏魄，肾藏志也，以其皆神气居之，故云神脏五。”

［3］形藏四：张志聪云：“形藏者，胃与大肠、小肠、膀胱，藏有形之物也。”

素问·徵四失论（节选）

【题解】

徵，作惩解，即惩戒、警示之意。四失，指医师临证中易犯的四种过失。本篇主要提出临证中四种过失，给医者惩戒警示，故名篇。

【原文】

诊不知阴阳逆从之理，此治之一失矣。受师不卒[1]，妄作杂术[2]，谬言为道，更名自功[3]，妄用砭石，后遗身咎[4]，此治之二失也。不适贫富贵贱之居，坐之薄厚[5]，形之寒温，不适饮食之宜，不别人之勇怯，不知比类，足以自乱，不足以自明，此治之三失也。诊病不问其始，忧患饮食之失节，起居之过度，或伤于毒，不先言此，卒持寸口[6]，何病能中，妄言作名，为粗所穷，此治之四失也。

【注释】

［1］受师不卒：指从师学习未完成学业。卒，完毕，结束。

［2］妄作杂术：指盲目施行不正确的医术。

［3］更名自功：指巧立名目以夸耀自己。

［4］后遗身咎：指给自身遗留下过错。

［5］坐之薄厚：指居住环境的优劣。坐，居处。

［6］卒持寸口：匆匆忙忙地诊测寸口。卒，同“猝”。

素问·方盛衰论（节选）

【题解】

方，比较的意思；盛衰，从比较而得来，故名篇。本篇主要讨论阴阳盛衰逆从之理，并从年龄、季节等方面来说明人身阴阳逆从的变化；还认为梦境的产生是由五脏虚实的变化而阴虚阳亢所致；同时还论述了五诊十度对正确诊断疾病的重要意义。

【原文】

是以圣人持诊之道，先后阴阳而持之，奇恒之势，乃六十首[1]，诊合微之事[2]，追阴阳之变，章[3]五中之情，其中之论，取虚实之要，定五度[4]之事，知此乃足以诊。是以切阴不得阳，诊消亡；得阳不得阴，守学不湛。知左不知右，知右不知左，知上不知下，知先不知后，故治不久。知丑知善，知病知不病，知高知下，知坐知起，知行知止，用之有纪[5]，诊道乃具，万世不殆。起所有余，知所不足，度事上下，脉事因格[6]。

是以诊有大方[7]，坐起有常，出入有行[8]，以转神明，必清必净，上观下观[9]，司八正邪[10]，别五中部，按脉动静，循尺滑涩，寒温之意，视其大小[11]，合之病能，逆从以得，复知病名，诊可十全，不失人情[12]，故诊之或视息视意，故不失条理，道甚明察，故能长久。不知此道，失经绝理，亡言妄期[13]，此谓失道。

【注释】

［1］奇恒之势，乃六十首：古代医经《奇恒之势》中所载的六十首诊法。王冰注：“《奇恒之势》六十首，今世不传。”

［2］合微之事：指把各种诊察所得到的细微的临床资料结合起来。

［3］章：通“彰”，彰显，明。

[4] 五度：脉度、脏度、肉度、筋度、俞度。

[5] 纪：条理。

[6] 脉事因格：在全面揆度病情的基础上穷究脉诊的道理。

[7] 诊有大方：诊病有一定的规范。张介宾注："大方者，医家之大法也。"

[8] 坐起有常，出入有行：谓言行举止必须有规律，保持医师应有的品德。常，规律。行，德行。

[9] 上观下观：上观之以察其神色声，下观之以察其形体逆顺。

[10] 司八正邪：观察四时八节的正气与邪气。八正，指春分、秋分、夏至、冬至、立春、立夏、立秋、立冬八个节气的正常气候；邪，指不正之气。张介宾注："司，候也。别，审也。候八节八风之正邪以察其表，审五脏五行之部位以察其理。"

[11] 大小：二便。张介宾注："二便为约束之门户，门户不要则仓廪不藏，得守者生，失守者死，故视其大小以合病能，能，情状之谓。"

[12] 人情：吴崑注："人情，病人之情。"

[13] 亡言妄期：高世栻注："亡言，无征之言也；妄期，妄与生死之期也。"亡，作"妄"。

灵枢·论疾诊尺（节选）

【题解】

论疾者，谓论其疾而知其证。诊尺者，谓诊察其尺肤而知其内。本篇主要论述尺肤诊的方法及其在诊断上的重要意义，故名篇。

【原文】

黄帝问于岐伯曰：余欲无视色持脉，独调其尺[1]，以言其病，从外知内，为之奈何？岐伯曰：审其尺之缓急小大滑涩，肉之坚脆，而病形定矣。

尺肤滑，其淖泽者，风也[2]。尺肉弱者，解㑊[3]安卧。脱肉者，寒热，不治。尺肤滑而泽脂者，风也。尺肤涩者，风痹也。尺肤麤如枯鱼之鳞者，水泆[4]饮也。尺肤热甚，脉盛躁者，病温也，其脉甚而滑者，病且出也。尺肤寒，其脉小者，泄、少气。尺肤炬然，先热后寒者，寒热也；尺肤先寒，久大之而热者，亦寒热也。肘所独热者，腰以上热；手所独热者，腰以下热。肘前独热者，膺前热；肘后独热者，肩背热。臂中独热者，腰腹热；肘后麤以下三四寸热者，肠中有虫。掌中热者，腹中热；掌中寒者，腹中寒。鱼上白肉有青血脉者，胃中有寒。

【注释】

[1] 独调其尺：单独诊察尺肤。调，这里为诊察的意思。尺，即尺肤，自腕至肘内测的皮肤。

[2] 尺肤滑，其淖泽者，风也：张志聪注："夫津液淖泽于皮肤，故尺肤滑其淖泽者，知风在于皮肤，而鼓动其津液也。"淖泽，指尺肤肌肤湿润。

[3] 解㑊：指身体困倦，四肢无力，肌肉消瘦的病证。㑊，病名，善食而瘦。

[4] 泆（yì，亦）饮：同"溢饮"。泆，通"溢"。

灵枢·师传（节选）

【题解】

师，先师也；传，传道也。本篇主要论述了如何在问诊中通过患者的喜恶来辨别疾病的性质，推导出正确的病机，从而确定得宜的治疗方法等，所记述的内容，为先师传授的宝贵经验，故名篇。

【原文】

岐伯曰：入国问俗，入家问讳，上堂问礼，临病人问所便[1]。黄帝曰：便病人奈何？岐伯曰：夫中热消瘅[2]，则便寒；寒中之属，则便热。胃中热则消谷，令人悬心[3]善饥。脐以上皮热，肠中热，则出黄如糜。脐以下皮寒[4]，胃中寒，则腹胀；肠中寒，则肠鸣飧泄。胃中寒，肠中热，则胀而且泄，胃中热，肠中寒，则疾饥，小腹痛胀。

黄帝曰：胃欲寒饮，肠欲热饮，两者相逆，便之奈何？且夫王公大人，血食[5]之君，骄恣从欲轻人，而无能禁之，禁之则逆其志，顺之则加其病，便之奈何？治之何先？岐伯曰：人之情，莫不恶死而乐生，告之以其败，语之以其善，导之以其所便，开之以其所苦，虽有无道之人，恶有不听者乎？

黄帝曰：便其相逆者奈何？岐伯曰：便此者，食饮衣服，亦欲适寒温，寒无凄怆[6]，暑无出汗。食饮者，热无灼灼[7]，寒无沧沧[8]。寒温中适，故气将持，乃不致邪僻也。

【注释】

［1］便：喜恶。

［2］中热消瘅：张介宾注："中热者，中有热也。消瘅者，内热为瘅，善饥渴而日消瘦也。"可知消瘅即消谷善饥的中消病。

［3］悬心：胃脘空虚。

［4］脐以下皮寒：寒，《医学纲目・治寒热法》作"热"。楼英注："肠居脐下，故肠热则脐以下热。"

［5］血食：指吃荤食而言。

［6］凄怆：形容甚是寒冷的样子。

［7］灼灼：灼，烧炙也。灼灼，在此指饮食物过烫。

［8］沧沧：沧，沧凉寒冷之意。沧沧，在此指食物过凉。

本章课件

第八章　治则治法

治则治法是关于疾病治疗的基本原则和具体方法，集中体现了《内经》为中医学所确立的治疗学观点及实践思路。治则是治疗疾病时所应遵循的法则。《内经》治则学说是中医理论的重要组成部分，它与《内经》学术原理中最具特色的整体观、动态平衡观一脉相承。如《内经》认为，治疗疾病就要辨识阴阳盛衰，然后加以调整，使人体阴阳各种关系恢复到协调平衡的状态，正如《素问·至真要大论》所言："谨察阴阳所在而调之，以平为期"。基于这种认识，《内经》提出了治未病、治病求本、标本缓急、病治异同、补虚泻实、寒热温清、扶正祛邪、三因制宜、因势利导、协调阴阳等一系列基本治疗原则。这些基本原则体现了中医治疗疾病的特色，经受了长期医疗实践的检验，是中医临证遣方用药时必须遵循的法则。

而治法是在治则的指导下，根据不同的病情，所采取的具体的治疗方法。治法有两个层次，一是由治则所规定，并从属于一定治则。如在"实则泻之"的原则指导下，根据病邪所在的部位而有解表法、涌吐法、消导法、攻下法、利水法等；在"虚则补之"的原则指导下，有益气法、温阳法、补血法、滋阴法及"精不足者，补之以味；形不足者，温之以气"等；在因势利导原则指导下有"因其轻而扬之；因其重而减之……其高者，因而越之；其下者，引而竭之；中满者，泻之于内"等。二是在第一层次的基础上，根据具体疾病所采用的更有针对性的治疗方法，如在解表法里有辛温解表、辛凉解表、祛湿解表法等，最终体现在方剂里。《内经》对治则及第一层次的治法论述较多，且一直为人们所遵循、沿用，而第二层次的治法在《内经》里涉及不多，多为后世医家所发挥，它体现了《内经》在中医治疗学领域起到了奠基的作用，是临床应用领域的理论源头。

《内经》涉及论治的篇章主要有《素问·四气调神大论》、《素问·阴阳应象大论》、《素问·生气通天论》、《素问·移精变气论》、《素问·异法方宜论》、《素问·汤液醪醴论》、《素问·藏气法时论》、《素问·标本病传论》、《素问·八正神明论》、《素问·宝命全形论》、《素问·刺志论》、《素问·调经论》、《素问·至真要大论》、《素问·五常政大论》、《灵枢·九针十二原》、《灵枢·逆顺》、《灵枢·官能》、《灵枢·论痛》、《灵枢·终始》、《灵枢·顺气一日分为四时》、《灵枢·刺节真邪》等。

素问·异法方宜论

【题解】

异法，即不同的治疗方法。方宜，地方环境各有所宜。本篇说明东南中西北各个地区，由于自然环境、生活条件各不相同，从而使各地居民形成体质差异，因而治病应因地、因人制宜，故篇名称"异法方宜论"。

【原文】

黄帝问曰：医之治病也，一病而治各不同，皆愈何也？岐伯对曰：地势使然也。故东方之域，天地之所始生[1]也。鱼盐之地，海滨傍水。其民食鱼而嗜咸，皆安其处，美其食[2]。鱼者，使人热中[3]，盐者胜血[4]，故其民皆黑色疏理，其病皆为痈疡，其治宜砭石[5]。故砭石者，亦从东方来。

西方者，金玉之域，沙石之处[6]，天地之所收引也。其民陵居[7]而多风，水土刚强，其民不衣而褐荐[8]，其民华食而脂肥[9]，故邪不能伤其形体，其病生于内[10]，其治宜毒药[11]。故毒药者，亦从西方来。

北方者，天地所闭藏之域也，其地高陵居，风寒冰冽。其民乐野处而乳食，藏寒生满病[12]，其治宜灸焫。故灸焫者，亦从北方来。

南方者，天地所长养，阳之所盛处也，其地下，水土弱，雾露之所聚也。其民嗜酸而食胕[13]，故其民皆致理而赤色，其病挛痹，其治宜微针。故九针[14]者，亦从南方来。

中央者，其地平以湿，天地所以生万物也众。其民食杂而不劳，故其民多痿厥寒热，其治宜导引按蹻。故导引按蹻者，亦从中央出也。

故圣人杂合以治，各得其所宜。故治所以异而病皆愈者，得病之情，知治之大体也。

【注释】

［1］始生：王冰注："法春气。"

［2］安其处，美其食：居处安定舒适，食物味道鲜美可口。

［3］热中：热邪滞留在肠胃里。

［4］盐者胜血：盐味咸，咸入血，多食盐则伤血。张介宾注："食咸者渴，胜血之征也。"

［5］砭石：以石制成的尖石或石片，用以刺痈疽以排除脓血。

［6］沙石之处：沙石即流沙，今谓之沙漠。

［7］陵居：依丘陵而居住，形容居住地势较高。

［8］不衣而褐荐：褐，毛皮。荐，草席。不穿布帛制成的衣服，而穿着毛皮衣服，睡卧草席。

［9］华食而脂肥：经常食用鲜美酥酪肥甘之品而致形体肥胖。王冰注："华谓鲜美，酥酪骨肉之类也。以食鲜美，故人体脂肥。"

［10］生于内：饮食、七情生于内。王冰注："谓喜怒悲忧恐，及饮食男女之过甚也。"

［11］毒药：泛指能除病的药物。张介宾注："毒药者，总括药饵而言，凡能除病者，皆可称为毒药。"

［12］藏寒生满病：乳食性寒，久食则脏气寒，寒则易生胀满之病。

［13］胕：同"腐"字，腌制的食物，如咸鱼之类。

［14］九针：镵针、员针、鍉针、锋针、铍针、员利针、毫针、长针、大针，是古代针刺治病的常用针具。

【经文分析】

1. 五方地势对气候、生活习惯、体质、疾病和治法的影响 地域有东南中西北之分，地势、气候亦有差异，这些差异决定了五方之人的生活习惯、体质状况、好发疾病各不相同（表 8-1）。

表 8-1 五方地域对气候、生活习惯、体质、好发疾病和治法的影响

地域	地理环境	气候	生活习惯	体质	好发疾病	治法
东方	鱼盐之地，海滨傍水	温和	食鱼而嗜咸	黑色疏理	痈疡	砭石
西方	金玉之域，沙石之处，水土刚强	多风	陵居，不衣而褐荐	脂肥	病生于内	毒药
北方	地高	风寒冰冽	乐野处而乳食	脏寒	满病	灸焫
南方	地下、水土弱、雾露之所聚	阳盛气温较高	嗜酸、食腐	致理赤色	挛痹	微针
中央	地平	多湿	食杂而不劳	机体柔弱	痿厥寒热	导引按蹻

2. “一病而治各不同，皆愈”的道理 由于五方地势高低不同使气候特点、生活习惯不同，因此，五方之人的体质、好发疾病及疾病性质各不相同，因此在治疗时采用的治疗方法和措施也各不相同，提示医师临床诊治必须结合地域特点、气候环境及体质差异等，灵活运用因地制宜、因时制宜原则。

3. 杂合以治，各得所宜 文中提到“砭石、毒药、灸焫、微针、导引按蹻”五种治病方法，而这些治法各有其适应的病证，医师必须全面掌握这些治法，才能针对不同病情选择恰当的治法，即原文所谓“杂合以治，各得其所宜”。

思考题

（1）为何“五方异治”？
（2）为什么“一病而治各不同，皆愈”？
（3）如何理解“杂合以治，各得其所宜”？

素问·汤液醪醴论

【题解】

汤液和醪醴均是五谷煎煮而成的酒类，古人用来治疗疾病。其中清稀淡薄者为汤液，醪为酒之未滤其糟滓者，醴为酒之甜者。本篇首论汤液醪醴之制作及应用，故名“汤液醪醴论”。篇中除论汤液醪醴的制作及治病作用外，另从古今发病与治法之不同，说明精神因素所致之疾病非针药所能治愈，治病必须重视神气并取得患者的配合，才能获效，同时还说明水肿病的辨治要点。

（一）

【原文】

黄帝问曰：为五谷汤液及醪醴，奈何？岐伯对曰：必以稻米，炊之稻薪。稻米者完，稻薪者坚。帝曰：何以然？岐伯曰：此得天地之和，高下之宜，故能至完[1]；伐取得时，故能至坚也。

帝曰：上古圣人作汤液醪醴，为而不用，何也？岐伯曰：自古圣人之作汤液醪醴者，以为备耳。夫上古作汤液，故为而弗服也。中古之世，道德稍衰，邪气时至，服之万全。帝曰：今之世，不必已，何也？岐伯曰：当今之世，必齐[2]毒药攻其中，镵石、针艾治其外也。

帝曰：形弊血尽而功不立者何？岐伯曰：神不使[3]也。帝曰：何谓神不使？岐伯曰：针石，道[4]也，精神不进，志意不治[5]，故病不可愈。今精坏神去，荣卫不可复收，何者？嗜欲无穷，而忧患不止，精气弛坏，荣泣卫除[6]，故神去之而病不愈也。

【注释】

［1］故能至完：完，完备也。故能至完，指稻米之性味而言。张志聪注：“天地有四时之阴阳，五方之异域，稻得春生、夏长、秋收、冬藏之气，具天地阴阳之和者也，为中央之土谷，得五方高下之宜，故能至完。”

［2］必齐：孙诒让谓：“必”字当为“火”，两字篆文形近，因而致误。按《韩非子·喻老篇》云：“扁鹊曰：疾在腠理，汤熨之所及也；在肌肤，针石之所及也；在肠胃，火齐之所及也。”本文“必齐”与“毒药”连用，与“镵石、针艾”相对为文，似从孙说为妥。

［3］神不使：张介宾注：“凡治病之道，攻邪在乎针药，行药在乎神气，故治施于外，则神应于中，使之升则升，使之降则降，是其神之可使也。若以药剂治其内，而脏气不应，针艾治其外，而经气不应，此其神气已去，而无可使矣，虽竭力治之，终成虚废已尔，是即所

谓不使也。”

［4］道：吴崑注：“道，犹法也。”

［5］精神不进，志意不治：精神衰微，志意散乱之义。

［6］精气弛坏，荣泣卫除：精气毁坏，营血涩少，卫气失去正常作用。泣，同“涩”。

【经文分析】

1. 汤液醪醴的制作方法 汤液醪醴均由五谷制成。因稻米禀受四时阴阳平和之气而成，稻薪性质坚实而火力温和。以稻米为首选，以稻薪为燃料。

2. 汤液醪醴的用途 上古之人思想淳朴，私欲和杂念较少，很少患病，制作汤液、醪醴备而不用。由于中古时代社会道德稍衰，人受邪气侵袭虽患病但病势轻微，故对汤液、醪醴反应灵敏、疗效显著。今时之人因私欲无度而病情复杂，单纯应用汤液、醪醴已疗效不佳，必须配合毒药、镵石、针艾等方法才能奏效。本节说明，随着时代的变迁，精神、情志因素也成为发病的重要因素，因此，疾病也日趋复杂化，单纯的酒类已经不能满足治疗需要，必须针药并用，还要配合其他治疗方法。

3. 神机在治疗中的重要作用 因患者“嗜欲无穷，而忧患不止”，以致“精气弛坏，荣泣卫除”，于是神机丧失即“神不使”，不能对治疗做出反应，无法使针药发挥作用。神机，以人体气血营卫、精气为物质基础，包括精神意识活动、抗病能力等，与邪气相对而言则为正气，《灵枢·小针解》云：“神者，正气也”。如患者机体衰竭，神机衰败，则对治疗不能做出反应，即所谓“神不使”，提示治疗当以神为本，神机是治疗能否取效的关键。正如《灵枢·本神》所云：“凡刺之法，先必本于神。”张介宾曰：“凡治病之道，攻邪在乎针药，行药在乎神气。故治施于外，则神应于中……若以药剂治其内而脏气不应，针艾治其外而经气不应，此其神气已去而无可使矣。”

（二）

【原文】

帝曰：夫病之始生，极微极精，必先入结于皮肤，今良工皆称曰病成，名曰逆，则针石不能治，良药不能及也。今良工皆得其法，守其数[1]，亲戚兄弟远近，音声日闻于耳，五色日见于目，而病不愈者，亦何暇不早乎？岐伯曰：病为本，工为标[2]，标本不得，邪气不服，此之谓也。

【注释】

［1］得其法，守其数：法谓法则，数谓度数。“得其法，守其数”，犹言好的医师治病能掌握法度之意。

［2］病为本，工为标：病指患者、疾病，工指医师、治疗手段。

【经文分析】

病为本，工为标：即以患者及病情为本，以医师及治疗手段为标。标本相得，对医师来说，其施用的治疗方法，必须符合患者的病情，在正确地分析病情基础上采用的治疗方法才能取得疗效；此外，还需要取得患者的信任和配合。如果两者不配合即“标本不得”，则疾病难以治愈。这一观点充分体现了《内经》对于医患关系的深刻认识，提示医患之间应该相互配合，这是临床取得疗效的根本保证及重要条件。

（三）

【原文】

帝曰：其有不从毫毛而生，五藏阳以竭也，津液充郭，其魄独居[1]，孤精于内，气耗于外[2]，形不可与衣相保，此四极急而动中[3]，是气拒于内，而形施于外[4]，治之奈何？

岐伯曰：平治于权衡[5]，去宛陈莝[6]，微动四极[7]，温衣[8]，缪刺[9]其处，以复其形；开鬼门，洁净府[10]，精以时服[11]，五阳已布，疏涤五藏[12]，故精自生，形自盛，骨肉相保，巨气乃平[13]。帝曰：善。

【注释】

［1］其魄独居：魄，指阴精。精得阳化，则气化水行。今阳气衰竭而不化，则阴精凝积，水液潴留，故曰“其魄独居”。

［2］孤精于内，气耗于外：水液独盛于内，阳气耗散于外。张介宾注：“精中无气，则孤精于内；阴内无阳，则气耗于外。”

［3］四极急而动中：四极即四肢。急，胀急也。动中，犹言变动于中。

［4］形施于外：顾尚之注：“施即‘弛’之假借。”

［5］平治于权衡：平，辨。即辨明阴阳虚实，权衡轻重以治之。

［6］去宛陈莝：宛同“郁”，积也。莝（cuó，音锉），斩也。去宛陈莝，即去瘀莝陈。张介宾注：“谓去其水气之陈积，欲如斩草而渐除之也。”也有引申为活血化瘀的解释。

［7］微动四极：王冰注：“谓微动四肢，令阳气渐以宣行。”

［8］温衣：张志聪注：“温衣，暖肺气也。”张介宾注：“欲助其肌表之阳，而阳凝易散也。”

［9］缪刺：病在左而刺右、病在右而刺左，刺络治法。

［10］开鬼门，洁净府：鬼门，汗孔。净府，膀胱。全句谓发汗、利小便。

［11］精以时服：王冰注：“五精之气以时宾服于肾脏也。”

［12］五阳已布，疏涤五藏：五阳，五脏之阳气。疏，疏通。涤，涤除。全句言五脏阳气敷布，疏通水道，涤除五脏余邪。

［13］巨气乃平：巨气，大经脉气也。平，复也。此承上句，阐明精生形盛，骨肉相保，而大经脉气乃得平复。

【经文分析】

1. 水肿的病机 水肿的病因非外感所得，乃内伤使五脏阳气被阻遏所致，即“五藏阳以竭”。五脏阳气阻竭，不能温化阴津，津液无气以化，“其魄独居，孤精于内，气耗于外”，是对阳虚水肿的进一步具体说明。

2. 水肿的症状 此“五藏阳以竭”所致的水肿表现为，“形不可与衣相保，此四极急而动中”，即四肢形体胸腹皆水肿，甚至连衣服都难以穿上，严重时还可见水邪犯肺的喘咳。

3. 水肿的治则治法 水肿病总的治则是“平治于权衡”，即平调阴阳。

水肿的具体治法包括：①“开鬼门，洁净府”，即发汗、利小便之法，以祛除水邪。②“去宛陈莝”，即活血化瘀。③“缪刺其处”，即用缪刺法针刺络脉使经络疏通以祛除水邪。④“微动四极”，即轻微活动四肢，以疏通气血，振奋阳气。⑤“温衣”，即添衣保暖，以保护阳气，有利于消散水饮之邪。

这些治疗方法体现了扶正祛邪的思想，综合并用，使水邪得以消散。本篇“开鬼门，洁净府”治疗水肿的方法对后世影响深远。张仲景在《金匮要略》提出“诸有水者，腰以下肿，当利小便；腰以上肿，当发汗乃愈”即渊源于此。《医宗金鉴》之“治水之病，当知表里上下分消之法。腰以上肿者，水在外，当发其汗乃愈，越婢、青龙汤证也。腰以下肿者，水在下，当利小便乃愈，五苓、猪苓等汤证也”也是《内经》理论的具体运用。

思考题

（1）何为“神不使”？

（2）如何理解“病为本，工为标，标本不得，邪气不服”？

（3）试说明水肿病的病机、症状、治则治法。

灵枢·顺气一日分为四时

【题解】

顺，按照。气，人气，特指人体具有抗邪功能的阳气。本篇按照人体阳气的盛衰消长节律，把一日分为旦、昼、夕、夜四个时间节段，类比于春、夏、秋、冬四时（四季），以此说明邪正之间的盛衰消长和病情的“旦慧、昼安、夕加、夜甚”变化情况，故名。

（一）

【原文】

黄帝曰：夫百病之所始生者，必起于燥湿寒暑风雨，阴阳喜怒[1]，饮食居处。气合而有形，得藏而有名[2]，余知其然也。夫百病者，多以旦慧、昼安、夕加、夜甚[3]，何也？岐伯曰：四时之气使然也。黄帝曰：愿闻四时之气。岐伯曰：春生，夏长，秋收，冬藏，是气之常也，人亦应之。以一日分为四时，朝则为春，日中为夏，日入为秋，夜半为冬。朝则人气始生，病气衰，故旦慧；日中人气长，长则胜邪，故安；夕则人气始衰，邪气始生，故加；夜半人气入藏，邪气独居于身，故甚也。

黄帝曰：其时有反者[4]何也？岐伯曰：是不应四时之气，藏独主其病[5]者，是必以藏气之所不胜时者甚，以其所胜时者起[6]也。黄帝曰：治之奈何？岐伯曰：顺天之时，而病可与期[7]。顺者为工，逆者为粗[8]。

【注释】

[1] 阴阳喜怒：阴阳，指性生活不节。喜怒，指七情不和。

[2] 气合而有形，得藏而有名：气合，指邪气与人遇合，即邪气侵犯人体；形，病形，即疾病表现出来的脉证。得藏，邪气侵犯某一脏腑；有名，有其病名。按脏腑分证，邪气侵犯某一脏腑，出现该脏腑受病时所应有的证候，则以该脏腑命名此证，如肺痹、肝痹、三焦咳、膀胱咳之类。

[3] 旦慧、昼安、夕加、夜甚：旦，平旦，即早晨；昼，白昼，此处指中午前后，即下文所言之“日中”；夕，傍晚，即“日入”；夜，此处特指半夜前后，即下文所言之“夜半”。慧，神情清爽；安，舒适，即病情减轻，病体较为轻松舒适；加，病情加剧；甚，病情严重。

[4] 其时有反者：其，指病情；时，有时；反，相反，不符合。其时有反者指病情变化有时与上述“旦慧、昼安、夕加、夜甚”的规律不相符合。

[5] 藏独主其病：病情不受邪正的盛衰消长节律所影响（邪正盛衰消长节律不明显），而是脏气的生克乘侮节律单独主宰病情变化（见《素问·藏气法时论》、《素问·玉机真藏论》）。

[6] 以藏气之所不胜时者甚，以其所胜时者起：以，于。所不胜时，按五行推论，能够克制受病之脏的时刻，如肝（属木）病之所不胜时为辛、酉时（属金）。所胜时，受病之脏所能克制的时刻，如肝病之所胜时为辰、戌、丑、未（属土）。起，病情减轻或向愈。

[7] 顺天之时，而病可与期：期，约定期限。本句谓治疗能够顺应天时（根据时日的五行属性施以恰当的补泻），则疾病可望治愈（在预定时间内治愈）。

[8] 顺者为工，逆者为粗：顺者，指治疗能顺天之时者；逆者，指治疗逆天之时者。工，指医术高明；粗，指医术低劣。

（二）

【原文】

黄帝曰：善。余闻刺有五变[1]，以主五输[2]，愿闻其数。岐伯曰：人有五藏，五藏有五变，五变有五输，故五五二十五输，以应五时[3]。黄帝曰：愿闻五变。岐伯曰：肝为牡[4]藏，其色青，其时春，其音角，其味酸，其日甲乙。心为牡藏，其色赤，其时夏，其日丙丁，其音徵，其味苦。脾为牝[5]藏，其色黄，其时长夏，其日戊己，其音宫，其味甘。肺为牝藏，其色白，其音商，其时秋，其日庚辛，其味辛。肾为牝藏，其色黑，其时冬，其日壬癸，其音羽，其味咸。是为五变。

黄帝曰：以主五输奈何？岐伯曰：藏主冬，冬刺井[6]；色主春，春刺荥[7]；时主夏，夏刺输[8]；音主长夏，长夏刺经[9]；味主秋，秋刺合[10]；是谓五变，以主五输。黄帝曰：诸原安合以致六输[11]？岐伯曰：原独不应五时，以经合之[12]，以应其数，故六六三十六输。黄帝曰：何谓藏主冬，时主夏，音主长夏，味主秋，色主春？愿闻其故。岐伯曰：病在藏者，取之井；病变于色者，取之荥；病时间时甚[13]者，取之输；病变于音者，取之经；经满而血者[14]，病在胃及以饮食不节得病者，取之合，故命曰味主合。是谓五变也。

【注释】

［1］五变：指疾病过程中脏、色、时、音、味五方面的变化情况。与“五变”篇指五种与体质有关的病变含义不同。

［2］五输：十二经脉之井、荥、输、经、合五输穴。

［3］五时：指春、夏、长夏、秋、冬。

［4］牡：雄性鸟兽，代表“阳”的属性。

［5］牝：雌性鸟兽，代表“阴”的属性。

［6］藏主冬，冬刺井：脏主藏，故其气应冬；井穴气深，其气亦应冬；故下文谓“病在藏者，取之井”。

［7］色主春，春刺荥：春天万物生发，其色向荣，故色主于春；荥为小水流，荥穴之气尚微，与春天初生之阳气亦相应；故下文谓“病变于色者，取之荥”。

［8］时主夏，夏刺输：张介宾注：“五时长养，其气应夏，输穴气盛，亦应乎夏，故凡病之时作时止者，当取各经之输穴也。”五（四）时长养万物，夏天万物盛长蕃秀，故时主于夏；输穴气盛，与夏天旺盛的阳气亦相通应，故“夏刺输”。下文谓“病时间时甚者，取之输”者，因“病时间时甚”者，随时而变也。

［9］音主长夏，长夏刺经：张介宾注：“五音繁盛，气应长夏，经穴正盛，亦应长夏，故凡病在音声者，当取各经之经也。”盖宫音为五音之本，脾主长夏，其音宫，故“音主长夏”，经穴之气较输穴更盛，若长夏阳热之气更甚于夏气，故张氏谓：“经穴正盛，亦应长夏。”

［10］味主秋，秋刺合：张介宾注：“五味成熟，以养五脏，其气应秋，合穴气敛，亦应乎秋。”盖秋天万物成熟，物熟而后有味，故味主秋。秋气收敛，合穴之气亦收敛，两者相应，故秋刺合。

［11］诸原安合以致六输：原，原穴，与五输穴同样均为特定穴的一类。安合，如何配合。致，成为。六输，五输穴加上原穴就成为六输穴。本句意谓：六腑阳经中除了五输穴与五时等配合外，尚有原穴，该与什么配合以成为六输穴？

［12］原独不应五时，以经合之：张介宾注：“上文止言五脏五输以应五时，而不及六腑之原者，盖原合于经，不复应时，如长夏之刺经，则原在其中，应其数矣，是即六腑之六输也。按：‘本输’篇所载六腑之原，在‘九针十二原’篇即谓之腧，故（《难经》）六十六难曰‘以腧为原’也。后世针灸诸书宗之，皆言阳经之腧即为原，故治腧即所以治原；阴经之腧并于原，故治原即所以治腧。今此节云‘以经合之，以应其数’，然则经、原、输三穴相邻，经亦可以代原矣。”可参。

［13］病时间时甚：间，缓。甚，急。此句言病情时轻时重，时缓时急。

［14］经满而血者：经，经脉。此句言经脉盛满而有出血或瘀血等病证者。

【经文分析】

1. 五脏与色、味、音、时、日的对应关系　五脏阴阳属性不同，与五变（色、味、音、时、日）有着相应的联系，其具体对应关系如下（表 8-2）。

表 8-2　五脏色、味、音、时、日对应关系

五脏	色	味	音	时	日（干）
肝	青	酸	角	春	甲乙
心	赤	苦	徵	夏	丙丁
脾	黄	甘	宫	长夏	戊己
肺	白	辛	商	秋	庚辛
肾	黑	咸	羽	冬	壬癸

2. 五季与五变的对应关系及分刺五输的原则　脏主冬，色主春，时主夏，音主长夏，味主秋，把五季分别与脏、色、时、音、味联系起来并说明其道理，并且指出按不同季节分刺五输即冬刺井、春刺荥、夏刺输、长夏刺经、秋刺合。

思考题

（1）昼夜消长规律对病情有什么样的影响？

（2）五季与五变的对应关系及分刺五输的原则是什么？

素问·藏气法时论

【题解】

藏气，五脏之气，包括五脏的气化活动功能；法时，顺从四时的阴阳五行规律。篇中指出人体五脏的生理活动、病理变化及五脏病的治疗，均与四时阴阳五行规律密切相关，故名“藏气法时论”。

（一）

【原文】

黄帝问曰：合人形以法四时五行而治，何如而从，何如而逆，得失之意，愿闻其事。岐伯对曰：五行者，金、木、水、火、土也，更贵更贱，以知死生，以决成败，而定五藏之气，间甚[1]之时，死生之期也。帝曰：愿卒闻之。岐伯曰：肝主春，足厥阴、少阳主治，其日甲乙；肝苦急，急食甘以缓之[2]。心主夏，手少阴、太阳主治，其日丙丁；心苦缓，急食酸以收之[3]。脾主长夏，足太阴、阳明主治，其日戊己；脾苦湿，急食苦以燥之[4]。肺主秋，手太阴、阳明主治，其日庚辛；肺苦气上逆，急食苦以泄之[5]。肾主冬，足少阴、太阳主治，其日壬癸；肾苦燥，急食辛以润之，开腠理，致津液，通气也[6]。

【注释】

［1］间甚：即轻重之义。

［2］肝苦急，急食甘以缓之：吴崑注：“肝为将军之官，志怒而急，急则自伤而苦之矣；宜食甘以缓之，则急者可平也。”

［3］心苦缓，急食酸以收之：马莳注：“缓则心气虚也，惟酸性收，急宜食酸者以收之。”

［4］脾苦湿，急食苦以燥之：马莳注：“湿则脾病，惟苦性燥，急宜食苦者以燥之。”

［5］肺苦气上逆，急食苦以泄之：吴崑注：“肺为清虚之脏，行降下之令；若气上逆，则肺苦之，急宜食苦以泄肺气。”

［6］肾苦燥，急食辛以润之，开腠理，致津液，通气也：张介宾注：“肾为水脏，藏精者也。阴病者苦燥，故宜食辛以润之。盖辛从金化，水之母也。其能开腠理致津液者，以辛能通气也。水中有真气，惟辛能达之，气至水亦至，故可以润肾之燥。”

（二）

【原文】

病在肝，愈于夏，夏不愈，甚于秋，秋不死，持于冬，起于春，禁当风。肝病者，愈在丙丁，丙丁不愈，加于庚辛，庚辛不死，持于壬癸，起于甲乙。肝病者，平旦慧[1]，下晡[2]甚，夜半静。肝欲散，急食辛以散之，用辛补之，酸写之。

病在心，愈在长夏，长夏不愈，甚于冬，冬不死，持于春，起于夏，禁温食、热衣。心病者，愈在戊已，戊已不愈，加于壬癸，壬癸不死，持于甲乙，起于丙丁。心病者，日中慧，夜半甚，平旦静，心欲耎。急食咸以耎之，用咸补之，甘写之。

病在脾，愈在秋，秋不愈，甚于春，春不死，持于夏，起于长夏，禁温食、饱食、湿地、濡衣。脾病者，愈在庚辛，庚辛不愈，加于甲乙，甲乙不死，持于丙丁，起于戊已。脾病者，日昳[3]慧，日出甚，下晡静。脾欲缓，急食甘以缓之，用苦写之，甘补之。

病在肺，愈在冬，冬不愈，甚于夏，夏不死，持于长夏，起于秋，禁寒饮食、寒衣。肺病者，愈在壬癸，壬癸不愈，加于丙丁，丙丁不死，持于戊已，起于庚辛。肺病者，下晡慧，日中甚，夜半静。肺欲收，急食酸以收之，用酸补之，辛写之。

病在肾，愈在春，春不愈，甚于长夏，长夏不死，持于秋，起于冬，禁犯焠烪[4]、热食、温炙衣[5]。肾病者，愈在甲乙，甲乙不愈，甚于戊已，戊已不死，持于庚辛，起于壬癸。肾病者，夜半慧，四季[6]甚，下晡静。肾欲坚，急食苦以坚之，用苦补之，咸写之。

夫邪气之客于身也，以胜相加[7]，至其所生而愈[8]，至其所不胜而甚[9]，至于所生而持[10]，自得其位而起[11]；必先定五藏之脉，乃可言间甚之时，死生之期也。

【注释】

［1］慧：清爽之意。

［2］下晡：指申酉时，即下午五六点钟。

［3］日昳：指未时，即下午二三点钟。

［4］焠烪：焠（cuì，音翠），即火熨法。烪（āi，音哀），热也。

［5］温炙衣：指烘烤过的衣服。

［6］四季：指辰、戌、丑、未四个时辰。

［7］以胜相加：邪气侵犯人体，都是因胜以侮不胜。加，侵侮。

［8］至其所生而愈：张介宾注：“我所生也，以时而言，下同。”

［9］至其所不胜而甚：张介宾注：“我不胜彼，被克者也。”

［10］至于所生而持：张介宾注：“生我之时也。”

［11］自得其位而起：张介宾注：“自王之时也。”

（三）

【原文】

肝病者，两胁下痛引少腹，令人善怒[1]；虚则目䀮䀮无所见，耳无所闻，善恐，如人将捕之[2]。取其经，厥阴与少阳[3]，气逆则头痛，耳聋不聪，颊肿[4]，取血者[5]。

心病者，胸中痛，胁支满，胁下痛，膺背肩甲间痛，两臂内痛[6]；虚则胸腹大，胁下与腰相引而痛[7]。取其经，少阴、太阳、舌下血者。其变病，刺郄中[8]血者。

脾病者，身重，善饥，肉痿[9]，足不收，行善瘛，脚下痛[10]；虚则腹满肠鸣，飧泄食不化[11]。取其经，太阴、阳明、少阴血者[12]。

肺病者，喘咳逆气，肩背痛，汗出[13]，尻、阴股、膝、髀、腨、胻、足皆痛[14]；虚则少气不能报息，耳聋，嗌干[15]。取其经，太阴、足太阳之外，厥阴内血者。

肾病者，腹大，胫肿，喘咳[16]，身重[17]，寝汗出，憎风[18]；虚则胸中痛[19]，大腹、小腹痛，清厥[20]，意不乐[21]。取其经，少阴、太阳血者。

【注释】

［1］两胁下痛引少腹，令人善怒：张介宾注："此肝之实邪也。肝脉布胁肋抵少腹，邪实则两胁下痛引于少腹。"

［2］虚则目䀮䀮无所见，耳无所闻，善恐，如人将捕之：䀮（huāng，音荒），目不明貌。张介宾注："目为肝之窍，肝脉上入颃颡，连目系，肝与胆为表里，胆脉从耳后入耳中，故气虚则目无所见，耳无所闻也。肝虚则胆虚，故气怯而善恐。"

［3］取其经，厥阴与少阳：张介宾注："取其经者，非络病也。取厥阴以治肝，取少阳以治胆。此承上文虚实二节而言，虚者当补，实者当泻也。下仿此。"

［4］气逆则头痛，耳聋不聪，颊肿：吴崑注："气逆而上，故上实，则头痛、耳聋、颊肿，亦以厥阴肝脉与督脉会于巅，下颊里，少阳胆脉入耳中，加颊车，病故若此。"

［5］取血者：王冰注："脉中血满，独异于常，乃气逆之诊。随其左右，有则刺之。"马莳注："此亦是有余之证也，取其两经以出血而已。"

［6］胸中痛，胁支满，胁下痛，膺背肩甲间痛，两臂内痛：马莳注："手少阴心经之脉，其直者从心系却上肺，下出腋下。手厥阴心包络之脉，其支者循胸中，出腋下三寸，上抵腋下，下循臑内，行太阴少阴之间，入肘中，下循臂行两筋之间。又手太阳小肠经之脉，自臂臑上绕肩胛，交肩上，故胸中必痛，胁支必满，胁下亦痛，膺臂肩胛间两臂内皆痛，此则邪气有余之证也。"

［7］虚则胸腹大，胁下与腰相引而痛：张介宾注："胸腹腰胁之间，皆手少阴，厥阴之脉所及。心虚则阳虚而逆气不行，故为胸腹大；心主血脉，血虚则不能荣养筋脉，故腰胁相引而痛。"

［8］郄中：马莳注："手少阴之郄曰阴郄穴者，在掌后脉中，去腕半寸。"一说：心合小肠，当取手太阳小肠腕骨原穴。两说均可参考。

［9］善饥，肉痿：饥，原本作"肌"，今依《针灸甲乙经》改。吴崑注："脾主消磨饮食，脾强则令善饥；脾主肌肉，脾病则令肉萎。"

［10］行善瘛，脚下痛：张介宾注："脾主四肢，故足不收，行善瘛；瘛者，手足掉掣也。脾脉起于足大趾，过核骨以上内踝，故为脚下痛。"

［11］虚则腹满肠鸣，飧泄食不化：张介宾注："脾虚失其健运之用，而中气不治，故为此诸病。"《灵枢・口问》云："中气不足，肠为之苦鸣。"

［12］取其经，太阴、阳明、少阴血者：张介宾注："脾与胃之表里，故当取足太阴、阳明之经，少阴肾脉也。脾主湿，肾主水，水能助湿伤脾，故当取少阴之血，以泄其寒实。如《厥病篇》治脾心痛者，亦取肾经之然谷、太溪，义犹此也。"

［13］喘咳逆气，肩背痛，汗出：吴崑注："肺主气，故病喘咳气逆；肺系肩背，而俞在焉，故肩背痛；肺主皮毛，病则皮毛疏泄，故汗出。此肺之常候也。"

［14］尻、阴股、膝、髀、腨、胻、足皆痛：尻、髀、胻、足等皆足少阴肾经之所过，今肺病连肾，气陷下部，为母病及子之候。

［15］虚则少气不能报息，耳聋，嗌干：张介宾注："报，复也。不能报息，谓呼吸气短，难于接续也。"王冰注："肺太阴之络会于耳中，故聋也。肺虚则肾气不足以上润于嗌，故嗌干也。"

［16］腹大，胫肿，喘咳：张介宾注："足少阴之脉，上腨内，夹脐上行，入肺中。阴邪上侵，故腹大、胫肿而喘咳也。"

［17］身重：王冰注："肾病则骨不能用，故身重也。"高世栻注："肾为生气之原，生阳之气不周于身，故身重。"

［18］寝汗出，憎风：即盗汗，恶风。张介宾注："肾主五液，在心为汗，而肾邪侮之，心气内微，故为寝汗出……凡汗多者表必虚，表虚者阳必衰，故恶风也。"

［19］胸中痛：张介宾注："足少阴之脉从肺出络心，注胸中。肾虚则心肾不交，故胸中痛。"

［20］大腹、小腹痛，清厥：清厥，即清冷的意思。王冰注："足太阳脉，从项下行至足，肾虚则太阳之气不能盛行于足，故足冷而气逆也。"马莳注："其大腹、小腹亦从而痛，正以肾脉自小腹上行大腹至俞府而上也。"

［21］意不乐：张志聪注："膻中者，臣使之官，代君行令，喜乐出焉。胸中之气不足，故意不乐也。"

【经文分析】

1. 合人形以法四时五行而治　本篇首先提出了"合人形以法四时五行而治"的基本原则，并根据五脏与四时、五味的关系说明五脏"所苦"及其运用五味治疗的方法，是《内经》"因时制宜"治疗原则的重要内容，亦是对药物性味与疗效关系的总结。

（1）五脏与四时五行的关系：本篇所言四时，既指一年之四（五）季、一月之干支（十天干）日，也指一日之时辰，其与五脏的关联如下（表 8-3）。

表 8-3　四时-五脏五行归类

五行	五脏	四季	时日	时段
木	肝	春	甲乙	平旦（寅卯时）
火	心	夏	丙丁	日中（巳午时）
土	脾	长夏	戊己	日昳（未时），四季（辰戌丑未时）
金	肺	秋	庚辛	下晡（申酉时）
水	肾	冬	壬癸	夜半（亥子时）

（2）四时五行对人体病理的影响：五脏病变的逆从、得失与四时五行有关，四时阴阳消长，四季气候更替直接或间接影响人体，因而原文提出"病在肝，愈于夏，夏不愈，甚于秋，秋不死，持于冬，起于春，禁当风。肝病者，愈在丙丁，丙丁不愈，加于庚辛，庚辛不死，持于壬癸，起于甲乙。肝病者，平旦慧，下晡甚，夜半静"。其他四脏，依此类推，是中医四时五脏阴阳观点的具体应用，其规律是"以胜相加，至其所生而愈，至其所不胜而甚，至于所生而持，自得其位而起"。

（3）五脏苦欲与五味补泻：根据五味辛散、咸软、甘缓、酸收、苦坚的不同作用，而五脏各有其所欲。经文中应用作用相反的药味，一补一泻相配合调治疾病。其补其泻以适应五脏之性与否为分辨，正如张介宾《类经·疾病类》云："顺其性者为补，逆其性者为泻。"

（4）五脏苦欲的五味搭配体现了组方的君臣佐使配伍关系：以文中"肝欲散，急食辛以散之，用辛补之，酸泻之"为例，"急食辛以散之"即用辛味疏散肝气，是治病的主要部分（君）；"用辛补之"则是从其肝之所欲，增加散气之功，可视为辅助药（臣）；酸味主收敛，与"肝欲散"忤逆，又有碍辛散之功，故称"酸泻之"，就病与治关系而言，用酸收从其病，就用药治疗而言，用酸收以制辛散的太过。因此，用酸味，具有反佐的作用，而为佐药。本篇有关五脏苦欲补泻的理论，对后世根据药物性味归经以选药组方的原则有很大影响。

2. 五脏虚实病证及治疗法则　本篇五脏病证涉及本脏及所属经脉循行部位出现的证候，每脏均以虚实分述。治疗原则采用循经取穴、表里两经取穴。同时指出特殊情况下，可以采取特殊处理，根据病情变化，随证施治。

（四）

【原文】

肝色青，宜食甘，粳米、牛肉、枣、葵皆甘。心色赤，宜食酸，小豆、犬肉、李、韭皆酸。肺色白，宜食苦，麦、羊肉、杏、薤皆苦。脾色黄，宜食咸，大豆、豕肉、栗、藿[1]皆咸。肾色黑，宜食辛，黄黍[2]、鸡肉、桃、葱皆辛。辛散，酸收，甘缓，苦坚，咸耎。

毒药攻邪，五谷[3]为养，五果[4]为助，五畜[5]为益，五菜[6]为充，气味合而服之，以补精益气，此五者，有辛、酸、甘、苦、咸，各有所利，或散、或收、或缓、或急[7]、或坚，或耎，四时五藏，病随五味所宜也。

【注释】

[1] 藿：豆叶也。

[2] 黄黍：张介宾注："即糯小米也，可以酿酒，北人呼为黄米，又曰黍子。"

[3] 五谷：即粳米、小豆（麻）、麦、大豆、黄黍也。

[4] 五果：即枣、李、杏、栗、桃也。

[5] 五畜：即牛、犬、羊、豕、鸡也。

[6] 五菜：即葵、韭、薤、藿、葱也。

[7] 或急：按《黄帝内经太素》无此二字。

【经文分析】

1. 不同性味的食物对五脏的调养作用 五谷、五果、五畜、五菜等药食有五味，五味分属四时、五脏，药食气味在治病中各有不同的作用。应用时要根据不同季节，五脏之气偏盛、偏衰，以及苦、欲等具体情况，以其所宜而用之（表 8-4）。

表 8-4 五脏五味食物

五脏	五色	宜食五味	五谷	五畜	五菜	五果
肝	青	甘	粳米	牛	葵	枣
心	赤	酸	麻	犬	韭	李
脾	黄	咸	豆	豕	藿	栗
肺	白	苦	麦	羊	薤	杏
肾	黑	辛	黄黍	鸡	葱	桃

2. 饮食调养的作用 气味偏盛的药食能攻逐邪气治疗疾病，五谷杂粮用以滋养五脏，水果可以营养脏腑，畜类之肉能补益脏腑精气，蔬菜可补充五谷杂粮、水果、肉类等的不足，共同营养五脏。五谷、五畜、五果、五菜既能分别补益不同的脏气，又能共同作用，增强人体正气，驱除邪气。

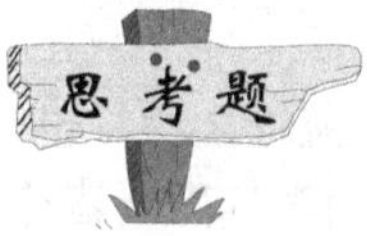

（1）五脏疾病的昼夜变化规律是什么？

（2）五脏疾病"以胜相加"的传变规律是什么？

（3）简述五脏苦欲的药食五味治疗规律。

（4）如何理解"四时五藏，病随五味所宜"？

素问·标本病传论

【题解】

本篇讨论的中心是疾病的标本及疾病传变规律，故名篇。经文主要论述了疾病的标本及治法的逆从。学习该篇需掌握标本缓急的临床运用、辨别标本的重要性，了解标本的概念，理解脾胃转输作用在治疗中的意义。

（一）

【原文】

黄帝问曰：病有标本，刺有逆从[1]奈何？岐伯对曰：凡刺之方，必别阴阳[2]，前后相应，逆从得施，标本相移[3]，故曰：有其在标而求之于标，有其在本而求之于本；有其在本而求之于标，有其在标而求之于本。故治有取标而得者，有取本而得者，有逆取而得者，有从取而得者。故知逆与从，正行无问，知标本者，万举万当[4]，不知标本，是谓妄行。

【注释】

[1] 逆从：张介宾："逆者，谓病在本而刺其标，病在标而刺其本。从者，病在本而刺其本，病在标而刺其标也。"

[2] 阴阳：张介宾："阴阳二字，所包者广，如经络时令气血疾病，无所不在。"

[3] 标本相移：张介宾："取其前则后应，取其后则前应，故或逆或从，得施其法，而在标在本，可相移易矣。"

[4] 知标本者，万举万当：张介宾："既知标本逆从之道，尚何疑问，又何不当，此甚言标本之不可不知也。当，去声。"

（二）

【原文】

夫阴阳逆从，标本之为道也，小而大，言一而知百病之害，少而多，浅而博，可以言一而知百也。以浅而知深，察近而知远，言标与本，易而勿及。治反为逆，治得为从。先病而后逆者，治其本[1]；先逆而后病者，治其本。先寒而后生病者，治其本；先病而后生寒者，治其本。先热而后生病者，治其本；先热而后生中满者，治其标。先病而后泄者，治其本；先泄而后生他病者，治其本。必且调之，乃治其他病。先病而后生中满者，治其标[2]；先中满而后烦心者，治其本。人有客气有同气[3]。小大不利，治其标；小大利，治其本。病发而有余，本而标之，先治其本，后治其标。病发而不足，标而本之，先治其标，后治其本。谨察间甚，以意调之；间者并行，甚者独行[4]，先小大不利[5]而后生病者，治其本。

【注释】

[1] 先病而后逆者，治其本：张介宾："有因病而致血气之逆者，有因逆而致变生之病者，有因寒热而生为病者，有因病而生为寒热者，但治其所因之本原，则后生之标病，可不治而自愈矣。"

[2] 先病而后生中满者，治其标：张介宾："诸病皆先治本，而惟中满者先治其标，盖以中满为病，其邪在胃，胃者脏腑之本也，胃满则药食之气不能行，而脏腑皆失其所禀，故先治此者，亦所以治本也。"

[3] 人有客气有同气：新校正云："按全元起本，同作固。"张介宾："客气者，流行之运气也，往来不常，故曰客气。同气者，四时之主气也，岁岁相同，故曰同气。气有不和，则客气同气皆令人病矣。"

[4] 间者并行，甚者独行：张介宾："间者言病之浅，甚者言病之重也。病浅者可以兼治，故曰并行。病甚者难容杂乱，故曰独行。盖治不精专，为法之大忌，故当加意以调之也。一曰病轻者，邪气与元气互为出入，故曰并行。病甚者，邪专王而肆虐，故曰独行。于义亦通。"

[5] 小大不利：张介宾："二便不利，皆为急证，故无论标本，即当先治。"

（三）

【原文】

夫病传者，心病，先心痛，一日而咳，三日胁支痛，五日闭塞不通，身痛体重，三日不已死。冬夜半，夏日中。肺病，喘咳，三日而胁支满痛，一日身重体痛，五日而胀，十日不已死。冬日入，夏日出。肝病，头目眩，胁支满，三日体重身痛，五日而胀，三日腰脊少腹痛，胫酸，三日不已死。冬日入，夏早食。脾病，身痛体重，一日而胀，二日少腹腰脊痛，胫酸，三日背（䏚）筋痛，小便闭，十日不已死。冬入定，夏晏食。肾病，少腹腰脊痛䯒酸，三日背（䏚）筋痛，小便闭，三日腹胀，三日两胁支痛，三日不已死。冬大晨，夏晏晡。胃病，胀满，五日少腹腰脊痛䯒酸，三日背（䏚）筋痛，小便闭，五日身体重，六日不已死。冬夜半后，夏日昳。膀胱病，小便闭，五日少腹胀，腰脊痛䯒酸，一日腹胀，一日身体痛，二日不已死。冬鸡鸣，夏下晡。诸病以次是相传，如是者，皆有死期，不可刺。间一脏止，及至三四脏者，乃可刺也。

【经文分析】

1. 标本的概念 疾病之先后主次；先病为本，后病为标；主病为本，次病为标。因此，在诊断治疗中需要注意几个环节：一是必别阴阳：强调阴阳两纲定性。二是前后相应：认识疾病全过程。三是逆从得施：正确运用逆治与从治的法则。四是标本相移：针对具体病情，确定先治标还是先治本的原则。

2. 标本相移的几种情况及其意义 病在标而求之于标，在本而求之于本——从治；病在标而求之于本，在本而求之于标——逆治。知标本者，万举万当。辨别标本逆从的意义：有利于从整体上认识疾病。有利于抓住病机，决定治本或治标。有利于掌握疾病标本转化的规律。

3. 标本缓急的临床运用 原文列举了 11 种标本先后的治疗原则。

治本：

先病而后逆者治其本

先逆而后生病者治其本

先寒而后生病者治其本

先病而后生寒者治其本

先热而后生病者治其本

先病而后泄者治其本

先泄而后生他病者治其本，必且调之，乃治其他病

先中满而后烦心者治其本

先小大不利而后生病者，治其本

治标：

先热而后生中满者治其标

先病而后生中满者治其标

标本先后的原则：人有客气有同（固）气，小大不利治其标，小大利治其本；病发而有余，本而标之，先治其本，后治其标；病发而不足，标而本之，先治其标，后治其本。

总原则：谨察间甚，以意调之，间者并行，甚者独行。诸病治本，小大不利治其标，先病（热），后中满，治其标，（急则治标，缓则治本）体现了保胃气的思想。

4. 病传及其预后判断 本篇所论疾病传变规律及其预后，列举了五脏及胃、膀胱疾病的传变，如心病传肺而咳，传肝而胁支痛，传脾而闭塞不通，传肾则五脏俱伤，故死。同样论述疾病传变的还有《灵枢•病传》及《素问•藏气法时论》，可以相互参考。

附篇

素问·刺志论

【题解】

刺，即刺法；志，准则。本篇在论述邪正虚实的基础上提出针刺补泻的运用原则，故名“刺志论”。

【原文】

黄帝问曰：愿闻虚实之要？岐伯对曰：气实形实，气虚形虚[1]，此其常也，反此者病。谷[2]盛气盛，谷虚气虚，此其常也，反此者病。脉实血实，脉虚血虚，此其常也，反此者病。帝曰：如何而反？岐伯曰：气盛身寒[3]，气虚身热，此谓反也。谷入多而气少，此谓反也；谷不入而气多，此谓反也。脉盛血少[4]，此谓反也。脉少[5]血多[4]，此谓反也。

气盛身寒，得之伤寒[6]。气虚身热，得之伤暑[7]。谷入多而气少者，得之有所脱血，湿居下[8]也。谷入少而气多者，邪在胃及与肺也。脉小血多者，饮中热[9]也。脉大血少者，脉有风气[10]，水浆不入，此之谓也。夫实者气入也，虚者气出也[11]。气实者，热也。气虚者，寒也。入实[12]者，左手开针空[13]也。入虚者，左手闭针空[13]也。

【注释】

[1] 气实形实，气虚形虚：马莳注：“气者，人身之气也，形者，人之形体也。气实则形实，气虚则形虚，此其相称者为常，而相反则为病矣。”

[2] 谷：吴崑注：“谷，纳谷也，谓饮食。”

[3] 气盛身寒：原本无此四字，今依《针灸甲乙经》补。

[4] 血少，血多：丹波元简注：“血之多少，盖察面色而知之。”血少则面色白，血多则红赤。

[5] 脉少：下文作“脉小”，“少”当作“小”。

[6] 气盛身寒，得之伤寒：王冰注：“寒伤形，故气盛身寒。”

[7] 气虚身热，得之伤暑：王冰注：“暑伤气，故气虚身热。”

[8] 湿居下：高世栻注：“湿邪居下之病。”

[9] 饮中热：高世栻注：“饮酒中热之病。”

[10] 脉有风气：谓脉中客有风邪。张介宾注：“风为阳邪，居于脉中，故脉大。”

[11] 实者气入也，虚者气出也：吴崑注：“言实者是邪气入而实，虚者是正气出而虚。”

[12] 入实：即刺实证。下“入虚”仿此。

[13] 开针空，闭针空：王冰注：“言用针之补泻也。”开针空是泻法，闭针空是补法。

灵枢·论痛

【题解】

本篇主要论述不同体质的人对针刺、灸火引起疼痛的耐受力不同，故篇名“论痛”。篇中从体质差异说明不同的人对痛感和毒药的耐受能力不同，患病后的恢复亦有难易之分，提示在临床上，应根据体质的不同情况，因人制宜地采用不同的治疗方法。

【原文】

黄帝问于少俞[1]曰：筋骨之强弱，肌肉之坚脆，皮肤之厚薄，腠理之疏密，各不同，其于针石火焫[2]之痛何如？肠胃之厚薄坚脆亦不等，其于毒药何如？愿尽闻之。少俞曰：人之骨强、筋弱、肉缓、皮肤厚者，耐痛，其于针石之痛，火焫亦然。

黄帝曰：其耐火焫者，何以知之？少俞答曰：加以黑色而美骨[3]者，耐火焫。黄帝曰：其不耐针石之痛者，何以知之？少俞曰：坚肉薄皮者，不耐针石之痛，于火焫亦然。

黄帝曰：人之病，或同时而伤，或易已，或难已，其故何如？少俞曰：同时而伤，其身多热者，易已；多寒者，难已[4]。黄帝曰：人之胜毒，何以知之？少俞曰：胃厚、色黑、大骨及肥者，皆胜毒；故其瘦而薄胃者，皆不胜毒也。

【注释】

[1] 少俞：古代名医，为俞跗之弟，详见《针灸甲乙经·序》及《古今医统》。

[2] 火焫：艾火烧针之类。

[3] 美骨：骨骼发育完善强劲。张介宾注："美骨者，骨强之谓。"

[4] 其身多热者，易已；多寒者，难已：张介宾注："此皆指外邪致病为言也。多热者病在阳分，故易已；多寒者病在阴分，故难已。"

素问·移精变气论

【题解】

本篇指出上古时治病，用祝由的方法以达到移易改变患者精气，使精气内守的目的，故篇名"移精变气论"。

【原文】

黄帝问曰：余闻古之治病，惟其移精变气，可祝由而已。今世治病，毒药治其内，针石治其外，或愈或不愈，何也？岐伯对曰：往古人居禽兽之间，动作以避寒，阴居以避暑，内无眷慕[1]之累，外无伸宦[2]之形，此恬惔之世，邪不能深入也。故毒药不能治其内，针石不能治其外，故可移精祝由[3]而已。当今之世不然，忧患缘其内，苦形伤其外，又失四时之从，逆寒暑之宜，贼风数至，虚邪朝夕，内至五藏骨髓，外伤空窍肌肤，所以小病必甚，大病必死，故祝由不能已也。

帝曰：善。余欲临病人，观死生，决嫌疑，欲知其要，如日月光，可得闻乎？岐伯曰：色脉者，上帝之所贵也，先师之所传也。上古使僦贷季，理色脉而通神明，合之金木水火土四时八风六合，不离其常，变化相移，以观其妙，以知其要，欲知其要，则色脉是矣。色以应日，脉以应月，常求其要，则其要也。夫色之变化，以应四时之脉，此上帝之所贵，以合于神明也，所以远死而近生。生道以长，命曰圣王。中古之治病，至而治之，汤液十日，以去八风五痹之病，十日不已，治以草苏草荄之枝，本末为助，标本已得，邪气乃服。暮世之治病也则不然，治不本四时，不知日月，不审逆从，病形已成，乃欲微针治其外，汤液治其内，粗工凶凶，以为可攻，故病未已，新病复起。

帝曰：愿闻要道。岐伯曰：治之要极，无失色脉，用之不惑，治之大则。逆从到行，标本不得，亡神失国。去故就新，乃得真人。帝曰：余闻其要于夫子矣，夫子言不离色脉，此余之所知也。岐伯曰：治之极于一。帝曰：何谓一？岐伯曰：一者，因得之。帝曰：奈何？岐伯曰：闭户塞牖，系之病者[4]，数问其情，以从其意，得神者昌，失神者亡。帝曰：善。

【注释】

[1] 眷慕：追求，羡慕。眷，《广雅》释诂："向也"。向往，在此有追求的意思。

[2] 伸宦：追逐名利。张介宾注："伸，屈伸之情。宦，利名之累。"

[3] 祝由：古代以祝祷治病的一种方法，后世称用符咒禳病的为祝由科。

[4] 系之病者：密切注视患者。

本章课件

第九章　养　生

养生，即保养生命之意。养生学说是研究保持身体健康及延年益寿的理论，又称道生、摄生，在此理论指导下，有一整套原则和方法。养生是中医预防疾病及促使疾病早日康复的重要手段，养生学说是《内经》的重要理论之一，"养生"一词，见于《素问·灵兰秘典论》、《灵枢·本神》等篇，《素问·灵兰秘典论》谓"以此养生则寿"，《灵枢·本神》亦有"智者之养生也"之说，但养生防病的思想、方法在《内经》的很多篇章里都有论述或强调。后世医家在总结《内经》养生学说时，有称之为"摄生"者，如杨上善《黄帝内经太素》、张介宾《类经》等；有称之为"道生"者，如李念莪《内经知要》、陈修园《灵素集注节要》等。"摄生"的"摄"，有调摄、摄养的意思，即调摄精气神以保养生命，可见"摄生"是针对《内经》养生学说重视精神调摄、保全真气以摄养生命的养生主张而命名。而"道生"之"道"，则有道理、规律、法则之意，"道生"即"养生之道"。《内经》论养生的篇章有《素问·上古天真论》、《素问·四气调神大论》、《素问·生气通天论》、《灵枢·本神》、《灵枢·天年》等。

素问·上古天真论

【题解】

上古，指《内经》成书以前很远的古代。天真，有二义：一指先天之真气；一指天真无邪的淳朴秉性。本篇讨论养生的方法，提出以淳朴恬惔的思想保养先天真气的养生方法，故名"上古天真论"。

（一）

【原文】

昔在黄帝，生而神灵，弱而能言[1]，幼而徇齐[2]，长而敦敏，成而登天[3]。乃问于天师曰：余闻上古之人，春秋[4]皆度百岁，而动作不衰；今时之人，年半百而动作皆衰者，时世异耶？人将失之耶？

岐伯对曰：上古之人，其知道者，法于阴阳，和于术数[5]。食饮有节，起居有常[6]，不妄作劳[7]，故能形与神俱[8]，而尽终其天年[9]，度百岁乃去。今时之人不然也，以酒为浆[10]，以妄为常，醉以入房，以欲竭其精，以耗[11]散其真，不知持满[12]，不时御神[13]，务快其心，逆于生乐[14]，起居无节，故半百而衰也。

夫上古圣人之教下也，皆谓之虚邪贼风[15]，避之有时，恬惔虚无[16]，真气从之[17]，精神内守[18]，病安从来。是以志闲而少欲，心安而不惧，形劳而不倦[19]，气从以顺[20]，各从其欲，皆得所愿。故美其食[21]，任其服[22]，乐其俗，高下不相慕[23]，其民故曰朴。是以嗜欲不能劳其目[24]，淫邪不能惑其心，愚智贤不肖，不惧于物[25]，故合于道。所以能年皆度百岁，而动作不衰者，以其德全不危[26]也。

【注释】

［1］弱而能言：《史记索隐》云："弱，谓幼弱时也。盖未合能言之时，而黄帝即言。"

［2］幼而徇齐：幼，《礼记·曲礼》云："十年曰幼。"徇，周密。齐，迅速。徇齐，言博知而迅捷。

［3］登天：登上天子之位。

［4］春秋：指年龄。

［5］和于术数：和，调和，此处有正确、恰当运用之意。术，技也；数，义同"术"，《广雅》"数，术也"。术数，指古人调摄精神，锻炼身体的一些养生方法。

［6］起居有常：《黄帝内经太素》作"起居有常度"，常与度同义，规律、法度的意思。

［7］不妄作劳：妄，乱也；作劳，包括劳心、劳力、房劳等方面。不妄作劳，指生活起居和劳作不违背常规和法度。

［8］形与神俱：形，形体。神，精神。俱，有共存、协调之意。

［9］天年：天赋的年寿。

［10］以酒为浆：浆，汤水。以酒为浆，指喻嗜酒无度。

［11］耗：嗜好。《新校正》云："按《甲乙经》'耗'作'好'。"

［12］不知持满：不知道保持精气盈满。王冰注："言爱精保神如持盈满之器，不慎而动，则倾竭天真。"

［13］不时御神：不善于把握和调养自己的精神活动。时，善也；御，统摄、治理。

［14］务快其心，逆于生乐：贪图一时快乐，违逆生命长久康乐。

［15］虚邪贼风：四时不正之气。

［16］恬惔虚无：思想安闲清净，没有杂念。恬惔，安静；虚无，心无杂念。

［17］从之：从，顺也。从之，从顺、调和。

［18］精神内守：精神守持于内而不使外耗。

［19］心安而不惧，形劳而不倦：张介宾注："心安而无虑，何惧之有？形劳而神逸，何倦之有？"此承上文"志闲"而言。

［20］气从以顺：气，真气。以，而也。气从以顺，指真气调达而和顺。

［21］美其食：美，意动用法。美其食，指认为吃到的食物是美味的。

［22］任其服：任，随便。服，服装。

［23］高下不相慕：社会地位尊卑不相倾慕。

［24］嗜欲不能劳其目：嗜好欲望不能劳其视听。目，对下文"心"而言，泛指感官知觉。

［25］不惧于物：惧，据郭霭春注，应作"攫"，意为"取"，寻求。"不惧于物，似说不寻求酒色之事"（郭注）。

［26］德全不危：德，得也，指对"道"的领会和掌握。全面符合养生之道即德全。不危，不会受到衰老的危害。

【经文分析】

本节通过古今不同的生活方法及其养生效果的对比，论述了养生的原则和方法。养生原则：一要顺应外界四时气候的阴阳变化规律，做到"虚邪贼风，避之有时"；二要调摄精神，做到"恬惔虚无，精神内守"，内养真气。养生的方法包括：一法于阴阳，即养生应效法自然界阴阳变化规律；二和于术数，即恰当运用养生方法锻炼身体；三食饮有节制；四起居作息有规律；五劳作不违背常度；六精神内守，恬淡虚无等。只有掌握了养生之道，保持形神和谐统一，才能达到"尽终其天年，度百岁乃去"的目的，这些养生方法对今天养生保健仍具有实践价值。

（二）

【原文】

帝曰：人年老而无子[1]者，材力[2]尽耶？将天数[3]然也？

岐伯曰：女子七岁[4]，肾气盛，齿更[5]发长；二七而天癸[6]至，任脉通，太冲脉[7]盛，月事以时下，故有子；三七，肾气平均[8]，故真牙[9]生而长极；四七，筋骨坚，发长极，身体盛壮；五七，阳明脉衰，面始焦，发始堕[10]；六七，三阳脉衰于上[11]，面皆焦，发始白；七七，任脉虚，太冲脉衰少，天癸竭，地道不通[12]，故形坏而无子也。丈夫八岁[4]，肾气实，发长齿更；二八，肾气盛，天癸至，精气溢泻[13]，阴阳和[14]，故能有子；三八，肾气平均，筋骨劲强[15]，故真牙生而长极；四八，筋骨隆盛，肌肉满壮；五八，肾气衰，发堕齿槁[16]；六八，阳气衰竭于上，面焦，发鬓颁白；七八，肝气衰，筋不能动；八八，天癸竭，精少，肾藏衰，形体皆极[17]，则齿发去。肾者主水[18]，受五藏六府之精而藏之，故五藏盛乃能泻[19]；今五藏皆衰，筋骨解堕[20]，天癸尽矣。故发鬓白，身体重，行步不正，而无子耳。

帝曰：有其年已老而有子者，何也？岐伯曰：此其天寿过度[21]，气脉常通[22]，而肾气有余也。此虽有子，男不过尽八八，女不过尽七七，而天地之精气[23]皆竭矣。帝曰：夫道者，年皆百数，能有子乎？岐伯曰：夫道者，能却老而全形，身年虽寿[24]，能生子也。

【注释】

［1］无子：丧失生育能力。

［2］材力：此指精力。

［3］将天数：将，抑或，或然之辞。天数，自然所赋的寿命。

［4］七岁、八岁：是古人根据男女两性不同的发育过程而总结出来的年龄规律，即女子的 7～13 岁，男子的 8～15 岁。

［5］齿更：更，更换。齿更，指更换乳齿，代之以恒牙。

［6］天癸：天，先天。癸，癸水。天癸，指先天而生的藏于肾中具有促成生殖机能的物质。

［7］太冲脉：即冲脉。

［8］平均：充足。张介宾注：“平均，充满之谓。”

［9］真牙：一名智牙，俗名尽头牙。

［10］面始焦，发始堕：焦，与“憔”字通，即憔悴之意。此句谓，颜面开始失去荣润华彩，头发也有脱落。

［11］三阳脉衰于上：三阳，太阳、阳明、少阳，皆起于面部，故云“衰于上”。

［12］地道不通：月经停止来潮。王冰注：“经水绝止，是为地道不通。”

［13］精气溢泻：溢，盈满。此句谓，肾气充实，生殖之精盈满而外泻。

［14］阴阳和：指男女交合。

［15］劲强：强劲有力。

［16］发堕齿槁：肾主骨，齿为骨之余，发为肾之华，肾气既衰，齿发失养，故令发堕齿槁。

［17］天癸竭，精少，肾藏衰，形体皆极：这一句十二字，原本在“七八，肝气衰，筋不能动”句下。今据丹波元坚《素问绍识》之说移此。

［18］肾者主水：指肾藏精的功能。

［19］五藏盛乃能泻：言五脏精气盛，乃向下输泻于肾。一说五脏盛乃能泄精。

［20］解堕：同“懈惰”。解堕，就是懈怠无力的意思。

［21］天寿过度：天寿，先天寿命。过度，超过常人限度。

［22］气脉常通：常，义同“尚”，仍然。

［23］天地之精气：天地，指男女。精气，指天癸。

［24］身年虽寿：身，代词。身年，即其年。寿，即上文之“年皆百岁”。

【经文分析】

1. 男女生长壮老的生命规律　女子七岁至二七，男子八岁至二八，是生长发育期，主要表现为齿更发长、天癸日渐充盛、具备生育能力。当女子三七至四七，男子三八至四八，是壮盛期，主要表现为智齿生出、牙齿生长齐全、筋骨坚强、体格壮盛、发长极。当女子五七至七七，男子五八至八八，是衰老期，主要表现为阳明经脉气血渐衰、面部干枯、发白并开始脱落、天癸渐竭、精气渐亏、逐步失去生殖能力。

2. 肾气与生长发育和生殖功能的关系　人体在生长发育期，肾气渐渐盛实；壮盛期，肾气充盛已呈稳定均衡趋势；衰老期，肾气减衰。在肾气充盛到一定阶段所产生的“天癸”则是直接与生殖及性功能有关的物质。可见肾中精气的盛衰与人体生长壮老过程直接相关，直接影响着人的生殖功能。人欲维护健康、延缓衰老必须以保养肾气为首务。

（三）

【原文】

黄帝曰：余闻上古有真人[1]者，提挈天地，把握阴阳，呼吸精气[2]，独立守神[3]，肌肉若一[4]，故能寿敝天地，无有终时，此其道生。

中古之时，有至人者，淳德全道[5]，和于阴阳，调于四时，去世离俗[6]，积精全神，游行天地之间，视听八达[7]之外。此盖益其寿命而强者也，亦归于真人。

其次，有圣人者，处天地之和，从八风之理[8]，适嗜欲于世俗之间，无恚嗔[9]之心，行不欲离于世[10]，举不欲观于俗[11]，外不劳形于事，内无思想之患，以恬愉为务，以自得为功[12]，形体不敝，精神不散，亦可以百数。

其次，有贤人者，法则天地，象似日月[13]，辩列星辰[14]，逆从阴阳[15]，分别四时，将从上古，合同于道，亦可使益寿而有极时。

【注释】

［1］真人：《淮南鸿烈》云：“精神反于至真，是谓真人。”真人，指对养生之道有最高修养的人，其次是至人，再其次是圣人、贤人。

［2］呼吸精气：即气功中“吐纳”（胎息）之类。

［3］独立守神：独立，即自我主宰控制。守神，即精神内守。

［4］肌肉若一：肌肉丰满结实，而不衰老之意。

［5］淳德全道：品德淳朴敦厚，道行高深完美。

［6］去世离俗：脱离世俗，专事修道。

［7］八达：宋刻本、马莳注本均作“八远”，可参。

［8］八风之理：八风的变化规律。八风：指东、南、西、北、东南、西南、东北、西北八方的风。

［9］恚嗔：同义复词，均指怨恨、恼怒。

［10］行不欲离于世：世字下原有“被服章”句。林亿注：“疑衍。此三字上下文不属。”按：“行不欲离于世，举不欲观于俗”，是相对为文，与下文“外不劳形于事，内无思想之患”同一句法。今从林亿校删去。

［11］举不欲观于俗：即举动不炫耀于世俗的意思。

［12］以恬愉为务，以自得为功：马莳注：“以恬惔愉悦为要务，以悠然自得为已功。”

［13］象似日月：张介宾注：“象，放（仿）也。似，肖也。象似日月，即放肖日月昼夜盈亏之运。”

［14］辩列星辰：辩，通“辨”；列，位次。吴崑注：“辩列星辰，推步天运也。”古有据天象变化而行养生之法。

［15］逆从阴阳：“逆从”连文，重在“从”字，乃双义仄用之法，犹急切需要之谓“缓急”也。逆从阴阳，言人必须顺从阴阳。

【经文分析】

古代四种不同养生家的养生方法及养生效果：原文首论上古真人的养生法则及其所达到的至高水平，认为人如果能够掌握并正确运用完备的养生方法，就可以达到“真人”的养生境界。次论中古之时至人的养生法则及其所达到的水平，提出至人养生能够做到内而修养心性，外而保养形体，遨游于天地之间，所达到的水平和境界也属于“真人”之列。

再次论述了圣人的养生法则和水平，指出对人体要保持宁静乐观、愉快知足的良好心态，不烦劳形体，不沉溺于世俗间的不良习气，如此则能保全形气，使身体免受损伤，少生疾病，实现延年益寿。最后论述了贤人的养生法则和水平，指出贤人能根据天象变化而施行养生方法，重视养生技巧，运用推步天象、效仿日月星辰的运行规律及四时季节气候的变化特点等，来指导生活起居，养生防病，也能够得以健康长寿，尽享天年。

思考题

（1）上古之人长寿的原因有哪些？

（2）导致人体早衰的原因有哪些？

（3）试述男女生长壮老的分期及生理标志。

（4）如何理解“肾者主水，受五藏六府之精而藏之，故五藏盛乃能泻”？

（5）试述不同养生家养生方法有哪些区别和特点？

素问·四气调神大论

【题解】

四气，指春、夏、秋、冬四时气候。调神，调摄保养精神意志。本篇的中心内容，就是讨论顺应四时气候的变化，来调形养神，从而达到健身防病的重要道理，故名“四气调神大论”。本篇内容包括：四时生长收藏的自然规律及顺应四时的养生原则与方法，自然四时气候变化对人体的影响及养生的重要意义，“四时五藏阴阳”的整体观，本篇还提出“春夏养阳，秋冬养阴”的养生原则及“不治已病治未病”的预防学思想。

（一）

【原文】

春三月，此谓发陈[1]。天地俱生，万物以荣。夜卧早起，广步于庭，被发缓形[2]，以使志生；生而勿杀，予而勿夺，赏而勿罚。此春气之应，养生之道也。逆之则伤肝，夏为寒变[3]，奉长者少。

夏三月，此为蕃秀[4]。天地气交，万物华实[5]。夜卧早起，无厌于日。使志无怒，使华英成秀，使气得泄，若所爱在外。此夏气之应，养长之道也。逆之则伤心，秋为痎疟[6]，奉收者少，冬至重病。

秋三月，此谓容平[7]。天气以急，地气以明。早卧早起，与鸡俱兴。使志安宁，以缓秋刑，收敛神气，使秋气平，无外其志，使肺气清。此秋气之应，养收之道也。逆之则伤肺，冬为飧泄[8]，奉藏者少。

冬三月，此谓闭藏[9]。水冰地坼，无扰乎阳。早卧晚起，必待日光。使志若伏若匿，若有私意，若已有得，去寒就温，无泄皮肤，使气亟夺[10]。此冬气之应，养藏之道也。逆之则伤肾，春为痿厥[11]，奉生者少。

【注释】

［1］发陈：万物生发，推陈出新。

［2］被发缓形：披散头发，舒缓形体。被，同“披”，披散、散开。

灵枢·寿天刚柔（节选）

【题解】

刚柔，言人身体素质的强弱；寿天，言人生命的长短。本篇主要论述了人体素质不同与寿天的关系，故以此名篇。

【原文】

黄帝问于伯高曰：余闻形有缓急，气有盛衰，骨有大小，肉有坚脆，皮有厚薄，其以立寿夭奈何？伯高答曰：形与气相任[1]则寿，不相任则夭。皮与肉相果则寿，不相果[1]则夭，血气经络胜形则寿，不胜形则夭。

黄帝曰：何谓形之缓急？伯高答曰：形充而皮肤缓者则寿，形充而皮肤急者则夭，形充而脉坚大者顺也，形充而脉小以弱者气衰，衰则危矣。若形充而颧不起者骨小，骨小则夭矣。形充而大肉[2]，䐃[3]坚而有分者肉坚，肉坚则寿矣；形充而大肉无分理不坚者肉脆，肉脆则夭矣。此天之生命，所以立形定气而视寿夭者，必明乎此立形定气，而后以临病人，决死生。

黄帝曰：余闻寿夭，无以度之。伯高答曰：墙基[4]卑，高不及其地[5]者，不满三十而死。其有因加疾者，不及二十而死也。

黄帝曰：形气之相胜，以立寿夭奈何？伯高答曰：平人而气胜形者寿；病而形肉脱，气胜形者死，形胜气者危矣。

【注释】

［1］相任，相果：指相称、相当之意。张介宾注："肉坚皮固为相果。"

［2］大肉：指臀肉。

［3］䐃：筋肉结聚之处。

［4］墙基：指面部四旁骨骼。

［5］地：指面部肌肉。

本章课件

参 考 文 献

黎敬波. 2016. 内经讲记. 北京：中国医药科技出版社

黎敬波. 2010. 内经临床运用. 北京：科学出版社

黎敬波. 2010. 《内经》临证温课与辅导. 北京：人民卫生出版社

王健，苏颖. 2010. 内经选读. 上海：上海科学技术出版社

翟双庆. 2013. 内经选读. 北京：中国中医药出版社

翟双庆，黎敬波. 2016. 内经选读. 第 4 版. 北京：中国中医药出版社